Seitai

W0389406

Catalogage avant publication de Bibliothèque et Archives nationales du Québec et Bibliothèque et Archives Canada

Titre: Seitai : le secret japonais pour vous relier à votre intelligence vitale et améliorer votre vie et votre santé / Laura Lopez Coto ; préface de Katsumi Manime.
Autres titres: Seitai. Français
Noms: Lopez Coto, Laura, auteur.
Description: Traduction de : Seitai : inteligencia vital.
Identifiants: Canadiana (livre imprimé) 20210049448 | Canadiana (livre numérique) 20210049456 | ISBN 9782897884543 (couverture souple) | ISBN 9782897884550 (PDF) | ISBN 9782897884567 (EPUB)
Vedettes-matière: RVM: Seitai (Médecine holistique)
Classification: LCC R733.L6714 2021 | CDD 615.5—dc23

Avec la participation financière du gouvernement du Canada. Canada

Nous remercions la Société de développement des entreprises culturelles du Québec (SODEC) pour son appui à notre programme de publication.

Gouvernement du Québec – Programme de crédit d'impôt pour l'édition de livres – Gestion SODEC.

Traduction : Chantal Fortin
Infographie de la couverture : Marjorie Patry
Mise en pages : Marjorie Patry
Révision linguistique et correction d'épreuves : Mélanie Asselin

Éditeur : Les Éditions Le Dauphin Blanc inc.
Courriel : info@dauphinblanc.com
Site web : www.dauphinblanc.com

ISBN version papier : 978-2-89788-454-3
ISBN version numérique epdf : 978-2-89788-455-0
ISBN version numérique epub : 978-2-89788-456-7

Dépôt légal : 3e trimestre 2021
Bibliothèque nationale du Québec
Bibliothèque et Archives Canada

Données de catalogage disponibles auprès de Bibliothèque et Archives nationales du Québec.

© 2021 par Les Éditions Le Dauphin Blanc inc.
Tous droits réservés pour la langue française.

© 2015 Laura López Coto
1ère édition en novembre 2015

© 2015 Canal Abierto Editorial S. L. Madrid
publié sous le titre : Seitai : intelligencia vital

L'édition en langue française a été rendue possible par Montse Cortazar Literary Agency (www.montsecortazar.com). Tous droits réservés.

Imprimé au Canada

Limites de responsabilité

L'auteure et la maison d'édition ne revendiquent ni ne garantissent l'exactitude, le caractère applicable et approprié ou l'exhaustivité du contenu de ce programme. Elles déclinent toute responsabilité, expresse ou implicite, quelle qu'elle soit.

Laura López Coto

Préface de Katsumi Mamine

Seitai

Le secret japonais pour vous relier à votre Intelligence Vitale et améliorer votre vie et votre santé

Traduit de l'anglais par Chantal Fortin

Éditions Le Dauphin Blanc

Si vous n'agissez pas avec toute votre vigueur, si vous manquez de connaissances pour faire naître la vie à travers la mort, un état de santé ne peut être atteint. Il est possible de croire que l'être humain est vivant grâce à sa propre volonté, mais ce n'est pas le cas. Un être humain vit simplement; c'est tout. Le désir spontané de vivre ne provient pas de l'individu, mais d'un désir de la nature elle-même.

Haruchika Noguchi (1911-1976)
Fondateur de la culture Seitai.

Je suis convaincue que le Seitai, le legs du Maître Noguchi, est la culture spirituelle la plus innovatrice et significative que l'humanité a reçue au cours de ce siècle.

Narciso Yepes (1927-1997)
Guitariste et adepte du Seitai.

Oh! Quelle surprise! Tous les enfants japonais parlent japonais. Aucune raison de vous inquiéter! En plantant les semences de l'habilité avec patience et répétition, les semences fleurissent.

Sinichi Suzuki (1898-1998)
Créateur de la méthode Suzuki pour comprendre et apprendre la musique, philosophe et adepte du Seitai.

Je sais où je suis maintenant. Mais si je n'avais pas fait la connaissance du Seitai, il y a dix ans, je ne sais pas où je serais. Peut-être que je ne serais pas ici.

Ricardo Sanz (1968)
Journaliste, adepte du Seitai.

CAHIER DE RÉFLEXIONS SUR LE SEITAI, L'INTELLIGENCE VITALE ET LA SENSIBILITÉ

Oui, il y a eu des moments où j'ai oublié non seulement qui j'étais, mais où j'ai oublié d'être.

Samuel Bechett

Dédicaces

À mes Maîtres Haruchika Noguchi et Katsumi Mamine Miwa.

À Itsuo Tsuda, pour être le pont entre l'Est et l'Ouest et pour écrire de merveilleux livres qui ont nourri plusieurs étudiants dans leur pratique du spontané.

À Francisca Garrido, parce que ses mains et ses enseignements transmettent un véritable Seitai.

À Jean Benayoun, pour avoir été le premier à me présenter ce fabuleux monde de savoir.

À Ricardo Sanz, mon partenaire de vie. À Araceli et Gonzalo, les donneurs et précurseurs de mon existence.

À Yiannis Lymtsioulis pour sa contribution créative. À Anita, David, Carlos, Charo, Cocha, Beto, Norma, Nancy, Tos, Maite et à vous, pour votre intérêt et votre début d'exploration de la voie que la culture Seitai et son alliée, l'intelligence vitale, ont à vous offrir.

Et à quiconque trouvera quelque chose de véritablement précieux pour sa vie au fil de ces pages.

Pour vous

Le Seitai améliorera considérablement n'importe quelle activité dans laquelle vous vous impliquez, qu'elle soit intime et personnelle ou professionnelle, en vous aidant à devenir le meilleur que vous puissiez être.

Il vous donnera une nouvelle perspective à propos de vos affaires, vos créations artistiques, vos relations avec vos élèves, vos patients...

Il vous aidera à garder votre corps bien centré et souple si vous êtes un athlète, un musicien, un acteur, un danseur... Il vous offrira une nouvelle vision pour vous aider à comprendre les autres et à vous comprendre vous-mêmes...

Le Seitai est le persil qui se marie à toutes les sauces. Il est la « douche » organique qui maintient le rythme du mouvement alternatif de tous les tissus qui constituent l'incroyable et unique combinaison de votre organisme, en d'autres mots : vous.

Il est votre outil vital pour vous réinitialiser et vous renouveler personnellement.

Dédicace au traducteur :

Je suis éternellement reconnaissante, pour le dévouement, le soutien et la collaboration de ma sœur, Natasha Wilson, pour cette traduction en anglais et de mon amie d'enfance et écrivaine, Julia Rochester, pour les corrections finales. Merci également à mes professeurs de Seitai pour les explications et le savoir que j'ai reçu depuis 1991, à mes étudiants de *Seitai Barcelona,* pour leur contribution et à Laura Coto, pour sa patience, ses encouragements et sa confiance en moi.

Lucinda Wilson : Praticienne Seitai, traductrice de *Seitai Vital Intelligence*, en anglais.

Le courant de l'intelligence vitale
est sur le point de réintégrer votre vie.
Heureuse lecture!

Laura López Coto

Table des matières

Préface

Il y a cinq ans, un couple de journalistes de Madrid, Laura López Coto et son mari, Richard Sanz, commencèrent à venir à Barcelone pour assister aux cours que je donne régulièrement, pendant l'été et l'hiver, sur la **culture Seitai.**

Peu de temps s'écoula avant qu'ils ne me demandent de les accepter dans mes classes du mercredi, où j'élabore davantage en présence de gens qui sont engagés à apprendre cette activité depuis longtemps. Dans ces classes, j'offre de la formation sur comment donner le Seitai Soho, la fragile, mais très nécessaire **orientation culturelle pour la santé et la vie des gens**.

Bien que Laura et Richard n'aient fréquenté mon dojo (mot japonais pour lieu de formation, dans ce cas-ci, un lieu d'apprentissage) que depuis un très court laps de temps, il était clair qu'ils avaient commencé quelques années auparavant et qu'ils avaient déjà intégré le Seitai dans leurs vies.

Je commence toujours le cours d'observation Seitai en octobre, mais j'offre habituellement une rencontre spéciale d'orientation le dernier mercredi de septembre. C'est très important pour moi que tout le monde soit présent ce jour-là. Ce couple l'était et à partir de ce jour, ils n'ont jamais manqué une journée de toute la formation. Ils participaient régulièrement, mais l'année suivante, pour des raisons professionnelles, ils n'ont pu assister au dernier mercredi de septembre qui est requis pour tous les participants. Toutefois, Laura s'assura de se procurer une copie de l'enregistrement du cours de cette journée. Elle le retranscrit au complet, le fit relier et me l'envoya. Elle dit que même s'ils n'avaient pas été là physiquement ce jour-là, ils avaient été présents à leur façon.

Je lis la synthèse, où mes mots avaient été reproduits, mais aussi adaptés pour une lecture facile.

Apparemment, cette retranscription n'était pas la seule. Elle avait pris le temps de retranscrire non seulement le cours d'observation Seitai en entier, mais aussi les cours des longs week-ends estivaux et hivernaux que je donnais également. Cette initiative méthodique, silencieuse et remplie d'images était de la plus haute qualité et je savais qu'elle serait très utile dans le futur, puisque d'autres pourraient la lire.

C'est à ce moment que j'ai constaté que Laura était capable de synthétiser des choses très compliquées qui peuvent non seulement être démontrées à travers l'expérience personnelle d'une personne, mais également être prouvées par des faits scientifiques irréfutables.

Cet immense savoir est finalement accessible aujourd'hui et peut être expliqué à tout le monde. Le Seitai possède deux approches différentes : l'une qui se sert d'un entrepôt infini de savoir pour ceux qui souhaitent l'étudier en profondeur, et l'autre qui peut être appliquée dans la vie quotidienne de tous les êtres humains. Tout ce que le Seitai englobe est universel; atteignable par tous, peu importe d'où vous venez, votre langue, votre âge, votre situation sociale...

Laura est compétente pour faire quelque chose que je n'arriverais pas à faire avec mon espagnol étrange. Après tout, je suis japonais. Elle va vous offrir une très sérieuse vision du Seitai, pourtant en même temps, elle utilise la spontanéité ainsi qu'un langage fluide qui a sa propre vie. Cette façon de présenter le Seitai est actuellement sans précédent.

Cette habileté unique est précisément ce que je percevais clairement de son travail pendant ces quatre années avant qu'elle commence à écrire son propre livre.

Le travail de Noguchi ouvre un nombre infini de portes et d'avenues à explorer. L'une d'entre elles est d'arriver avec la bonne approche qui permettrait à ses immenses découvertes d'atteindre le public en général et bien sûr, d'être introduites dans toutes les sphères qui y sont reliées, comme la santé, l'éducation, la culture, l'art, la science...

Ces pages aident à accroître la possibilité de transmettre cet héritage. Le Seitai est inestimable et ajoute une valeur incalculable à la culture humaine. Il mérite d'être connu. Le résultat que Laura a obtenu avec ce livre se combine à mon propre désir que de plus en plus de gens puissent incorporer ce joyau dans leurs propres vies.

C'est pourquoi je l'ai encouragée à continuer et à finir cet ouvrage. Tout au long du processus entier de l'écriture de ce livre, elle m'a gardé informé au cas où je jugerais nécessaire d'apporter des corrections. Mais il n'y a pas eu beaucoup de choses que j'ai senti le besoin de suggérer ou de modifier.

Du début à la fin, Laura a développé ses explications impeccablement, en décrivant l'essence du Seitai.

Ce livre servira de catalyseur pour lancer l'extraordinaire culture de vie et de santé afin qu'elle puisse finalement être connue et prendre sa place bien méritée dans le monde.

La seule chose qui me préoccupait dans tout le livre était le fait que Laura m'en avait dédié plusieurs pages. Je considérais qu'il serait une bonne idée d'en réduire le nombre. Mon opinion était qu'un livre sur le Seitai possédant un style si fluide et divertissant pourrait courir le risque de devenir ennuyant en parlant autant de moi.

Je lui ai dit, mais elle semble ne m'avoir porté aucune attention à cet égard.

Et pour terminer, je souhaite simplement vous inviter à vous laisser imprégner de cette merveille appelée le Seitai. Vous serez fascinés par le contenu de ce livre, qui n'est rien d'autre que les découvertes, faites au cours du dernier siècle, par le grand Maître H. Noguchi.

Je suis très heureux qu'elles soient révélées de cette façon pour la toute première fois et qu'elles vous offrent l'opportunité d'entrer en contact avec le Seitai grâce à une personne qui parle la même langue que vous.

Pour moi, il s'agit d'un formidable événement.

Katsumi Mamine Miwa

Diplômé de la culture Seitai depuis 1954
Diplômé et diffuseur de Seitai depuis 1972
Barcelone, 3 janvier 2015

Avant que nous débutions...

Le principe de la chemise mal boutonnée

Mon nom est Laura López Coto et je suis une journaliste.

Il y a dix ans, j'ai commencé une exploration vitale du Seitai.

Le Seitai est une culture qui englobe toutes les découvertes révolutionnaires faites par Haruchika Noguchi (Japon, 1911-1976) au cours du siècle dernier. Ses observations révèlent et prouvent que le premier bouton a manqué la boutonnière. Quelque chose de fondamental a été négligé par la culture humaine autant à l'Est qu'à l'Ouest : l'observation de la vie à travers la manifestation du mouvement spontané. Une fois que vous observez la vie en utilisant cette perspective, tout ce qui n'a jamais semblé avoir du sens commence soudainement à se mettre en place.

Le Seitai décloisonne un nouveau paradigme pour comprendre la santé, l'éducation, les relations personnelles, le travail... Il s'agit d'une vision qui nous permet de vivre dans une société plus appropriée et mieux adaptée aux êtres humains.

Le savoir qui nous est révélé par le Seitai couvre tout ce qui est vital, tout ce qui est culturel et qui concerne tous les aspects de chacune de nos vies.

L'importance du mouvement et de son intelligence vitale nous a complètement échappé; oui, à nous, qui nous considérons comme des êtres si intelligents, tellement ingénieux, qui souhaitent percer tous les mystères, incluant ceux des quêtes ultimes réservées à la poésie et à l'amour. Nous avons d'une certaine manière manqué l'observation de comment ce mouvement est organisé, à chaque instant, pour que la vie soit créée, pour qu'elle puisse se manifester elle-même et ultimement, pour que la vie vive.

Depuis le départ, il était clair pour moi qu'il y avait là quelque chose de fabuleux et que je devais le transmettre, le partager... Toutefois, malgré sa grande simplicité et le fait qu'on pouvait l'expérimenter instantanément, le convertir en mots s'est avéré très compliqué. C'était très difficile à exprimer, même à ceux qui étaient le plus près de moi. Mes amis et ma famille me regardaient toujours comme si j'étais en train de parler de quelque chose d'absolument étrange, quelque chose qui allait au-delà de leur compréhension. Et c'était normal qu'ils le pensent. J'essayais de leur expliquer une chose très ancienne, intemporelle, si l'on veut : pourtant une chose totalement nouvelle.

La tendance générale était de le comparer avec d'autres choses qui existaient déjà et qui avaient été créées par l'homme. *Ah, c'est comme...!* Mais non, ce n'était comme rien d'autre. Pourtant ça incluait tout. Finalement, dans l'incapacité de communiquer ce que j'expérimentais personnellement, j'ai opté pour le silence.

C'est ainsi que le temps passa jusqu'à ce que j'aie de chance de trouver quelqu'un qui avait rencontré le même problème que moi. Katsumi Mamine, un disciple japonais de Noguchi, vivant à Barcelone et ayant passé 40 ans à investiguer sur comment le Seitai pourrait être expliqué à l'humanité. À cette fin, il avait entrepris une étude scientifique pour arriver à démontrer empiriquement que toutes les contributions et les découvertes faites par Noguchi étaient appuyées par des évidences scientifiques.

À sa grande surprise, ces découvertes révolutionnaires avaient été corroborées en toutes pièces par des données scientifiques. Mais il constata qu'elles étaient dispersées ici et là et n'étaient pas présentées de façon organisée, comme des connaissances. Personne ne leur avait prêté attention. Quelque chose de si clair et si évident et pourtant seulement un être humain avait été capable de le voir : Haruchika Noguchi.

Le travail de Mamine me laissa littéralement sans mots. Finalement, il y avait un moyen par lequel le Seitai pouvait être communiqué et expliqué. Ses livres sont une source d'émerveillement et permettront aux scientifiques et aux chercheurs de vérifier ces découvertes.

J'ai pris toutes ces connaissances qui avaient été organisées par Mamine et je les ai présentées en utilisant un langage accessible à tous, incluant ceux qui ne sont pas familiers avec le Seitai ou le jargon scientifique.

Mon souhait est que ce livre devienne votre feuille de route vitale, votre trousse de survie avec laquelle vous vous ouvrirez à la spontanéité. Que la santé et une vie enrichissante commencent à en découler. Que la santé et l'éducation deviennent une conséquence et non un objectif.

J'espère sincèrement que vous apprécierez lire, autant que j'ai aimé écrire, à propos de l'incommensurable et méconnue INTELLIGENCE VITALE.

Chapitre 1

Le voyage commence.

Devons-nous faire nos bagages?
Nouvelle vision, nouvelle vie.

Les illettrés du 21ᵉ siècle ne seront pas ceux qui ne savent pas lire ou écrire, mais ceux qui ne savent pas apprendre, désapprendre et réapprendre.

Alvin Toffler (docteur en loi et sciences)

IQ... EI... AI... Est-ce que quelqu'un porte attention à l'**IV**?

IV n'est pas un chiffre romain. Pas plus que ça ne représente le siècle où Constantin a fait de Byzance la capitale de son empire. **IV est la formule qui vous a créé**. C'est la grande intelligence qui vous garde vivants.

Il s'agit de la méthode ingénieuse par laquelle la vie opère dans chacune des sphères vitales de votre existence. C'est votre cadeau de bienvenue en ce monde. Vous vivez entourés du mystère de cette chose que vous connaissez déjà instinctivement.

Vous savez plusieurs choses. Vous savez que vous êtes vivants. Vous savez que depuis votre naissance, vous avez appris les règles et les normes de la société dans laquelle vous vivez. Vous avez appris à développer un sens d'appartenance à votre famille... mais il y a une information fondamentale sous-jacente que vous n'êtes pas encore parvenus à déchiffrer: vous ne savez pas comment vous êtes arrivés là où vous êtes maintenant.

Et c'est de là que viennent toutes les questions existentielles.

Même aujourd'hui, vous ignorez toujours pourquoi vous vivez, comme arriver à demeurer en vie, combien de temps vous avez pour profiter de cet état de grâce que représente être vivant...

Il importe peu que vous ayez les réponses ou non. Vous possédez vraiment ce fragment de savoir puisque vous êtes vivants, grâce à L'**INTELLIGENCE**.

Est-ce grâce à votre **intelligence rationnelle**, la planificatrice, l'analyste qui vous donne votre QI à travers une série de tests qui déterminent si vous en avez un de 140, 116 ou 95?

Est-ce grâce à votre **intelligence émotionnelle** qui sait comment se gérer, avec plus ou moins de compétences, dans un environnement social, solutionnant les problèmes avec un certain contrôle émotionnel ou une empathie particulière?

Est-ce grâce à l'**intelligence artificielle**, actuellement développée à travers la science, qui tente de doter ses ordinateurs de raisonnement et d'émotions?

Non! Vous êtes vivants grâce à l'**intelligence vitale.**

L'**IV** est encodée dans chacune de vos cellules. L'IV est en vous et dans la nature. L'IV est ce qui vous fait **penser**, ce qui vous pousse à **agir**, ce qui vous **rend enthousiastes**, ce qui vous rend **alertes**, vous protégeant de tout danger qui vous menace et ce qui vous **remplit de désir sexuel**. C'est ce qui a créé vos enfants, ce qui a créé vos parents et ce qui vous a créé. C'est ce qui vous rend aptes à **répondre aussi bien aux stimulus internes qu'externes** tout en gardant votre place en ce monde, connectés et reliés à tout le reste.

L'**IV** est l'intelligence qui vous fait entrer en résonnance avec ce qui est profond. Elle vous aide à sentir que vous êtes plus qu'un joli visage. Vous êtes une psyché: l'esprit, vous êtes des fonctions physiologiques, vous êtes énergie, vous êtes des cellules... Vous êtes un système organique qui se coordonne en tout temps. Vous êtes des idées, vous êtes action, vous êtes émotion, vous êtes votre propre mécanisme de défense, vous êtes chacune de vos aventures sexuelles. Vous êtes toujours vous, peu importe le type d'intelligence qui se met au travail pour l'assouvissement de vos désirs et de vos nécessités vitales.

Tout ce mécanisme intelligent de coordination est ce qui permet à votre de vie de circuler. Il s'agit de l'ingéniosité qui vous garde en vie. Votre intelligence est organique et elle est omniprésente dans votre corps entier. Elle se retrouve à travers tout votre organisme et possède un **principe organisationnel central.**

Bien sûr, vous êtes un être raisonnable et planificateur! Vous êtes un être intellectuel. Oui. Mais vous **êtes aussi un être émotionnel.** Et être émotionnel ne signifie pas que vous n'êtes pas pragmatique et que la **psyché pragmatique** ne vous empêche pas de protéger ce qui vous appartient ou ce qui appartient à vos êtres chers. Mais, est-il nécessaire pour vous d'entretenir une psyché constamment sur la défensive? Non, puisque vous êtes également capables d'être complètement bouleversés par un lever de soleil lorsque vous êtes dans le bon état d'esprit pour arriver à vous harmoniser à la vibration et à connecter avec les nombreux mystères que la vie détient. **Vous êtes un être doté d'une profonde psyché** et possédant l'habileté de comprendre les signes vitaux qui vous ont placés dans une position où vous pouvez apprécier le cosmos.

C'est une chance que vous ayez le savoir-faire pour préserver l'univers entier des **interrelations** et des interactions automatiques, parce que si vous ne l'aviez pas, ça signifierait qu'à un certain stade, vous vous seriez engagés sur la **voie de la trahison.**

Quand avez-vous commencé à croire que vos habiletés intellectuelles et philosophiques étaient plus puissantes que toute l'organisation intelligente qui vit en vous?

De nombreuses **exigences sociales** nous sont imposées, mais en retour, nous recevons assez peu d'**outils vitaux** avec lesquels naviguer.

La majorité des messages dont vous avez hérités de votre culture représentent de fabuleux éléments de connaissance, mais ils sont un peu chaotiques. La raison en est que quelque chose de très important est manquant. **Tout manque de coordination.**

Il y a tellement de gens qui font d'admirables choses, mais pour l'exprimer métaphoriquement, il n'y a aucun département avec des critères mondiaux pour éliminer, organiser et mettre en lumière, tel qu'un magasin à grande surface de connaissances. Ce département virtuel a besoin d'être équipé d'un haut niveau d'**intelligence vitale** capable de se débarrasser de ce qui ne sert pas. Combien de candidats passeraient le test pour faire partie d'un si ambitieux projet?

À combien évaluez-vous votre **QIV**, votre **quotient intellectuel vital?** Je pense que peu d'entre nous passeraient le test, parce que nous avons majoritairement grandi dans l'univers de l'**ISC**, l'**intelligence sociale et culturelle, où TOUT EST PERMIS et pourtant, RIEN N'A D'IMPORTANCE.**

La valeur est mesurée en paramètres de quantité économique. Ce qui n'a pas de réelle valeur coûte très cher, alors que nous détruisons ce qui, en fait, détient la valeur véritable.

Il y a des gens qui paieront des millions de dollars pour un vase chinois de la dynastie Ming. Et au même moment, les forêts naturelles qui ont des milliers d'années, l'une des véritables oeuvres d'art de la nature, se font détruire sans qu'aucun de nous ne sourcille.

Un bulletin d'information fait une annonce incroyable concernant l'ouverture de l'exposition internationale de bateaux de Miami où nous pourrons être impressionnés par les produits nautiques de prestige présentés.

Malheureusement, il ne semble pas y avoir de place à la une des journaux, pas même parmi les faits divers, pour le pauvre léopard tacheté, effacé de la face de la Terre saecula saeculorum (pour toujours et à jamais), amen.

Payer 3 000 euros pour une bouteille de champagne de renom pendant que vous profitez d'un lit de bronzage balinais sur une plage d'Ibiza est considéré comme le luxe ultime, alors qu'aucune nouvelle ne porte sur le fait que dans un petit village éloigné d'Afrique, un puits est capable de raviver une population assoiffée, incluant des enfants innocents.

Nous souffrons d'un débalancement organique parce que nous manquons de quelque chose qui continue d'être abondant dans la nature et qu'il n'y a pas si longtemps, nous appartenait. Malheureusement, aujourd'hui, l'**intelligence vitale** a droit au même destin que celui qui a frappé le pauvre léopard tacheté disparu.

Personne ne nie que nous avons atteint des niveaux passionnant de savoir, mais est-ce que cela donne réellement, comme résultat final, des **êtres humains épanouis et sains?**

Je sens honnêtement qu'il y a un certain type d'inertie face au fait de maintenir des structures qui sont instables depuis longtemps. Pourquoi insistons-nous pour maintenir ces gigantesques et brinquebalants cadres qui deviennent de plus en plus chancelants et obsolètes?

Qu'est-ce qui nous empêche de les adapter aux réelles nécessités de chaque individu qui constitue la société? N'est-ce pas incroyable que tout ce que nous avons construit pendant tout ce temps soit devenu si compliqué et difficile à gérer?

Je vois notre société comme un hippopotame géant qui est très lourd et pourtant vide à la fois. Son poids est si élevé qu'il détruit tout, y compris des choses fondamentales et essentielles à la vie: **la créativité et l'initiative**.

Devons-nous réellement quelque chose à cet hippopotame? Les êtres humains devraient-ils s'offrir en sacrifice à cette bête qui engloutit tout et qui lorsqu'elle éructe, ne fait ressortir qu'une fine brume? Cette structure herculéenne est-elle plus importante que nous le sommes? Les humains sont-ils rendus à un point satisfaisant de leur croissance et de leur développement?

Ce style de vie qui nous est proposé nous offre-t-il une vie enrichissante?

Nous vivons à une époque où le progrès est fascinant... Mais nous sommes aussi les témoins de plusieurs échecs vitaux. Notre autodestruction ne semble pas représenter un symptôme très conscient de l'évolution. Notre situation actuelle est inquiétante et notre futur est incertain.

Qu'est-ce qui semble distordre notre vision à ce point? Le **BRUIT**. Le bruit excessif nous laisse dans un état de confusion totale. Si nous arrivons à baisser le volume et à récupérer notre sensibilité, si nous rétablissons et réinitialisons le ton, la fréquence, l'intensité et la mélodie, en respectant le rythme particulier de chacun, peut-être pourrions-nous commencer à **séparer le bon grain de l'ivraie.** Et pour y parvenir, nous avons besoin d'un **langage universel**, une fondation sur laquelle le mécanisme entier peut être soutenu. Un axe central fort est requis, mais il doit à la fois être flexible et ouvert, capable de **synchroniser les initiatives de tous les humains**, que ce soit sur une base collective ou individuelle.

Afin que cela arrive, nous devons récupérer le savoir que l'**intelligence vitale a** à nous offrir. Il y a une fascinante **immensité** derrière ce terme. Il englobe quelque chose de nouveau, de concret et d'applicable et il représente une chose qui, j'en suis sûre, sera prise en considération à partir de maintenant. Cette immensité est ce que je vais vous offrir dans ce livre. Vous recevrez de nombreuses références, mais elles ne seront pas uniquement démontrées empiriquement ou intellectuellement. Vous mettrez toutes ces indications en pratique et vous les expérimenterez personnellement. Vous arriverez à vous frayer un chemin sans difficulté, dans une atmosphère de pure créativité et dans laquelle l'intelligence vitale est capable de se mouvoir sans obstacle.

L'IV est en vous et vous faites également partie de l'IV.

Il est question de récupérer ce qui était déjà incorporé dans votre **trousse vitale** avant même que vous soyez nés en ce monde. L'IV n'est ni une technique, ni une méthode.

Je suppose que vous avez probablement déjà réalisé que ce qui nous est présenté comme de la science n'en est pas toujours, en fait, pas plus que tout ce qu'on dit sain l'est véritablement.

Et il va sans dire que l'éducation n'est pas toujours ce qu'on décrit comme tel. Par ailleurs, la culture n'est pas tout ce qui est étiqueté comme étant la culture, pas plus que nous avons besoin de tout ce qui nous est présenté comme une nécessité. Par conséquent, les structures qui ont été mises en place ne devraient pas jouir du privilège de maintenir une emprise immuable, pas plus qu'elles ne devraient être vénérées comme si elles étaient indestructibles. **Si une chose ne bouge pas, c'est soit parce qu'elle est morte ou parce qu'elle n'a jamais existé.**

Le mot vital est indéniablement lié à un autre concept fondamental: le **mouvement.**

Tout est mouvement. Nous résidons dans le courant inéluctable du mouvement. Le mouvement se renouvelle. Le mouvement nettoie, oxygène et rafraîchit ce qui est devenu surchauffé. Le mouvement représente une boussole précise qui nous guide et une source infinie de savoir.

La vie est mouvement... Le MOUVEMENT VITAL. Et le **moteur du mouvement vital est l'intelligence vitale**... ou vice versa... **Seitai, corps ordonné.** Organisme dans une condition optimale. Capable d'autorégulation.

N'est-ce pas contradictoire de vivre dans une société d'opulence, de prévention et de progrès... pendant que de mystérieuses maladies inconnues apparaissent chaque jour parallèlement aux innombrables défis qui demeurent irrésolus? Pourquoi les centres médicaux sont-ils aussi pleins? Est-ce que toutes ces personnes sont réellement malades? Et si c'était dans l'intérêt de certains qu'ils soient des malades chroniques, des patients dépendants afin que l'un de ces hippopotames puisse être nourri? Est-ce si important de satisfaire les besoins d'immenses laboratoires même si cela se fait au détriment de la santé des gens?

Nous avons construit des châteaux aux murs fortifiés en étant guidés par les plans qui nous ont été offerts sans que nous ayons pu en discuter. Mais quand nous avons terminé de décharger le camion de déménagement et que nous avons accroché le dernier rideau, nous réalisons que ces châteaux ne sont pas confortables du tout. En fait, ils sont très froids. Nous ne savions pas que l'espace entre ces murs était rempli de désespoir et d'ennui. Mais il est si difficile de déménager! Qu'est-il arrivé à cette personne énergique et vitale qui a posé la première pierre à sa demeure? Qu'en est-il de toute son **excitation** et de sa **curiosité**?

L'**IV** ne peut exister sans ces ingrédients.

Les signes que la vie nous donne semble ne nous servir que d'irritants. Nous ne voulons pas les écouter jusqu'au jour où ce murmure, cette confortable litanie, cesse finalement. La **goutte ne tombe plus librement**, elle est restée coincée dans la structure. Ce processus de calcification entame une inertie sans inertie, poussée à se perpétuer indéfiniment, une métamorphose solide comme le roc en un **état de stalactite**.

En réalité, ce murmure est un trésor accordé par Mère Nature pour capter notre attention. Il est fait d'un principe actif qui génère de pures connexions à la **vie réelle**. Ce capteur instinctif représente un rappel et il est notre outil pour détecter et identifier ce qui ne fonctionne pas adéquatement. Il est notre meilleur allié pour nous équiper de la vigueur nécessaire pour arriver à prendre des décisions vitales. Je suis une grande **adepte de l'inconfortable**, parce que les irritants sont habituellement des catalyseurs pour tous les changements ainsi que pour l'évolution.

Il y a des données enregistrées sur tous les types de stalactites. Les plus connues sont les maladies et les autres sortes de déséquilibres comme: le cholestérol, la haute pression, les rhumes, les cors aux pieds, les infarctus... Nous mourrons habituellement parce que notre système cardiorespiratoire s'éteint. C'est évident! Si notre coeur et notre respiration cessent, notre temps en ce monde est terminé, peu importe à quel point nous nous croyons malins.

Mais à ma connaissance, aucun médecin n'a signé un certificat de décès en déclarant: défaillance dans l'organisation et la coordination de l'intelligence vitale de la personne décédée, ayant provoqué, dans ses organes, sa colonne vertébrale, ses nerfs et ultimement dans ses cellules et sa psyché, un certain niveau de rigidité incompatible à la vie. Je certifie que la mort a été causée par une stalactite de type B, entraînant la mort dans la vie.

Nos tissus vitaux sont submergés par l'ignorance vitale.

Ne serait-il pas bien de recevoir un dernier honneur sur notre certificat de décès qui déclare que nous sommes **morts de causes naturelles**? Comme si mourir signifiait avoir vécu.

Vous êtes maintenant plus près de cette fin parce que vous allez devenir familiers avec la **Penta (cinquième) intelligence vitale**. Il s'agit du moteur qui démarre, lubrifie et coordonne notre **mouvement vital**.

Vivre en tournant le dos à notre **intelligence vitale** nous a conduits à commettre l'erreur tragique de considérer que nous vivions grâce à nos bilans de santé, à nos diagnostiques médicaux et aux médicaments prescrits ou non par notre médecin. Mais ne soyez pas dupes. Vous avez votre propre système naturel de guérison qui peut être optimisé. Vous pouvez entraîner, perfectionner et sensibiliser votre **IV.** Votre **IV** peut être exploitée. Et la bonne nouvelle ne s'arrête pas ici: votre intelligence vitale peut être **formée, affinée** et **rendue plus sensible** grâce aux **pratiques** du **Katsugen Undō et du Yuki**. Et ce qui est encore mieux... est que c'est **GRATUIT**!

Le vous culturel va finalement faire la connaissance du vous spontané. Les tablettes des librairies sont assaillies d'ouvrages déterminés et convaincants: *Soyez le patron de votre maison et si vous le pouvez, de la maison de votre soeur aussi, Dix façons de faire taire votre beau-père sans que votre épouse ne vous quitte, 69 positions qui conduiront votre chien à l'extase quand vous le caressez...*

Il y a de nombreux textes qui promettent des changements de vie, la croissance personnelle, etc. Mais le **Seitai** n'est pas une invention, pas plus qu'il ne représente une méthode miracle. Il n'est même pas une méthode. Le **Seitai est une découverte** aussi importante que les autres grandes trouvailles de l'humanité, comme la découverte du feu, de l'électricité, de la pénicilline... Le **Seitai est révolutionnaire**.

La vie fait de la magie. Nous le savons tous, mais nous avons grandi dans une culture qui ne vénère pas cette chose spontanée et fabuleuse appelée la vie. Nous savons que la vie vit. Mais nous ignorons comment elle existe, ce qu'elle fait pour exister. Et c'est la grande découverte d'Haruchika Noguchi. Il a compris comment la vie était organisée en une structure précise de cinq mouvements intelligents.

Pourquoi est-ce si important de connaître la structure de la vie?

Penchons-nous sur la signification du mot pour y découvrir certains indices.

Structure

1. La disposition et les relations entre les parties d'un tout.
2. La façon dont les parties d'un tout sont disposées et organisées.

Et bien, la vie aussi administre sa propre structure. Toute l'intelligence, toutes les fonctions organiques et physiologiques, tout le mouvement cellulaire, toute l'énergie, toute la vibration, la création, la coexistence, la mort, tout, absolument tout, **circule dans un cosmos fait de 5 dimensions.** Le Seitai est tellement précieux parce qu'il englobe une immensité infinie de savoir et d'expériences de vie. Tout détient un certain ordre, une exactitude ou une rigueur. Et c'est ce qui nous attend désormais. Nous allons apprendre à connaître ces choses fabuleuses.

La vie possède sa propre carte routière. Elle a sa **formule personnelle** pour ses créations. Elle est à portée de vue. Nous pouvons la sentir intuitivement. Mais pour une raison qui dépasse ma compréhension, personne n'a reconnu ceci comme un savoir. Ce qui est pourtant si incroyable et évident a été négligé par tous les êtres humains, sauf un.

Son nom est **Haruchika Noguchi, (Japon, 1911-1976).** Il a donné à l'humanité un savoir d'une telle ampleur qu'il changera pour toujours le cours de toutes choses.

Le Seitai change notre perspective. Votre intelligence n'est pas constituée de façon linéaire, du point A au point B, et ne peut être représentée par un chiffre. Elle ne forme pas un plan géométrique, pas plus qu'elle n'est tridimensionnelle... Votre intelligence n'est pas simplement rationnelle ou émotionnelle. Votre intelligence crée un cosmos en **cinq dimensions.** Les cinq dimensions composent votre **intelligence vitale.** Et cette **intelligence vitale spontanée augmente exponentiellement l'intelligence que vous acquérez de votre culture. Votre intelligence vitale est une sphère en cinq dimensions qui se trouve en dialogue permanent avec votre si familière intelligence éduquée et habillée.**

Et comment allez-vous apprendre de votre **IV**?

Tout d'abord, en devenant **conscients de son existence**, en l'observant et en suivant sa logique.

En admirant sa sagesse. En vous permettant d'être séduits par elle, libérant votre organisme de toute la pression grâce au **mouvement vital spontané.** Cet incroyablement raffiné mouvement spontané et intelligent est l'ingénieux artifice que la vie utilise pour créer sa grande oeuvre.

La grande oeuvre de la vie dans sa diversité infinie ne répète jamais les mêmes créations. Vous allez découvrir comment votre vie vit, peu importe votre profession, ou avec qui vous vivez, ou votre façon de vivre.

Le contenu de ce livre s'offrira à vous si vous le lisez avec votre **organisme** dans son **ensemble**, avec votre être tout **entier**.

Ne vous attendez pas à lire un manuel. Ne vous attendez pas à une technique. Ne vous attendez pas à un livre d'aide personnelle, même si ce livre vous aidera. N'espérez pas un livre de science, même s'il parle de science. N'espérez pas une méthode thérapeutique, bien que **votre concept de la santé changera radicalement**. N'espérez pas un manuel sur comment gérer votre entreprise ou sur comment améliorer votre vie familiale et vos relations humaines en général, même si ses références influenceront tous ces points. Ne vous attendez pas à une boussole pour vous aider à trouver le bonheur ou la paix intérieure. Ne recherchez rien, ne vous attendez à rien et alors... vous trouverez tout ce dont vous avez besoin!

Ce livre contient une **nouvelle culture** qui fournit des **outils vitaux qui serviront à la vie de tous les jours**.

Jusqu'à maintenant, vous avez toujours pensé que votre cerveau était votre meilleur atout et que sa domestication était la clé du succès. Mais ce n'est pas réellement le cas. Le fouet utilisé pour dompter les lions n'est nullement utile puisque **ce qui compte le plus pour votre existence est quelque chose que vous avez appris organiquement**, votre intellect ayant très peu à voir avec cela.

C'est ce que représente le fabuleux héritage de **Haruchika Noguchi**. Et ce legs présentait un problème jusqu'à il y a environ deux ans. L'évidence scientifique derrière tout ce qu'il représente n'avait pas encore été mise en lumière. Et si elle existe maintenant et que je suis là pour vous la transmettre, c'est grâce à l'un des élèves de Noguchi, Karsumi Mamine.

Ses 40 ans d'études scientifiques et presque 60 ans de pratique et d'apprentissages personnels du Seitai ont entraîné une brillante exposition de toutes les découvertes que Noguchi a faites au cours du dernier siècle.

Ce livre est une **simple exposition** accessible à tout le monde, et tandis qu'elle contient de l'information **intellectuelle et analytique**, elle explique également les pratiques afin que vous puissiez commencer à **VIVRE L'EXPÉRIENCE**.

Jusqu'à présent, ce savoir a uniquement été disponible dans quelques livres et seulement une poignée d'entre eux sont réellement accessibles au grand public. Ces connaissances ne sont pas enseignées dans les universités, ou quoi qu'il en soit, pas encore. Et personne ne peut les partager dans leur intégralité parce que, comme toutes les bonnes choses de la vie, vous les acquerrez en vivant **l'aventure**. Vous et seulement vous serez capables de découvrir par vous-mêmes les merveilles que la vie a préparées pour vous.

Il est urgent que nous **regagnions notre spontanéité**. Nous prétendons que la vie ne circule pas à travers nous et nous nous attendons à ce que nos corps demeurent en pleine forme. Cependant, la vie nous a donné un corps pour que nous l'utilisions dans l'**acte noble de vivre**. Notre but ultime devrait être d'arriver au moment de notre dernier souffle en ayant un organisme qui démontre les signes indéniables d'avoir vécu.

De quelle utilité est une voiture remisée dans un garage? À quoi servent une bouche qui ne sourit pas, des yeux qui ne pleurent pas, des jambes qui ne marchent pas et un sexe qui ne vibre pas? À quoi bon **vivre en étant mourants**, emprisonnés dans une bulle de peur? Quel avantage y a-t-il à être brillant, mais aussi un paranoïaque accablé?

Quand l'**IV** entre en action, elle le fait organiquement et de manière cosmique. La spécialisation est bonne, mais elle est surestimée. L'**IV** vous donnera une vision galactique de l'existence. Tout ce que vous imaginiez bloqué deviendra revitalisé et prendra une forme différente d'inertie que celle qu'elle a maintenant.

Et comme pour toutes révélations, elle le fera par elle-même. Personne n'aurait pu montrer la voie de l'illumination à Bouddha. Aucune mère ne peut se procurer un livre d'instructions sur comment porter un bébé. Pas plus qu'une pharmacie ne peut vous vendre des suppositoires pour développer l'intelligence vitale.

L'**IV** est comme l'air, comme l'eau des océans. Elle est essentielle et pourtant, tout ce que vous avez à faire est de la prendre. Si vous recherchez un gourou ou une personne qui résoudra le mystère de votre existence, vous êtes au bon endroit. Préparez-vous à prendre le rôle principal, parce que **vous serez le gourou.** Apprendre de vous-mêmes et de la création! Voilà ce que signifie posséder un haut niveau d'**IV**!

C'est comme cela depuis votre naissance. Vos parents n'auraient jamais pu vous apprendre comment cligner des yeux, ni comment respirer et ni davantage comment tomber en amour, ou avec qui... Ils peuvent avoir interféré dans le choix de votre profession, mais si ce choix ne provient pas de votre **désir vital,** peu importe comment tout semble bien aller pour vous, vous sentirez les graines de la frustration ruisseler en votre âme.

Non seulement nos parents et nos professeurs pourraient nous enseigner comment survivre en ce monde matériel, mais aussi ils pourraient nous montrer comment affluer dans le monde de la **vie spontanée**.

Votre **vie** travaille à travers vous et pour vous et il s'agit de quelque chose qui peut se **cultiver**. La vie est l'alchimiste. La vie est ce qui respire pour et à travers nous. Elle digère la nourriture que nous mettons dans nos estomacs. Elle est ce qui permet d'éliminer les substances toxiques et dangereuses que nous avons ingérées dans notre organisme... Toutes ces occurrences quotidiennes importantes et vitales ont lieu parce que la maîtresse de cérémonie, appelée **Intelligence Vitale**, orchestre l'intelligence cellulaire de millions de cellules.

La vie. Elle est notre plus grand mystère de tous les jours. LA VIE, LA VIE, LA VIE. Vous préparez-vous à compter? Ce mot apparaît certainement plus d'un millier de fois dans ce livre.

Ce livre vous parlera de la vie et aussi de comment cette vie coagule. Et lorsque la **vie coagule**, elle se révolte, en demandant votre attention sous la forme d'une **maladie, d'une anxiété mentale** et d'accélérations sans fondement qui causent la surexcitation.

La vie ne souhaite pas nous maltraiter, mais afin qu'elle ne le fasse pas, nous devons lui porter attention, l'écouter et savoir que nous vivons grâce au MIRACLE DE L'INTELLIGENCE VITALE. La vie est un miracle. Peut-être êtes-vous de ceux qui croient en d'autres vies, mais y a-t-il quelque chose de plus important, en ce moment, que de vivre celle que nous vivons présentement et qui nous a été offerte?

Tout ce qui est **vital** est agréable et amusant. **L'effort n'existe pas.** Ceux qui jouissent de leur vie ne se fatiguent jamais, même s'ils travaillent 20 heure. La vie est parfaite. Lorsque nous faisons partie de l'intelligence vitale, tout prend son sens. Nous commençons à apprécier la vie au maximum. Nous n'existons plus comme des automates, toujours sur le pilote automatique. Nous abandonnons cette idée fantaisiste de vivre dans le futur en attendant le vendredi, la retraite, la fin du paiement de l'hypothèque...

Nous vivons submergés par des milliers de réalités: celle qu'on nous a enseignée à la maison, celle que la société nous a assignée, celle que nous avons créée nous-mêmes, celle que nous utilisons selon les marées de nos vies qui montent et redescendent en des moments particuliers... Mais la perception de la réalité ne peut être comparée à la **réalité qui est réellement**.

L'intelligence vitale est comme la musique. Elle utilise quelque chose de simple pour créer quelque chose d'inimitable et d'unique.

La musique utilise sept notes. L'**intelligence vitale combine cinq** mouvements, **cinq** psychés, **cinq** esprits, **cinq** talents, **cinq** systèmes organiques extraordinaires, **cinq** groupes cellulaires embryonnaires, **cinq** vibrations énergétiques, **cinq** sens, **cinq** doigts, **cinq** orteils et **cinq** vertèbres lombaires.

Le plagiat n'existe pas dans la vie. CHACUN EST UNIQUE ET INIMITABLE. Chaque vie possède sa propre intelligence. Ne pas prendre ce grand principe vital en considération génère de la frustration et de la diminution.

Ce que vous perceviez lorsque vous étiez enfants **EST RÉEL**, ce n'était pas de l'imagination. La **coordination**, le courant de la vie dans un **continuel mouvement de va-et-vient** qui porte vos inquiétudes individuelles jusqu'aux inquiétudes collectives... Votre monde interne jusqu'au monde cosmique...

Ne perdez pas de vue ce guide vraiment unique des aventures vitales et revenez toujours à lui lorsque vous en sentez le besoin, parce que vous y découvrirez toujours quelque chose de nouveau.

Commençons ce voyage. Ce train a un point de départ et une destination. Vous l'aviez déjà réalisé, n'est-ce pas? Il ne s'agit pas d'un train à grande vitesse aseptisé (comme l'AVE espagnol). La vitesse, qui est si précieuse en affaire, manque d'importance pour un voyageur vital. **Un train sans aucun siège** est de beaucoup préférable. Participer requiert un contact réel avec le plancher... Nous allons marcher pieds nus à travers le véhicule ferroviaire...

Nous allons rouler... Nous sentirons notre peau humide, exténués par le jeu. Nous allons faire l'amour à l'**IV**. Nous serons des hédonistes, pour une fois. Nous serons des êtres avides en quête du plaisir que l'IV a à nous offrir. Nous ferons des arrêts. Nous profiterons du paysage.

Et nous nous retrouverons...

Une trousse de toilette contenant un article essentiel: un sérum nettoyant contenant des microparticules remplies d'IV pour restaurer l'élasticité.

> *Le moteur de la vie humaine est la curiosité. Lorsque la vie est vivante, notre curiosité est dirigée vers le mouvement de tout ce qui existe. Mais si l'impulsion vitale diminue, la curiosité disparaît. La curiosité est le point de départ de toute création. Les enfants ont besoin d'être continuellement stimulés par leur curiosité et c'est le rôle des adultes de ne pas la réduire, mais de la diriger vers la création. La création est ce qui propulse les êtres humains vers une nouvelle vie régénératrice.*
>
> *Haruchika Noguchi, fondateur du Seitai*

Préparer sa trousse de toilette est une étape importante du voyage. Peu importe à quel point je m'efforce de ne prendre que le nécessaire, la trousse finit invariablement par avoir l'air d'un écureuil qui vient de remplir ses joues de glands.

Pour alléger un peu les choses et afin de ne prendre aucune bouteille non essentielle, j'y insère un produit multifonctionnel fantastique appelé le sérum vital. Il s'agit du produit de référence, très supérieur aux autres, pour **restaurer l'élasticité perdue**. L'élasticité, la tonicité, la plasticité… Ces états sont causés par la **capacité** naturelle de notre organisme **de se tendre et de se détendre, merci à notre unique et individuel mouvement de va-et-vient**. Quand ce dialogue est interrompu, les tissus, qu'ils soient cellulaires, vertébraux, organiques, mentaux, énergétiques, etc., perdent leur vigueur naturelle et notre esprit devient confus. Ces nuages de confusion affectent aussi bien les gens intelligents que les idiots. À cet égard, nous sommes tous égaux. Ce sérum miraculeux que je vous présente aujourd'hui est l'ensemble d'hydratation que la vie nous donne pour récupérer le **fluide tonifiant** qui doit exister **entre les tissus et la psyché**, entre l'énergie et les cellules, et entre les fonctions physiologiques et les organes.

La vie nous a fourni plusieurs sortes d'intelligence afin que nos existences puissent naviguer et éviter les nombreuses turbulences qui surgiront en cours de route.

Où il y a du mouvement, il y a la vie. Où il y a la circulation, il y a la satisfaction. Cultiver la croyance que nous pouvons nous ancrer nous-mêmes et flotter sur un lac calme comme du cristal ne nous apportera que de la déception. Nous habitons un costume universel composé d'un esprit, d'organes, de cellules et de mécanismes d'énergie… Vous n'êtes pas seulement un esprit intelligent, pas plus que vous n'êtes qu'un être spirituel ou un empilement de muscles ayant été tonifiés au gym. **VOUS ÊTES un ensemble coordonné et intelligent qui forme un tout.**

Et tous les déséquilibres que vous présentés et auxquels vous essayez tellement de ne pas porter attention, sont en fait, une très subtile et ingénieuse réorganisation de ce tout. La vie consiste à **essayer d'en éviter l'effondrement. Le Seitai, corps ordonné**. Organisme ordonné. Ces enseignements et ses pratiques sont ce qui constitue votre sérum nettoyant contenant des microparticules remplies d'***IV***.

Le Seitai peut changer votre vie… si vous souhaitez qu'il le fasse. Vous aurez besoin d'un haut taux de désir. Afin d'identifier ce désir, vous n'avez qu'à analyser l'insatisfaction à l'intérieur de vous. Ce malaise est le langage que votre **intelligence vitale** utilise pour capter l'**attention de votre intelligence rationnelle.** Votre raisonnement n'a pas accepté le rôle vital de l'IV et a orchestré un genre de coup d'État souhaitant tout faire par lui-même sans tenir compte du reste de vos intelligences qui sont tout aussi importantes. Alors, votre intelligence rationnelle ressent un conflit interne.

Le désir est la grande force de vie qui veut vivre.

La coagulation de votre intelligence vitale est ce qui cause l'insatisfaction que vous ressentez. Votre **IV** souhaite que votre raisonnement s'implique afin que toutes vos intelligences puissent se coordonner.

Abandonnez-vous au merveilleux plaisir d'avoir la possibilité de pénétrer dans l'**absence de temps et d'espace**. Cela libérera l'une des composantes actives fondamentales du sérum de votre intelligence: **votre respiration**. N'essayez pas de la voir comme s'il s'agissait d'un procédé cérémonial ou mystique. Respirez simplement et profitez de **l'organisation extraordinaire qui vous garde vivants.** Qu'aimez-vous réellement à propos de votre vie?

Le découvrir représente un grand pas. Ce qui vous passionne est un trésor qui mérite d'être protégé. Vous êtes seuls pour cette promenade. Et votre route n'est pas la même que celle de votre ex, ni celle de votre entreprise... IL S'AGIT DE VOUS, VOUS SEUL, SUR VOTRE ROUTE, **avançant par vous-mêmes.**

Le Seitai, Noguchi, le Katsugen Undō, le Yuki, le mouvement vital et la spontanéité, le Ki, la respiration abdominale thoracique, Mamine, le CVP, les régions, la tension excessive partiale, l'Osei, la structure Osei, le Taiheki, le Zensei...

Ce sont ces précieuses choses que j'ai à vous offrir dans les pages qui suivent... Est-ce que tout cela ressemble à du chinois? Bientôt, très bientôt, tous ces concepts feront partie de votre propre réalité.

Chapitre 2

Les origines

Le sifflet retentit!
Il faut monter à bord du train!
Le Seitai : la vie secrète d'Adam et Ève.

Ceux qui vivent, meurent. C'est pourquoi l'on vit.
Mais on ne meurt pas qu'un jour, on meurt un peu à chaque moment.
Celui qui a vécu dix jours est mort dix jours.
En riant ou en pleurant, vous continuez de mourir.
Il y a ceux qui vivent chaque moment de leur vie de façon insouciante
et ceux qui vivent dans un constant état d'inquiétude,
étroitement lié à leurs intérêts, leurs connaissances,
leur fierté, leur honneur et à l'humeur des autres...
Néanmoins, vivre une vie digne d'être vécue
est ce qui nous permet d'être présents à chaque moment.
C'est lorsque la vie se remplit de vie: lorsqu'on avance sur la voie du Zensei,
la voie qui conduit à une vie enrichissante.
Seuls ceux qui vivent intensément peuvent dormir profondément.
Seuls ceux qui vivent pacifiquement peuvent avoir une mort paisible.

Haruchika Noguchi

Nous ne saurons jamais à quel moment précis de notre existence, les êtres humains ont décidé d'abandonner le paradis, ni quelle en était la raison.

Nous avons entendu comment, au commencement, **nous nous sommes sentis libres et sans aucune inquiétude**. La seule chose que la vie nous demandait était de vivre. De vivre au maximum. De vivre une **vie épanouissante**. C'est une chose que tous les animaux de la création continuent de faire encore aujourd'hui, sauf nous.

Votre **intelligence vitale** ne souhaite qu'une chose: **combler vos désirs vitaux** pour que ces désirs **jaillissent de votre organisme**. Le premier désir que nous satisfaisons est la croissance. Une fois que le désir vital de reproduction de nos parents est comblé, en se rapprochant pendant un acte sexuel, l'ovule et le sperme commencent leur première rencontre avec le désir de se fusionner. C'est de cette rencontre que notre **premier désir vital est né**. Cette première cellule se multipliera et remultipliera. Cette nouvelle vie grandira et se développera avec une maîtrise incroyable et précise jusqu'à ce que nous soyons expulsés dans le monde, conduits par le désir d'abandonner l'eau et l'espace silencieux dans lequel nous avons vécu pendant neuf mois. Soudainement, **l'urgent désir de naître** s'élève en nous.

Par la suite, de nouveaux désirs continueront d'élaborer les différents stades de notre développement. **Un désir associé à une psyché** naîtra alors que notre être entier deviendra de plus en plus consolidé.

À un certain moment, le désir de **tenir notre tête** se manifestera. Une fois que nous avons levé notre tête, nos yeux commencent à **percevoir notre entourage**. Notre **intelligence analytique** est née, observatrice et débordante de curiosité.

Plus tard, il y aura le désir de découvrir ce que nous ne pouvions précédemment voir qu'avec nos yeux. Maintenant, nous voulons nous déplacer et nous pouvons le faire puisque nos cellules renforcent nos épaules et les capacités motrices qui nous permettent de nous propulser en avant, d'abord en rampant et après, en faisant nos premiers pas. C'est alors que notre **intelligence pragmatique et opérationnelle** est née. Il s'agit de l'intelligence qui met en mouvement ce que l'intelligence analytique conçoit.

Il est temps d'ajouter un peu de variété à la diète du bébé lorsque l'organisme commence à demander du sucre et d'autres nutriments qui ne se retrouvent pas dans le lait maternel. La cuillère utilisée pour nourrir un bébé est plus qu'un simple instrument servant à mettre la nourriture dans la bouche du tout petit. Elle est aussi un jouet. Les repas deviennent une activité plaisante où il y a une **interaction** humaine. Son papa qui fait voler l'avion en penchant la cuillère d'un côté et de l'autre, en imitant le son d'un atterrissage. Le bébé imite tout ce qu'il voit en riant et en faisant des drôleries pour faire rire sa maman. L'utilité du charme pour obtenir ce que nous voulons nous est révélée. Le bébé commence à développer l'**intelligence émotionnelle**. C'est la psyché qui sert d'intermédiaire et communique cette volonté qui nous accompagnera pour le reste de nos jours; une chose que nous développerons avec plus ou moins d'aptitudes.

Une fois que notre taille se forme, nous pouvons créer nos premières barricades. L'*ÉGO* est né. JE SUIS MOI ET TU ES TOI. Nous ne sommes pas qu'un monde d'interactions. Nous sommes des individus. Le territoire est établi à travers le jeu. Le **désir de défendre** ce qui nous appartient se manifeste. Ne laissez personne franchir les tranchées que nous avons construites. Nous pouvons maintenant nous retourner et nous apprenons à dire non. Notre **intelligence défensive et compétitive** est née.

À la fin du stade de l'allaitement, entre 15 et 18 mois, le pelvis a complété sa formation.

Nous acquérons l'habileté de concentrer notre esprit en dirigeant notre attention vers le bas et vers l'intérieur. Nous pouvons devenir absorbés en observant une colonie de fourmis travaillant au loin ou un avion traversant le ciel... De plus, le renforcement des hanches nous offre une base solide sur laquelle le reste de la colonne vertébrale est soutenue. Nous pouvons également nous lever sans l'étrange mouvement chancelant de nos épaules qui nous aidaient à avancer auparavant. C'est le moment où **notre conscience est née**.

Non seulement commençons-nous à percevoir le monde du spontané, mais nous avons aussi la capacité d'adopter la culture de notre entourage, ses règles, son organisation, etc. Notre **profonde intelligence affective** est née. C'est la psyché qui nous relie à l'invisible, à ce qui ne peut être vu, mais qui existe...

Et voilà comment nous pouvons atteindre l'infini, en combinant l'**activité cellulaire organique et le développement fonctionnel, le désir vital et la psyché**. Tout ceci est ce qui constitue notre **intelligence vitale**, qui est profondément liée à l'habileté naturelle que possède le **mouvement vital**. Chaque étape de la vie obéit à certains désirs vitaux et vivre en accord avec cette vie est ce qui nous donne une **vie épanouissante**.

Observez la vie. Respectez la vie. Nous **apprenons à comprendre les autres et à nous comprendre nous-mêmes** d'une façon simple. Nous reconnaissons aisément que l'esprit analytique n'est pas tout-puissant et qu'**il y a d'autres activités, aussi importantes et intelligentes, qui nous aident à vivre**.

Le mouvement nous ordonne et nous désordonne (en ajustant et coordonnant notre organisme). Le terme Seitai est fait de deux mots japonais. **Sei** signifie l'ordre et **Tai** signifie corps. Sei ne définit pas n'importe quel ordre.

Par exemple, au japon, ce mot est spécifiquement utilisé pour faire référence à l'ordre scrupuleux qui doit exister dans une immense bibliothèque. Imaginez cette fabuleuse bibliothèque qui est dans le livre *Le Nom de la rose*. L'ordre est la clé pour maintenir sa finalité.

Tout ce qui est utilisé entre dans un état de désordre, y compris notre organisme. Quand ça arrive, certaines parties de notre corps sont piégées par les tensions, que nous appellerons **TPE: tensions partielles excessives**.

Ces petits tissus transformés et tirés emprisonnent les nerfs, durcissent les tendons, répriment les organes et modifient les fonctions physiologiques, etc. Et cette altération de l'ordre naturel de l'organisme rend notre psyché inconfortable. Curieusement, ceux d'entre nous qui **vivent en étant déconnectés et inconscients** deviennent conscients de tous ces mouvements à travers leur propre inconfort: « *Je ne sais pas ce qui m'arrive, mais je ne me sens pas bien.* Il n'y a aucune raison apparente, mais... »

Il est surprenant que quelque chose de si commun ne suscite pas d'intérêt. D'autant plus à une époque où les universités du monde consacrent de l'argent, du temps et des efforts à des choses du genre: «Un massage rectal en utilisant les doigts guérit le hoquet.», «Le taux d'écoute est directement relié à la quantité de musique country jouée à la radio.» ou «Un scientifique étudie comment fabriquer une bombe gaie afin de transmettre l'homosexualité dans le but d'affaiblir le moral et la discipline des troupes ennemies.» On dirait que ce scientifique propose pour la première fois de joindre deux propositions qui étaient irréconciliables jusqu'à présent; celle de faire l'amour et non la guerre.

Je ne blague pas. Il s'en trouve des milliers comme celles-là! Et il y a de prestigieux scientifiques derrière ces déclarations. Il y a tellement d'études de ce genre qu'un magazine scientifique humoristique décerne des **prix Ig Nobel**. Ils sont remis à l'université Harvard et les lauréats recueillent leurs récompenses fièrement. Certains d'entre eux sont plus sérieux que d'autres. Il y en a un qui considère le fait que les êtres humains des sociétés modernes deviennent plus stupides de jour en jour. Une enquête conclut: « Les Occidentaux ont perdu en moyenne 14 points de leur QI depuis l'époque victorienne. »

Le Seitai rétablit l'ordre naturel de l'organisme. Il restaure le bon sens de l'intelligence vitale. Il autorise tous ces mouvements qui tentent d'organiser notre organisme, afin de regagner leur dynamique d'origine, parfois même malgré un déséquilibre apparent.

Et comment la coordination vitale est-elle rétablie et resensibilisée? En fait, ce n'est pas compliqué. **Les pratiques du Seitai sont simples et faciles. Tout le monde peut les apprendre. Sans faire quoi que ce soit, tout se produit.** Et vous en profiterez parce que ce livre contient toutes les clés. **La vie possède une structure formée de cinq mouvements.** C'est le coeur du sujet. **L'intelligence vitale est totalement reliée au chiffre cinq et au mouvement vital.** Et il ne s'agit pas d'une supposition, pas plus qu'il n'est question ici de numérologie. C'est une approche empirique et vérifiable. Son organisation l'est aussi.

5 mouvements, 5 sens, 5 doigts, 5 orteils, 5 systèmes organiques majeurs, 5 psychés majeures, 5 types de cellules, 5 cavités osseuses, 5 vertèbres lombaires, 5 fonctions physiologiques fondamentales.

Le Seitai, le sel dont vous pouvez vous servir pour tout assaisonner à partir de maintenant, est né au Japon. Et c'est là où nous nous dirigeons en ce moment.

Et si nous revêtions un kimono?

Premier arrêt: Haruchika Noguchi, un individu essentiel dans l'histoire de l'humanité.

Il y a des hommes qui se battent pendant une journée et alors, ils sont bons. Il y a des hommes qui se battent pendant une année et alors, ils sont mieux. Il y a des hommes qui se battent pendant plusieurs années et alors, ils sont encore mieux. Mais il y a ceux qui se battent toute leur vie: voici ceux qui sont indispensables.

B. Brecht

J'ai emprunté cette citation au poète et dramaturge allemand, Bertolt Brecht, pour parler de **Haruchika Noguchi (Tokyo, 1922-1976)**, mais j'aimerais substituer le verbe se battre pour le **verbe découvrir.**

Il y a des gens qui ressentent les choses et ils sont nécessaires. Il y en a d'autres qui observent et ont la sensibilité de participer aux nouvelles avancées en relation avec la contribution des autres et ils sont vraiment nécessaires. Toutefois, il y a ceux qui révolutionnent le savoir humain et ils **sont rares** et **INDISPENSABLES.**

Et qui sont les indispensables? Eh bien, ils sont ceux qui ont du génie, un génie qui s'étend bien au-delà du savoir appris dans les livres, un génie qui tire son origine de lieux inexplicables. Ils sont ceux qui sont capables de créer et de participer à quelque chose qui n'existait pas auparavant. **Créer** ne représente pas la même chose que se réunir.

Il y a peu de gens dont les **créations** sont **originales.** Et jusqu'à ce que le prochain génie apparaisse, la plupart continuent à élaborer à propos de ce qui existe déjà. **Briser des clichés n'est pas évident.** Néanmoins, certains arrivent à le faire, presque sans le vouloir et ils finissent par **offrir quelque chose d'unique, quelque chose de nouveau, quelque chose de frais et de réellement innovateur** à la culture humaine. S'il y a quelqu'un qui a accompli tout ce cela, c'est bien **Haruchika Noguchi.**

Il a découvert une chose qui a toujours été devant nos yeux, mais qui n'a jamais été remarquée. Les découvertes de Noguchi sont pour nos vies, ce que les idées sont pour le philosophe, ce que les mots sont pour l'écrivain, ce que le jeu est pour les enfants. Il nous a laissé le commencement, la cellule qui se reproduira à travers la mitose jusqu'à l'infini. Ses découvertes sont des **vérités universelles.**

Les origines du Seitai sont japonaises, parce que Noguchi est né et a vécu au Japon, mais nous ne parlons pas, ici, d'une philosophie orientale, ni d'une pratique qui doit être maîtrisée, ni d'une technique, ni de rien de la sorte.

Le Seitai est oriental et occidental, parce que le Seitai se relie à la VIE elle-même. Le Seitai sait comment réellement apprécier pourquoi nous vivons, comment nous vivons, comment se manifeste la vie, **comment la vie vit et ce que l'intelligence, qui organise tout ce cela, représente**. Principalement, l'intelligence est faite de respiration spontanée qui établit un dialogue naturel entre votre poitrine et votre abdomen.

Ce qui en résulte est un humain épanoui vivant une vie épanouie: le **Zensei**. Voici le mot que Noguchi utilise pour exprimer ce que représente vivre une **VIE ÉPANOUISSANTE**.

Une vie épanouissante n'est pas synonyme d'une vie facile. Cela signifie plutôt vivre une vie qui mérite d'être vécue et **rencontrer** toutes ses **nécessités vitales**, en étant capable de répondre aux stimulus internes et externes avec une précision totale. Parce que la vie est **précise et rigoureuse**.

Elle sait comment faire. Elle sait comment créer. **Apprendre sur la vie et son intelligence** nous place sur une voie fascinante, nous conduisant à exister dans la plénitude. Il ne s'agit pas d'acquérir une technique ni d'atteindre l'illumination. Il s'agit de **vivre la vie simplement**. Et il s'avère que la simplicité est devenue compliquée et que ce qui est compliqué s'est transformé en quelque chose de naturel pour nous.

En observant notre entourage, nous constaterons qu'assez étrangement, **nous vivons dans une époque anti-zensei**.

Nous sommes des êtres créatifs. Permettre à la créativité de dormir tue la joie de vivre. Et à une certaine époque, la créativité représentait sortir chasser tous les jours pour satisfaire le désir de notre organisme de se nourrir.

Cela représentait sortir pour utiliser notre sens de l'odorat afin de trouver le partenaire approprié pour perpétuer nos gènes. Cela représentait éprouver du plaisir en écoutant les histoires racontées autour du feu avant d'aller dormir.

Cela représentait avoir la chair de poule à la vue d'un magnifique coucher de soleil. **Cela représentait vivre avec votre respiration qui s'harmonise avec le reste** de la nature. **Cela représentait... et cela représente.**

Plus nos actions proviennent de **notre propre impulsion vitale**, plus satisfaits nous nous sentons. Personne ne parle de retourner vivre dans les cavernes, mais notre société a besoin de trouver un **équilibre entre le progrès et le rythme intérieur de chaque créature vivante**. Sans désir, il n'y a pas de vie.

Les découvertes de Noguchi rejoignent la culture humaine et la vie. L'intelligence humaine et l'intelligence vitale. La création humaine et la création vitale.

Même alors qu'il n'était qu'un enfant, Noguchi était sage, parce qu'il possédait un don. Que penseriez-vous d'un voyage dans le temps?

Mesdames et messieurs, à votre gauche, voici les origines et le contexte historique du Seitai.

L' être humain est le centre du monde. Mais si nous observons bien, nous réaliserons qu'il est devenu, par sa faute, l'esclave du temps. Il souffre, réprimé par les lois et les institutions, et il est sacrifié sur l'autel de la science. Néanmoins, il n'est pas question d'inventer un monde nouveau, mais de briser sa coquille et de faire ses premiers pas sur ses propres pieds.

Alors, l'être humain, qui jusque là avait vécu inconfortablement dans son confinement personnel, découvrira qu'il est en réalité baigné par un soleil radieux. Pourquoi ne pas abandonner cette coquille dans laquelle il est toujours en train de se disputer ou de rêver? Pourquoi ne pas sortir de cette coquille?

Maintenant est le bon moment.

Haruchika Noguchi

Le 1er septembre 1923, le Japon subit l'un des plus dévastateurs tremblements de Terre de son histoire. Il n'est comparable qu'au tsunami de 2011. D'une magnitude de 7,8, à l'échelle de Richter, il détruisit entièrement le port de la ville de Yokohama et affligea les districts voisins, l'un d'entre eux étant Tokyo. La moitié de la grande cité fut rasée. Plus de 100 000 personnes sont mortes et 37 000 autres disparurent à jamais.

Ceux qui survécurent, dans un environnement complètement anéanti, erraient dans les rues en quête d'eau, de nourriture et d'assistance sanitaire. Un garçon de 11 ans, nommé Noguchi, décida spontanément de sortir dans les rues et de placer ses mains sur ses voisins affligés.

Étonnamment, les gens se sont rétablis et ont même été guéris. Ce fait peut vous rappeler Jésus de Nazareth, mais c'est complètement différent. Cet acte du jeune garçon, Noguchi utilisant le toucher de ses mains, ne possède aucune connotation mystique ou religieuse. Pas plus qu'elle ne fait référence à des êtres extraordinaires. Il est question d'une **habileté que nous possédons tous**, même si le cas de Noguchi est exceptionnel.

Il se voua lui-même à la tâche de toucher ceux qui en avaient besoin en utilisant son intuition et puisqu'un acte aussi simple fonctionnait réellement, il fut élevé au rang d'un événement surprenant. Sa renommée se répandit à l'élite des environs et aux hommes d'affaires, politiciens, officiers de l'armée, etc. qui commencèrent à faire appel à lui. Puis un jour, il fut **invité à rendre visite à l'impératrice du Japon**. Ce qui est extraordinaire dans un pays si hiérarchiquement organisé. C'est aussi difficile que de gagner à la loterie et de laisser tomber le prix.

Par conséquent, Noguchi atteignit la célébrité à **l'âge de 14 ans**. Une anecdote raconte qu'un homme d'affaires était si reconnaissant envers lui, qu'il lui a offert une Rolls-Royce incluant un service de chauffeur dont Noguchi a bénéficié pour le reste de sa vie. Ce jeune homme se rendit dans les quartiers pauvres aussi bien qu'au palais impérial sans distinctions, en utilisant son merveilleux moyen de transport.

Au jeune **âge de 15 ans**, Noguchi ouvrit son propre dojo. Les gens de tous âges et de toutes conditions souhaitaient recevoir un traitement de ce jeune adolescent. De plus, ils étaient impatients d'entendre son exceptionnelle façon de penser. Noguchi était et est toujours véritablement extraordinaire.

Il est vrai que des êtres formidables ont existé à travers l'histoire. Mais le mérite de **Noguchi** repose sur le fait qu'il n'était pas fait pour être un être aux capacités extraordinaires, mais qu'il **a découvert l'habileté et la façon dont chacun de nous peut maintenir et récupérer sa santé lui-même** la majorité du temps. Votre santé n'est pas quelque chose qui tient du hasard ou un événement fortuit, mais quelque chose qui peut être cultivé d'une façon simple, à l'exception des accidents, etc.

Ce jeune homme a réalisé que ce n'était pas son don spécial qui guérissait les autres, mais que les **gens possédaient l'habileté de se régénérer eux-mêmes**. Ses mains servaient uniquement d'outils qui représentaient un **rappel** de cette force vitale. Elles étaient un rappel que la force vitale existe, exactement comme une braise qui s'est presque éteinte. Si elle détient encore de la chaleur, un petit souffle fera ressortir une grande flamme. C'est de la magie, si vous y pensez bien, même si ce n'est pas comme ça que nous le percevons.

Voilà comment la vie opère pendant que nous sommes toujours vivants. **Nous possédons tous cette force vitale et un souffle au bon moment ravive la vie entière**. Noguchi ne nous a pas laissés à la dérive avec une philosophie; il nous a offert des outils précieux à notre portée. Ces gigantesques souffles sont **deux pratiques fondamentales que tout le monde peut effectuer** et que vous apprendrez sous peu: **le Katsugen Undō et le Yuki.**

Noguchi n'était pas un être particulièrement indulgent et compatissant. Il ne tolérait pas les patients passifs, il les faisait plutôt participer en ce qui concerne leur maladie; en l'acceptant et en apprenant à la comprendre.

Les gens vers qui il allait ont pratiqué et ont réussi, par eux-mêmes, à perdre la peur des manifestations naturelles de leur organisme, en respectant leurs mécanismes et en regagnant confiance en la vie. On peut dire qu'ils ont appris à tenir une conversation avec leur Ki. Il s'agissait d'une approche si innovante que des thérapeutes et des maîtres d'expérience réputés se sont rendus à son dojo. Ceci a conduit le jeune Noguchi à fonder l'Association de la conservation de la santé grâce aux méthodes naturelles et à la consolider en une très prestigieuse et novatrice activité thérapeutique traditionnelle.

Néanmoins, Noguchi désirait plus et au cours de cette période, il décida d'apprendre de diverses méthodes ancestrales orientées vers la vie et la santé. Il coordonna son activité incessante au dojo avec les visites chez les grands maîtres, qui étaient très heureux de le recevoir.

Alors qu'il explorait davantage en profondeur, il découvrit que non seulement sa proposition d'observer et d'accompagner chacun des processus **fonctionnait**, mais assez étrangement, qu'elle n'existait nulle part ailleurs. Personne n'avait porté attention au mouvement en tant que référence pour l'ordre et la santé. Il avait été négligé et il l'est toujours! La même chose est vraie quant aux **mouvements autonomes qui subtilement et avec une intelligence inouïe et précise sont au travail, de façon permanente, dans notre organisme.** Ces mouvements de va-et-vient et leur organisation représentent les **grandes découvertes de Noguchi.** Il a observé comment le mouvement possède une structure vitale, naturelle et spontanée en harmonie avec l'intelligence cellulaire. Il est ce qui nous a permis d'être conçus, nous a poussés à naître et nous a gardés vivants. Il nous appartient vraiment même si nous avons choisi de vivre en lui tournant le dos.

Je ne crois pas que l'expression « *Je pense donc, je suis* » aurait plu à Noguchi, parce qu'il était clair pour lui que **nous existons grâce aux mouvements vitaux de notre organisation intelligente**, qui est profondément connectée à notre psyché.

Cela signifie-t-il que les battements de notre coeur, notre respiration, un tendon tendu, un tissu durci, une vertèbre déplacée ou un lent péristaltisme intestinal (transit intestinal) sont en réalité ce qui nous permet de nous exprimer comme nous nous exprimons, de souffrir comme nous souffrons, d'agir comme nous agissons. Une **structure de mouvement désorganisée** est-elle responsable du fait que nos esprits, que nous croyons avoir domestiqués, ne parviennent pas à contrôler le mécanisme complet qui nous fait penser une chose plutôt qu'une autre? Pour Noguchi, il était clair que nous ne sommes pas qui nous souhaitons être, mais ce que notre organisme nous permet d'être. Nous sommes nos mouvements. De surcroît, nous avons hérité des mouvements de toutes les générations de nos ancêtres.

Noguchi savait qu'il était totalement inutile d'essayer de **changer** ce que nous sommes en nous donnant des directives mentales. **Notre organisme doit opérer en coordonnant:** la respiration, la circulation et les tensions alternatives avec la détente. Il s'avère que notre brillant esprit intellectuel a très peu d'influence sur ces choses. **L'inconfort est l'expression de ce qui complique nos fonctions vitales** et par conséquent, **notre psyché est aspirée dans une anxiété et une apathie inexplicables.** Lorsque cette insignifiance ignorée prend le dessus, votre être entier devient amorti et vous **avez l'impression de ne plus pouvoir fonctionner.** Noguchi s'est concentré sur la spontanéité et non l'esprit. Il savait que c'était inutile. Nous sommes des êtres composés de nombreuses **intelligences vives** qui se coordonnent les unes avec les autres.

Noguchi a prêté assistance à des milliers de personnes et a clairement observé que **l'organisme cherche toujours à rétablir son équilibre lorsqu'il se retrouve dans un état où il l'a perdu.** Subtilement et en dialoguant, il a suivi ce qui se déplace et perd son ordre adéquat, en recherchant le caillot vital ou le blocage... Essayer de forcer la vie ne fait que réveiller sa rébellion.

Avoir le dos courbé n'est qu'une photographie fixe du mouvement de la majeure partie d'une vie. La personne n'est pas née avec. Noguchi possède la sensibilité d'un scanneur. Il remonte le sentier laissé par le mouvement jusqu'à ce qu'il découvre l'origine de l'inconfort. Sa vision considère comment chaque articulation et chaque ensemble se mobilisent pour **prévenir l'effondrement du tout.** C'est semblable à ces créations sophistiquées qui tombent successivement lorsqu'on pousse le premier objet de plusieurs qui sont alignés. Intervenir dans l'équilibre sans connaître la structure du mouvement vital pourrait causer un **effondrement** fatal et personne ne semble observer cette **vérité fondamentale.**

Noguchi découvrit la façon qu'ont les **vertébrés de structurer leur physique, leur biologie vitale et leurs activités psychologiques en suivant les besoins vitaux de l'organisme.** Lorsque l'intuition a commencé à se transformer en certitude, Noguchi se mit à ressentir le besoin de tout confronter. Il se plongea dans l'étude des **canaux d'énergies** de la **médecine traditionnelle chinoise** et fut capable de confirmer plusieurs de ses intuitions, mais c'était insuffisant. La même chose arriva lorsqu'il se tourna vers l'Occident. Cependant, il trouva de l'inspiration en de nombreuses théories fascinantes qui firent, à ce moment, leur apparition en Europe. Les études des trois grands scientifiques: **Albert Einstein, Charles Darwin et Sigmund Freud** furent fondamentales et particulièrement révélatrices pour Noguchi.

La ***théorie de la relativité***, publiée en 1905, par Einstein fut un point de référence pour Noguchi en matière de physique et d'énergie. Le monde n'était pas tridimensionnel, comme Newton l'avait suggéré. Et toute la physique traditionnelle se trouvait à être basée sur les études de Newton. Une quatrième dimension apparue qui n'avait jamais été considérée auparavant.

Et cela changea tous les paramètres d'observation. Les théories se référant aux réalités **organiques** et **biologiques** furent également très utiles à Noguchi, spécialement ***L'Évolution des espèces***, par Darwin, publiée en 1859. Et sans aucun doute, la pratique thérapeutique créée en 1896 par le neurologiste australien Sigmund Freud, qui était très innovante à cette époque, l'aida avec l'aspect **psychologique** des choses. Noguchi découvrit une forme d'expression avec la **psychoanalyse**, une façon de formuler son intuition en la transformant en mots. C'est la raison pour laquelle il parla de **psyché subconsciente, de mouvement involontaire du système extrapyramidal, de posture bipède, d'énergie excédentaire, etc...**

Noguchi n'a jamais pu rattraper les termes qu'il utilisait. Son langage évoluait pendant qu'il apprenait. S'il avait vécu 200 ans, l'essence de ces découvertes révolutionnaires serait la même, mais il aurait changé sa façon de l'exprimer en mots. Il y a encore des gens dans l'univers du Seitai qui continuent de transmettre la pratique du Katsugen Undō en utilisant des expressions qui proviennent de la psychoanalyse et cela rend la diffusion du Seitai plus difficile. Un exemple précis est l'utilisation du terme **inconscient et mouvement involontaire.** C'est ainsi qu'ils l'ont appris, alors ce n'est pas de leur faute. Mais en réalité, c'est inexact. **Tout dans notre vie et dans notre organisme participe constamment à un dialogue inséparable entre le conscient et le non-conscient.** Le mouvement spontané. Le mouvement vital. Paradoxalement, exprimer cette simplicité s'avère très compliqué.

Le talent des **génies** est qu'ils **laissent d'immenses héritages qui ont la possibilité de continuer à être explorés.** L'une des choses les plus difficiles à définir est ce que vous vivez spontanément. Et la chose la plus difficile à transmettre est cette **expérience.** L'immensité de ce que Noguchi a exprimé demeure intacte. Rien n'a été altéré. La seule chose qui a changé est la façon de le communiquer.

La vie de Noguchi fut aussi fascinante que ses découvertes. À l'image de superproductions hollywoodiennes, comme ***Gandhi*** ou ***Le Dernier* empereur.** Quand il était enfant, il n'avait pas d'attaches. Il vivait dans le moment présent sans perdre une seconde. Sa vie était une série d'évènements extraordinaires et son monde prit de l'expansion jusqu'à englober toutes les classes sociales japonaises. Un jour, il fit la connaissance de **Akiko Konoe (Tokyo, 1916-2004),** la fille du premier ministre japonais, et l'épousa.

J'aimerais ouvrir une petite parenthèse ici. Au moment où j'écrivais ces dernières lignes, j'ai appris qu'Hirosuke Noguchi, le troisième fils d'Haruchika Noguchi et d'Akiko Konoe, venait de mourir subitement. Il était le successeur de son père et celui qui était responsable de la Société du Seitai au Japon, connue sous le nom de Société Kyokai. Je voulais prendre un moment pour me souvenir de lui et pour exprimer ma gratitude pour son intense dévouement tout au long de sa vie à transmettre et maintenir un savoir de cette ampleur et de cette importance. Le 3 août 2014. Comme par hasard, la même date où ma mère décéda il y a 20 ans…

Maintenant, revenons à Noguchi, un homme dont le progrès était imparable. Son dojo ne connaissait aucune frontière et a acquis une renommée internationale. Mais il ne laissa pas le succès lui monter à la tête ou voiler sa pensée et il continua à travailler sans arrêt.

La Deuxième Guerre mondiale éclata.

Il tenta de ne pas laisser l'horreur de la guerre faire cesser ses activités, en essayant d'empêcher le barbarisme de teinter la normalité de la vie de tous les jours. Il croyait qu'il y était réellement parvenu, ce qui s'avéra une illusion. Des années plus tard, il admit que lorsque le cauchemar se termina, il sentit qu'un immense poids avait quitté ses épaules. Il trouva très intéressant d'être témoin du fait que lui-même, un expert en compréhension de la nature humaine et de ses manifestations, était incapable de détecter l'étau qui l'empêchait de respirer.

Malgré ces épreuves, en 1944, au milieu de la guerre, il arriva à une conclusion fondamentale. Noguchi avait inauguré l'*Association de la conservation de la santé grâce aux méthodes naturelles* alors qu'il était un enfant et il l'avait administré pendant deux décennies. Mais en janvier 1945, avant que la guerre ne se termine, il changea le nom de l'organisation pour ***SEITAI*** **et l'enregistra au ministère de la Culture et de l'Éducation du Japon, en tant que nouvelle culture**.

Sei - ordre.
Tai - corps ou organisme.

Voilà comment Noguchi dévia de la voie qu'il avait choisie alors qu'il était un jeune homme, en séparant le Seitai du monde des traitements thérapeutiques. C'est une brillante étape, puisque **Noguchi transforma sa prodigieuse faculté en quelque chose d'universel. Il transmit la perception culturelle que tous peuvent préserver leur propre santé par eux-mêmes.**

À mon avis, cela représente une **démocratisation de la santé et de la culture sans précédent**. C'est une façon formidable de se concentrer sur la **liberté personnelle.**

Le Seitai offre trois grandes sphères à explorer et grâce auxquelles nous pouvons approfondir davantage:

- **Le savoir empirique et vérifiable et comment la vie est structurée.**
- **L'orientation.**
- **Les outils de la vie à expérimenter personnellement et que chacun peut utiliser pour réordonner son propre organisme par lui-même.**

Noguchi nous offre un trésor. Et grâce à lui, nous pouvons observer comment **les manifestations vitales, que nous considérons comme des maladies** et qui nous occasionnent de grandes souffrances, disparaissent sans effort. La peur de l'inconnu se dissipe parce qu'il n'est plus de l'inconnu.

Le grand homme a suivi des milliers de personnes et a confirmé que la maladie est en **réalité une TPE, une tension partielle excessive**. En d'autres mots, c'est la **force qui inhibe la vie** - la vie avec le désir de vivre. C'est la fureur d'un cheval sauvage qui vient d'être capturé et enfermé dans un enclos. Le cheval s'agitera, il bondira, il se retournera et il hennira désespérément, dans sa tentative de se libérer de la bride, même s'il se blesse dans le processus. Pourtant, une fois qu'un cheval a été maîtrisé, il devient l'un des animaux les plus dociles. Les caillots qui se forment en vivant notre vie nous rendent soumis. Vivre dans la peur nous paralyse.

Le concept de la liberté de Noguchi est rafraîchissant et revitalisant. C'est l'expression de la vie qui glorifie l'émancipation de l'individu dans son ensemble. Un être humain n'est pas sa névrose, son coeur endommagé ou son psoriasis. Noguchi concevait la vie dans son ensemble et ses pratiques concernaient chacune des facettes de nos vies: énergétique, psychologique, physiologique, cellulaire, organique et même culturelle. **Le physique, le mental et le dialogue vibratoire, tous en harmonie**.

La démocratisation de la thérapie que Noguchi propose ne fait pas abstraction de traiter les gens. En fait, elle a beaucoup à offrir dans ce domaine . Mais la proposition diffère du concept de l'interférence ou de l'intervention. « ***Je sais... Je peux faire cela pour vous...*** » Non. L'emphase est mise sur connecter les autres à leur propre coeur afin que chaque individu puisse découvrir sa propre façon de vivre même lorsqu'il requiert de l'assistance. Les individus participent et apprennent de leur propre processus et créent leur propre rétablissement, même lorsqu'une attention externe est demandée.

Noguchi a conçu **deux approches à l'intérieur du Seitai; le Seitai Shido** et le **Seitai Soho**. Le **Seitai Shido** est plus général et enseigne aux individus comment ils peuvent s'occuper de la physique, de la biologie et des activités psychologiques de leur propre vie, tous ensemble comme un tout. Et le **Seitai Soho ou le Seitai d'orientation est la méthode professionnelle** utilisée pour les traitements personnalisés d'un autre individu. En fait, c'est en 1945 que Noguchi a donné son premier cours de Soho dans son dojo.

Cette même année, Noguchi transforma également le mot **Shokushu** qui faisait habituellement référence à tout ce qui concernait le toucher des mains. Il établit une différence. Pour la méthode du Seitai Soho, l'utilisation du **toucher de la main guidée par le savoir de la structure Osei** continuera d'être appelée le Shokushu. (Ne vous en faites pas avec la pleine compréhension de tout ceci pour le moment; cela prendra tout son sens peu à peu.) L'autre est le **contact de la main guidé par l'instinct ou l'intuition**, la méthode que

Noguchi a découverte alors qu'il était un petit garçon et qu'il soignait ses voisins souffrant des blessures causées par le tremblement de terre. Noguchi décida de l'appeler le **Yuki, la circulation du Ki (chi)**. Ce Yuki subira quand même une transformation subséquente et sera converti dans le **Yuki** définitif que nous connaissons aujourd'hui, qui signifie **Ki** agréable. Les deux Yukis sont prononcés de la même manière, mais s'écrivent différemment. Les phonèmes sont les mêmes alors que les caractères visuels sont différents. Ce phénomène est commun au Japon où plusieurs alphabets coexistent.

Parfois, je m'amuse à imaginer comment Noguchi était à l'intérieur. Je le visualise comme une nuée de cellules possédant une quantité exhaustive d'activité pour quiconque sauf lui. **Comment pouvait-on mettre toutes ces découvertes en mots?** L'exceptionnel requiert toujours de nouvelles approches ou inventions... Comment est-il arrivé à se détacher, surtout en temps si douloureux de guerre?

Quoi qu'il en soit, un jour la guerre prit fin. Le Japon avait subi deux terribles explosions nucléaires et peu après leur empereur, un dieu à leurs yeux, rencontra son peuple, en larmes, leur demandant de capituler et de se rendre. Et ce n'est pas tout. Il demanda à tous ses sujets d'abandonner leur liberté aux mains des vainqueurs. L'humanisation de l'empereur tout puissant fut un choc collectif, encore plus troublant que l'apocalypse causée par les bombes. Néanmoins, incroyablement, cela arriva... Un pays de guerriers féroces, même sanguinaires, capable de commettre les crimes de guerre les plus cruels, obéit soudainement sans un seul acte de révolte. Les soldats et les civiles, tous ensemble, se rendirent.

Les forces d'occupation n'arrivaient pas à le croire. Pourquoi ne s'étaient-ils pas rebellés? Tout simplement parce que les Japonais ont le respect pour l'obéissance, l'ordre et la hiérarchie gravée dans leur ADN.

Ceci apporta d'innombrables changements au Japon. Cela étant dit, et sans trop aller dans les détails, je veux vous révéler une chose qui n'est généralement pas connue. Vous rappelez-vous qui Noguchi a épousé? Akiko était **la fille du premier ministre, Fumimaro Konoe**. Ce dirigeant du plus haut rang venait d'une famille d'aristocrates. Il était bien éduqué et avait tenu activement divers rôles diplomatiques internationaux, ayant occupé de nombreux postes en politique. Parmi ceux-ci, celui de premier ministre, qu'il occupa à deux occasions.

Une fois que le Japon se fût rendu, le haut commandement des troupes alliées mit le nom de Konoe sur la liste des criminels de guerre. Au lieu de se rendre, le beau-père de Noguchi décida de s'enlever la vie. Il choisit la même méthode de suicide que l'un de ses ancêtres, 1 300 ans auparavant. Fujiwara no Kamatari avait aussi pris du cyanure. Konoe a payé le prix pour lui-même et les autres. Pendant les jours suivant la guerre, plusieurs personnes importantes ont servi de bouc émissaire dans un effort pour dégager **l'empereur Hirohito** de toute responsabilité.

C'était une époque tumultueuse qui apporta de grands changements au Japon. En 1947, une décision sans précédent fut prise: le système de santé publique serait réorganisé en suivant le modèle occidental ce qui placerait les méthodes et les pratiques traditionnelles en état d'exile. L'acupuncture, le shiatsu, le massage Tuina allaient-ils soudainement devenir illégaux?

Même en ayant présenté ses découvertes comme de la culture et non de la thérapie, Noguchi demeurait l'une des plus importantes références. Il était l'une des rares personnes capables de calmer les nombreux désaccords qui existaient parmi les différentes professions. Malgré leurs divergences et confrontées à une situation urgente et extrême, elles décidèrent de se rassembler et nommèrent divers représentants pour parler en leur nom et dialoguer avec le nouveau gouvernement.

La participation de Noguchi fut la clé pour empêcher la thérapie traditionnelle japonaise de disparaître.

Après plusieurs rencontres, le gouvernement décida finalement de permettre la coexistence des deux approches, en laissant la possibilité de choisir entre les deux pistes d'action.

Les facultés intellectuelles de Noguchi ainsi que sa grande limpidité furent déterminantes pour obtenir la permission de poursuivre la thérapie traditionnelle.

Jusqu'à ce moment, la médecine occidentale avait démontré une certaine supériorité envers les professionnels qui appliquaient les pratiques traditionnelles, mais le Seitai introduit un nouveau genre de prestige. Au Japon, encore aujourd'hui, le mot Seitai est **bien connu** et est perçu comme un symbole de **qualité**. On voit fréquemment des publicités qui intègre le mot Seitai en guise de garantie sans avoir quoique ce soit, ou très peu, à voir avec la signification originale du Seitai: *seitai-shiatsu, chiropraticien-seitai, acupuncture-seitai,* etc. Ce qui engendra la conception erronée commune que le Seitai est une technique de guérison. Certains croient même qu'il s'agit d'un type de massage. Il est difficile de préserver la pureté du Seitai et certaines personnes le dénaturent à sa source.

Noguchi doit avoir pressenti intuitivement cette possibilité, puisqu'il était obsédé par ces subtiles différences. Entre 1945 et 1954, il se concentra sur la façon de présenter son savoir afin que les autres puissent le saisir. Et c'est pendant cette période qu'il écrivit plusieurs courts ouvrages.

Actuellement, la plus grande partie des textes que nous avons de lui sont des transcriptions que ses élèves ont faites de ses conférences. En fait, il n'y a que deux ouvrages que je connaisse qui ont réellement été écrits de sa main. Même s'il demeure possible qu'il en existe davantage.

- Heikoyokyu no ni hoko: *l'organique, la physique et les réactivités vitales de la psyché.*
- Shigueki han osei wa go hoko ni ugoku: cette longue phrase exprime une classification limpide de l'humanité divisée en 10 catégories, plus deux additionnelles considérées comme extraordinaires parce qu'elles sont si inhabituelles. Mais en réalité, elle définissait la **composition de chaque courbe de la colonne vertébrale.**

Des années plus tard, au cours de la décennie des années 1960, il qualifiait cela de Tai Undo no kozo; **la structure du mouvement corporel.**

Des livres, le suivi de personnes, les conférences, les cours...

Noguchi travaillait avec ardeur et son dojo devint comme une fourmilière fréquentée par des centaines de personnes quotidiennement.

La merveilleuse habileté de Noguchi de réguler l'état d'une personne en lui consacrant seulement quelques minutes de son temps représentait un exploit que quiconque n'a jamais pu répéter.

Pas même ses fils, plus particulièrement Hirosuke, décédé récemment comme je l'ai mentionné plus tôt, qui possédait une grande habileté pour le Seitai Soho, n'ont réussi à égaler cet être extraordinaire. Ses heures données aux soins lui prenaient ses semaines. Ses semaines, devenaient des mois et des mois, devenaient des années.

En 1975, ce rythme effréné s'arrêta abruptement. Noguchi sentit que ses découvertes n'étaient pas arrivées au bon moment et que plusieurs générations de personnes devraient être élevées dans leur culture avant qu'il ne soit possible de distinguer ce que seule sa vision précise comme un laser était capable de voir.

Alors, l'homme qui avait vécu sa vie consumé par de grands désirs, fut animé d'un dernier désir, très puissant et irrésistible, comme le reste de son œuvre.

Il écrivit son **testament vital** et se retira pour **attendre la mort**, qui arriva un an plus tard.

Il s'agit d'un très triste travail d'écriture parce qu'il laisse l'impression de quelqu'un qui abandonne finalement devant l'évidence que l'être humain, à ce moment précis, était prisonnier de sa propre stupidité.

Ce n'est pas une chose qu'il a dite, mais quelque chose que j'ai interprété, puisque j'ai l'impression que c'est ce qu'il a essayé d'exprimer avec grand regret dans ses dernières lignes. Dans ces mots, il révèle une frustration incommensurable face à son incapacité à communiquer.

Voici ses mots:

Le moment est venu pour moi de partir. Je ne vois plus personne. Si quelqu'un souhaite réellement me voir, laissez-les démontrer leur désir de me recevoir. Si je les invite, laissez-les venir. Si je ne le fais pas, il est inutile d'essayer de se rapprocher de moi. À partir de ce jour, je ne transmettrai, ni n'enseignerai plus rien. Lorsque les aptitudes de l'être humain s'amélioreront, j'offrirai à nouveau mes connaissances, mais je ne le ferai que pour ceux qui sont capables d'écouter leur voix intérieure et qui savent comment interpréter et reconnaître le mouvement vital qui bat en chaque être vivant. À partir de maintenant, je cesserai d'écrire des mots dans l'air. Je ne parlerai plus en vain encore... Je ne parlerai que de la manière dont la forme de vie du «kyō» parle, le vide comme seule méthode d'activation du «mu», le néant. Aujourd'hui, les sciences de la matière existent, mais pas celles de l'être vivant. Peu importe combien je parle de la vie, ils ne me comprendront pas; ils sont attachés aux sciences de la matière. Lorsque quelqu'un comprendra quelque chose qui va au-delà de tout ceci, je parlerai à nouveau. Le moment est venu pour moi de partir. J'ai partagé mon coeur, offert mon savoir et il n'y a plus rien que je puisse faire. Comme c'est difficile de communiquer et d'enseigner! Je souhaite enseigner, mais tellement de personnes ne comprennent rien. Parfois, j'ai l'impression que je communique. Pourtant, dix jours plus tard, je dois réaliser qu'aucune de mes attentes n'a réellement été atteinte. Hélas, vous ne pouvez transmettre ou enseigner sans que la personne qui reçoit le savoir soit capable de le comprendre spontanément. C'est la raison pour laquelle je m'en vais. Si quelqu'un souhaite échanger sur ses propres expériences, s'il existe quelqu'un qui comprend ce que j'ai communiqué et enseigné, je reconsidérerai ma décision. En attendant, je vais vouer mon temps à me reposer. Peut-être que mon savoir reviendra dans cinq ou dix mille ans. Alors, je reviendrai, parce qu'une façon de communiquer tout ceci aura été trouvée. Je déménage maintenant à Hakone (*). Je ne verrai plus personne ni ne parlerai plus jamais. J'habiterai devant le Mont Komagatake et je conserverai l'esprit du « mu ».

*Hakone est une résidence d'été, près de Tokyo, où un pavillon commémoratif a été construit en l'honneur du Maître Noguchi.

En 1976, **Haruchika Noguchi est mort en paix**, exactement comme il avait vécu. **Seuls ceux qui ont vécu une vie Zensei, une vie épanouissante, peuvent avoir une mort paisible.**

Vivez intensément pour expérimenter une mort douce. Vivez conformément à la vie et mourrez conformément à la mort. Voilà comment il quitta ce monde, un homme sage parmi les sages...

Comme le **Seitai** a peu à dire concernant la mort, rien à propos de ce qui pourrait exister après la mort et beaucoup à propos de la vie, continuons avec toute la vigueur que nous pouvons rassembler.

Vue panoramique sur le vieux continent. L'arrivée du Seitai en Europe.

> *L'être humain est un iceberg dont la partie visible semble céder aux exigences de la raison. Mais les surprises sont abritées dans la partie de nous qui est submergée. Ce que nous savons ne peut jamais égaler ce que nous ne savons pas. Le désir d'en savoir trop tue la vie. Nous pouvons tenter de définir la vie, mais la vie rejette toute tentative de définition.*
>
> *Itsuo Tsuda*

Le Seitai arriva en Europe pendant les années 1970 et y fut apporté par deux hommes japonais à deux endroits clés.

Paris fut le lieu qu'**Itsuo Tsuda** (1914-1984) choisit. Là, il créa sa célèbre ***École de la Respiration et du Mouvement régénérateur*** où l'on enseigne toujours ses pratiques aujourd'hui.

L'autre endroit clé est **Barcelone**. Un autre Japonais, **Katsumi Mamine** (1944), qui était plus jeune de 30 années que Tsuda, décida de déménager là-bas. Il est toujours actif et son dojo est actuellement comparable à une **université du Seitai**.

Comme je parlerai abondamment de Mamine plus tard, j'aimerais me concentrer sur le premier pour l'instant.

Je n'ai jamais eu la chance de rencontrer Tsuda, mais j'ai pu étudier les idées et les enseignements si magistralement transmis à travers ses livres, que je recommande grandement. Ils sont faciles à lire et vous donnent envie d'en tourner les pages jusqu'à la fin, que vous possédiez des connaissances à propos du Seitai au préalable, ou non. À ma connaissance, il a écrit neuf livres au total:

Le Non-Faire, La Voie du Dépouillement, La Science du Particulier, Un, Le Dialogue du Silence, Le Triangle instable, Même si je ne pense pas, La Voie des Dieux, Face à la Science.

Il les a tous écrits en français, mais ils ont été traduits dans d'autres langues comme l'espagnol, l'italien et l'anglais. Vous pouvez découvrir à quel point Tsuda était exceptionnel à travers son écriture. Nous devons être reconnaissants que lui et Mamine aient décidé de déménager en Europe.

Tsuda est très important parce que plusieurs écoles de pensée sont nées de ses enseignements et elles représentent toujours une source inestimable pour plusieurs personnes. D'après ce que j'ai entendu de la part de personnes qui ont eu la chance de le connaître, il était un homme simple au rire authentique et chaleureux. Il aimait parler, fumer et boire. C'était plutôt un bon vivant au sens où il était une personne qui aimait les plaisirs de la vie.

J'ai écouté un enregistrement de sa voix et je sais que c'est totalement subjectif, mais pour moi, le ton et le timbre de sa voix ne sonnent pas japonais. Il possédait une forme d'expression très animée, davantage comme celle des Européens. Ce n'est pas si surprenant, en considérant qu'il était très familier avec la culture occidentale.

Tsuda était **considéré comme un maître** et il vécut comme tel. Sa boussole le dirigeait toujours vers l'acquisition de connaissances et il eut l'énorme privilège d'apprendre avec les trois plus grands maîtres qui vécurent pendant son temps:

- Maître **Haruchika Noguchi** (1911-1976)
- Maître **Morihei Ueshiba** (1883-1969)
- Maître **Hosada Kasetsu**, spécialisé en récitation du Nō (Noh).

Il étudia directement auprès d'Hosada Kasetsu pendant 20 ans et assista aux représentations de ***l'École Kanze Kasetsu*** au moins une fois par mois. Cette école du Nō (Noh) remonte au 14e siècle. Tsuda apprit que **ce qui arrive à l'intérieur** est infiniment supérieur à ce qui est extériorisé. L'intérieur abrite la vibration. L'économie de gestes et du maniérisme aide à cultiver la grande contraction interne.

Tsuda n'a pas dédié exclusivement sa vie au Seitai. Il était un grand explorateur dans de nombreux domaines, ce qui je crois, était dû à son vif intérêt pour le Ki (chi). Il connaissait l'existence de l'**énergie vitale** depuis son jeune âge, mais ce n'est que lorsqu'il fut plus vieux qu'il lui donna en fait tellement d'importance. Un jour, le **Ki (chi) s'est emparé de son intérêt** et il ne le laissa plus jamais partir.

Ce fut un moment charnière de sa vie. Jusqu'à ce moment, il avait séparé son temps entre ses études et son travail comme directeur chez Air France.

Le jour vînt où il décida de quitter son travail pour pouvoir dédier pleinement son temps à la diffusion de ses idées. Il fait référence à ce moment décisif dans la préface de l'un de ses livres:

« Lorsque j'étais dans la quarantaine, j'ai expérimenté la révélation du Ki (chi), de la respiration, et à partir de ce jour, le désir d'exprimer l'inexprimable, de communiquer l'incommunicable grandit en moi. »

Tsuda, comme tous les génies à travers les époques, était une personne qui n'acceptait pas de se conformer à ce qu'on attendait de lui. Il venait d'une famille de samouraïs et devait être le successeur de l'entreprise familiale et par conséquent, de la fortune de la famille. Mais à l'âge de 16 ans, il se rebella. Il confronta son père et finit par quitter sa famille. Il partit en quête de liberté et de réflexion.

Quatre ans plus tard, il fit la paix avec son père et obtint son consentement pour déménager en France dans le but d'étudier à l'Université de la Sorbonne. Là, il étudia auprès de **Marcel Granet** (1884-1940), qui était considéré comme le pionnier des sciences sociales et auprès de **Marcel Mauss** (1872-1950) un anthropologue et sociologiste qu'il reconnaissait comme l'un des pères de l'ethnologie française.

Mais c'était une période tumultueuse et il s'avérait difficile de faire des plans pour le futur. Le monde changeait. En 1940, Tsuda fut appelé au Japon. C'était une époque difficile, des temps hostiles. Il avait alors environ 30 ans et c'est à ce moment qu'il rencontra **Noguchi**.

Tsuda était fasciné par les découvertes de Noguchi. Il passa les deux décennies suivantes à ses côtés lorsque ses obligations le lui permettaient. Il alla fréquemment au dojo du maître, absorbant ses enseignements, essayant ses pratiques personnellement. **Il réalisa qu'il vivait quelque chose de totalement nouveau, quelque chose d'absolument incroyable**.

Après la guerre, Tsuda rejoignit la compagnie aérienne française, tout en continuant ses études. Il vécut aux États-Unis pendant longtemps et en 1970, il décida de déménager à Paris de façon permanente. Il avait alors 56 ans. Le besoin de répandre le savoir qu'il avait appris au fil des ans en Europe avait grandi. Sans garantie, il décida de quitter son emploi et de débuter l'aventure de la diffusion de l'Aikido, des pratiques du Katsugen Undō et du Yuki en Europe.

Il était l'une des personnes responsables du fait que le Japon ait commencé à différencier le Seitai thérapeutique de la pratique du Seitai, connue sous le nom de Katsugen Kai.

Jusqu'à ce moment, les gens qui pratiquaient le Seitai étaient associés aux soins thérapeutiques que Noguchi et ses assistants offraient au dojo.

L'idée de **séparer le traitement de ce qui pourrait être une activité universelle** accessible à tous, sans avoir besoin de maintenir un contact avec le dojo, n'était pas l'idée de Noguchi, même s'il était d'accord avec l'importance de promouvoir cette nouvelle approche.

Il s'agissait de l'idée de certains membres éminents du dojo. Il y avait dix personnes déterminées à la formulation de cette **proposition cruciale**, en plus de Tsuda, et chacune d'entre elles était intimement liée à Noguchi. J'aimerais mentionner spécifiquement deux d'entre elles, ici: **Akiko Konoe**, l'épouse du Maître Noguchi et **Hiroko Miwa**, la mère de Katsumi Mamine. Cette séparation est en partie ce qui **a rendu possible à ceux d'entre nous qui sont nés à l'extérieur du Japon de découvrir le Seitai** des années plus tard.

Toutefois, il y avait des difficultés à surmonter avant que cela puisse réellement se produire. Le Seitai n'était reconnu nulle part en Europe, particulièrement en France, où Tsuda décida d'aller. Par conséquent, séparer la pratique et la thérapie s'avérait essentiel pour la diffusion du Seitai.

Il n'y avait aucun problème avec le Katsugen, mais le Yuki aurait pu être considéré à tort comme l'usage du contact direct des mains dans le but d'améliorer la santé d'une autre personne. Donc, Tsuda stipula que le **Yuki devait être exécuté en fonction de ne pas toucher, en d'autres mots, pas de contact direct avec les mains** – c'est toujours le mandat pour plusieurs personnes qui conservent cette pratique aujourd'hui.

Le mandat qu'il donna à ces étudiants était qu'ils devaient être capables de faire passer un papier à cigarette entre leur main et le corps de la personne qui reçoit le Yuki, en d'autres mots, un espace qui permet qu'il n'y ait pas de contact physique. C'était une **façon astucieuse d'éviter les problèmes avec les autorités françaises**, à cette époque. À moins d'être un médecin ou un thérapeute, il n'était pas facile d'avoir l'autorisation de toucher la colonne vertébrale d'une autre personne et c'est le génie de Tsuda qui le conduisit à trouver la voie et à faire, sans faire... à nouveau, **l'art du non faire**.

C'est la raison pour laquelle la croyance qu'il n'y a aucun toucher dans la pratique du Yuki est assez répandue en Europe, ce qui n'est pas réellement exact.

Le Yuki est aussi le contact. Le Yuki peut être effectué de deux façons. L'une permet au Ki (chi) de circuler, en sentant les vibrations émises par l'énergie vitale qui, bien sûr, expose les 5 mouvements comme le fait tout ce qui est de ce monde. Cette forme de transmission est appelée le **Yuki moins (-). Le Yuki (-)** consiste à écouter la respiration aussi bien que le pouls.

Mais lorsqu'un **lieu spécifique** (un point durci, les tendons, les vertèbres, etc.) est ressenti par le toucher, **le shokushu, la reconnaissance à travers le toucher et l'intuition**, sans jamais oublier la circulation du Ki (chi), c'est appelé le **Yuki plus (+)**.

Les règles de base pour quiconque pratique le Yuki seront toujours celles du **Yuki (-)**. C'est ressentir, vibrer, fusionner votre respiration avec celle de l'autre personne et laisser vos mains aller où votre intuition semble les guider. Sans ces références, le **Yuki (+)** deviendrait une technique et alors, il ne serait plus du Seitai. Le **Yuki (+)** est tout aussi spontané que le **Yuki (-)**. Dans le Seitai, la technique n'est pas quelque chose qui appartient aux humains, mais à la sagesse de la vie, à l'intelligence vitale, à son savoir-faire et on peut l'apprendre en observant.

Tsuda encourage sciemment l'utilisation du Yuki (-) et évite de mentionner le Yuki (+), non parce qu'il ne savait pas comment l'exécuter, mais parce que cela permettait d'éviter plusieurs problèmes bureaucratiques lorsqu'il souhaitait présenter l'activité. Et c'est ainsi qu'il réussit à ouvrir sa célèbre ***École de la respiration et du mouvement régénérateur***.

Au centre d'apprentissage de Tsuda, le Ki (chi) était le principe de référence pour tous les étudiants. Bien sûr, il y enseignait les pratiques du Seitai, mais il mettait aussi une emphase particulière sur la pratique de la respiration qu'il avait apprise de son autre grand maître, le fondateur de l'Aikido, Morihei Ueshiba.

Comme **Nogouchi, Ueshiba avait eu une petite enfance difficile**.

Noguchi a souffert de diphtérie et il arrivait difficilement à parler et à respirer. L'une des conséquences de sa maladie était qu'elle lui avait laissé une voix très particulière et les autres enfants l'ont taquiné pour cette raison. Il avait connu un départ difficile jusqu'au jour où sa vie changea à jamais – le jour où il est descendu dans la rue pour aider les victimes du terrible tremblement de terre. Ces expériences ardues n'ont pas eu raison de lui, mais elles lui ont plutôt servi de catalyseur pour créer. Comme il avait de la difficulté à respirer, il découvrit une méthode alternative en utilisant sa colonne vertébrale, les pores de sa peau et son abdomen...

Peut-être que la source de ce genre de respiration particulière est ce qui a lubrifié son organisme afin qu'il puisse offrir de si remarquables découvertes vitales au monde, des années plus tard.

Et l'enfance du second grand maître de Tsuda ne fut pas plus facile. Il naquit prématurément et était faible et chétif. Son père, le fils d'un samouraï célèbre, ne prêtait aucune attention à ses limitations et veilla à ce que son fils s'entraîne en pratiquant plusieurs activités physiques. Apparemment, le jeune **Morehi** aurait été témoin de l'attaque de plusieurs voyous contre son père et c'est ce qui l'aurait conduit à pratiquer les arts martiaux. Après avoir appris différentes techniques de combat, il créa l'**Aikido**.

L'Aikido est le plus spirituel des arts martiaux qui existent parce qu'il n'implique l'utilisation d'aucun genre d'agression. Plutôt que de se battre, les gens qui pratiquent cet art martial semblent danser. En utilisant leur propre énergie vitale, ils neutralisent la force de leur opposant, s'en servant pour le vaincre sans l'humilier ou le blesser. Le Ki (chi), qui fascinait tellement **Tsuda**, lui donna l'intensité dont il avait besoin non seulement pour réussir à rendre son dojo prospère, sa célébrité s'est répandue en seulement quelques années, mais aussi pour écrire. **Il se considérait comme un philosophe et un écrivain.**

Son premier livre fut publié en 1973. Il l'intitula *Le Non-Faire* et le sous-titra *L'École de la Respiration.*

Sa curiosité et sa proximité avec de si nombreuses personnes intéressantes lui permirent de recevoir une formation très approfondie. Noguchi reconnut que **Tsuda possédait une aptitude particulière pour transmettre le Seitai**. Mais Tsuda avait également l'avantage d'avoir acquis un savoir considérable autant de l'Orient que de l'Occident. L'Europe avait été la référence du Japon en matière de modernisation. Tsuda a beaucoup appris du vieux continent, spécialement une fois que l'industrialisation est apparue. Elle fut connue sous le nom de la Révolution nationale de Meiji (1867-1912). C'est ce qui a conduit le pays à mettre un terme à l'organisation féodale, une fois pour toutes, et à organiser l'éducation, les forces armées, un département des finances publiques, les compagnies ferroviaires, etc. en reproduisant le modèle occidental. Le Japon a aussi appris des États-Unis, mais cela arriva plus tard, lorsqu'il perdit la guerre et que les forces d'occupation prirent le contrôle des principaux lieux de pouvoir.

Par conséquent, Noguchi connaissait la valeur de la connaissance approfondie de l'Occident que possédait Tsuda. Depuis le commencement, il savait que le « faire », ou «le non-faire », comme vous préférez, de Tsuda laisserait une marque durable et inoubliable. Et ce fut le cas.

Tsuda a accompli plusieurs choses au cours de sa vie, mais celle que j'estime le plus est d'avoir donné aux adultes les outils nécessaires pour retrouver leur habileté à se reconnecter à leur Soi intérieur, comme s'ils redevenaient des enfants. Itsuo Tsuda croyait en devenir un véritable enfant à nouveau, en retrouvant cette âme d'enfant, mais sans devenir **enfantin ou puéril**.

Cet être extraordinaire entreprit la tâche difficile de savoir, comme un homme sage sait, et d'oublier ce qu'il savait, en se comportant avec la spontanéité et la fascination d'un enfant.

Cette préparation destinée à la création d'un délicieux cocktail: expliquer l'inexplicable. Accepter l'impossible...

Chapitre 3

Les principes de base d'une vie saine et épanouie.

Un pique-nique au grand air. Le Ki et la respiration: l'abc de la vie.

Aussi longtemps que les gens croiront qu'ils font vivre leur corps grâce à leurs propres efforts, ils ne réussiront pas à relâcher complètement la tension et alors, ils n'arriveront pas à obtenir l'épanouissement de leur essence personnelle et de leur propre centre.

Afin de vivre sans effort, ils doivent avoir foi en eux puisque la vie se vit naturellement. C'est la seule voie qui conduise à l'épanouissement.

Haruchika Noguchi

Soutenus par la nature. C'est ainsi que nous vivons. Et que représente l'essence qui fait démarrer le moteur?

Le Ki est pour la vie ce que l'eau est pour poisson. Le petit poisson est immergé dans l'eau. Vous êtes immergés dans le Ki. Vous vivez dans un océan de Ki. Vous êtes submergés par l'univers du Ki.

Vous êtes faits de Ki. Le Ki représente l'ingrédient de base de votre composition. **Il s'agit du principe décisif et actif qui vous crée et vous permet de rester en vie.** Le Ki est la chose la plus substantielle à votre propos et en ce qui concerne toutes les créatures vivantes, parce qu'il n'est rien de moins que cela, il est absolument indispensable à votre existence, au même titre que la **fluidité vitale**.

Sans le Ki, il n'y a pas de vie.

Le Ki se retrouve en abondance dans ce qui est vivant, mais aussi dans les choses immatérielles. Vous, comme le poisson qui nage dans l'eau, ne réalisez pas que vous êtes dans toute cette immensité. C'est simplement logique. Personne ne vous a appris comment percevoir l'énergie vitale qui vous entoure et vous traverse. Néanmoins, **c'est très facile de percevoir le Ki et même de**

le toucher avec vos mains. Tout le monde peut le faire. Je vais vous enseigner à le faire dans ce chapitre portant sur le **Gyoki**. Vous toucherez l'énergie vitale sans aucune difficulté. C'est excitant, n'est-ce pas?

Le niveau d'inconscience face à tout cela est stupéfiant si l'on pense au fait que le Ki constitue une partie du savoir humain depuis que l'esprit a acquis la conscience. Chaque culture possède un nom pour le désigner: Chi, Prana, Baraka, Mana, Pneuma, Spiritus... Les Chinois, les Indiens, les Grecs, les Soufis... Ce contact avec le tangible, mais à la fois l'intangible, est quelque chose que les mystiques du 16e siècle, comme Sainte -Thérèse ou Saint-Jean de la Croix, connaissaient bien. Vous avez probablement lu, à plusieurs reprises, que le Ki est une chose qui appartient à la culture orientale, mais comme vous pouvez le voir, il représente un concept répandu que nous partageons tous et il peut être envisagé par n'importe quelle culture.

Si nous devions commencer à faire des comparaisons étymologiques, elles s'étireraient sans fin, mais j'aimerais en citer quelques-unes. Alma (âme) est le synonyme d'anima. En Latin, anima ne signifie pas l'âme ou l'esprit, mais la respiration vitale. Assez curieusement, les anciens croyaient que l'animus qui signifie l'âme était situé dans la cavité thoracique. Est-ce une coïncidence que nous ayons justement **relié l'énergie vitale et l'énergie universelle à la respiration?**

Spiritus, l'Esprit-Saint. **Le souffle de vie, la respiration sacrée** apparaît encore et encore. Et ce souffle est très relié au propre souffle de chacun. Les Égyptiens, les Mayas, les Sioux, les chamans, les sorcières, les apôtres, les prêtres de toutes les religions... Toutes cultures évoluées ont envisagé l'existence d'une énergie invisible universelle qui circule en chaque être vivant. Et comment cet échange a-t-il vu le jour? Comment entre-t-elle et de quelle façon ressort-elle? **Eh bien, elle entre et ressort en se renouvelant par la respiration.** C'est simple, n'est-ce pas?

Alors que les **Latino-Américains** placent le **souffle vital de l'âme et de l'esprit** dans la poitrine, dans la **tradition orientale**, ils le mettent **dans le hara**, deux doigts sous le nombril. Le **centre de gravité** d'un être humain se trouve dans l'**abdomen**. C'est là où nous avons été en suspension pendant neuf mois. Pendant que nous vivions dans cet agréable et tiède monde aquatique, nous avons reçu toutes nos provisions et nous avons maintenu un lien inaltérable avec notre mère. Le cordon ombilical, mesurant à peine 50 cm de longueur, représente la distance entre deux mondes, le monde de ceux qui respirent et le monde de ceux qui vivent sans respirer, mais qui le devront un jour.

Comme dans le Seitai, les yogis ont aussi étudié la respiration en profondeur. Mais il y a une différence. Le **Seitai** s'intéresse à la respiration spontanée sans avoir à recourir à des années de perfectionnement de différentes techniques. Il s'agit de **respiration spontanée s'adressant à tous**, sans avoir à posséder de quelconques aptitudes... Noguchi s'ancrait à la dimension simple et facile de la vie. Il en résulta que tout ce qu'il découvrit possédait un immense avantage – les pratiques du **Seitai sont pour tout le monde**, même les personnes paresseuses. Par conséquent, la respiration spontanée peut être réalisée très simplement grâce aux **pratiques quotidiennes du Katsugen Undō et du Yuki.**

Puisque le Seitai voit la vie comme un tout et non comme des parties compartimentées, il rassemble les concepts orientaux et occidentaux en envisageant **la respiration comme étant à sa qualité optimale lorsque l'abdomen et la poitrine travaillent en collaboration.** Avec la **respiration thoracique-abdominale, l'abdomen, le diaphragme, les poumons participent tous**, dans un mouvement de va-et-vient naturel, telles les vagues de la mer, permettant à la vie de combler son **désir profond de vivre.** Une bonne représentation graphique pour ce genre de respiration serait une source composée de fluides en mouvement, formant un ensemble en reliant les deux extrêmes.

Respirer restaure la flexibilité des tissus internes, en massant vos organes, en favorisant la communication entre vos cellules et en facilitant le simple exercice de toutes les fonctions physiologiques. La **respiration est source de santé et de bien-être.** Certaines personnes prennent une *Aspirin* pour à peu près tout, et que font ceux d'entre nous qui connaissent le Seitai? Nous utilisons la respiration.

Elle est très bénéfique pour le **plexus solaire.** Ce magnifique nom n'est pas une métaphore; c'est la description minutieuse de ce que cet espace fabuleux représente. C'est à cet endroit qu'un vaste réseau converge avec d'innombrables **nerfs** se chevauchant les uns avec les autres. C'est la raison pour laquelle cet espace est particulièrement sensible à la respiration agitée, superficielle ou laborieuse. Et chose curieuse, à quoi ces nerfs sont-ils reliés? À votre cerveau, à votre système nerveux central, à vos vertèbres, à vos hormones et à l'influx nerveux de vos organes. Votre respiration est entièrement connectée à votre état mental et physique. L'ORGANISME.

Nous savons tout cela. Mais nous l'avons oublié; nous l'avons séparé de notre **raisonnement vital.** Nous sommes remplis de petits tics continus auxquels nous avons recours sans tenir compte de notre sagesse ancestrale. Lorsque nous disons qu'une personne est un esprit faible, que voulons-nous dire réellement? Nous souhaitons dire, au moins étymologiquement, que **cette personne n'a pas la respiration adéquate pour se reconnecter avec sa nature profonde et avec l'énergie vitale qui l'a fait naître en ce monde.** Lorsque nous plaçons instinctivement notre main sur l'épaule ou le dos d'une personne qui souffre pour élever son âme, lorsque nous sommes capables de tomber en amour avec quelqu'un au premier regard, lorsque nous prenons une décision basée sur notre instinct, lorsque nous faisons tellement de choses d'une grande importance, **nous sommes possédés par le Ki.** Au cas où ça vous semblerait un peu diabolique, je le décrirai d'une autre manière.

Disons plutôt que nous permettons à notre **Ki de circuler** et de se manifester.

La respiration. La fluidité vitale. Je respire et ainsi, j'existe.

Les alchimistes parlent d'éther, d'une substance pure, vitale et fondamentale pour toute création. Ils ont changé le nom à plusieurs reprises, mais ont toujours fait référence à la même chose: l'éther, la pierre philosophale, le lion vert et or, l'élixir de longue vie, l'élixir de jeunesse éternelle, l'alkahest... Ils comprenaient que l'éther pur était l'élément inhérent à toute **transformation naturelle**. C'est la raison pour laquelle les alchimistes étaient en quête d'une façon d'en isoler une portion, avec l'objectif d'être capables de transmuter les métaux et ultimement, de modifier leur propre âme.

L'énergie vitale est associée au pouvoir, à la vitalité, à l'âme... On a l'impression qu'elle devrait être considérée comme étant réellement importante, n'est-ce pas? Alors pourquoi personne ne semble en tenir compte actuellement?

Je ne veux pas dire que vous devriez prendre votre matelas de yoga, bien enroulé sous votre bras, et vous rendre à votre cours de yoga deux fois par semaine. Je fais allusion au fait qu'on pourrait en tenir compte dans les lieux où la base de notre savoir et de nos orientations futures est formée; dans les écoles.

C'est totalement incompréhensible à mes yeux. Je suis convaincue que cette trajectoire absurde que l'humanité a prise pourrait être résolue en permettant simplement aux enfants d'évoluer dans un environnement qui fait la promotion de l'amour et la respiration. Ne mettre que la moitié des efforts placés dans les autres matières serait suffisant.

Une fois que vous aurez terminé la lecture de ce livre, vous n'aurez pas à sortir vêtu d'une tunique comme un moine Shaolin converti. **Le Seitai est dépourvu de tout mysticisme**. Tout le monde est libre d'y ajouter du mysticisme lui-même, s'il en a envie.

C'est une question d'éthique personnelle. Il n'y a rien de plus terre à terre que le Ki. Le contrôle de la respiration a traditionnellement été l'outil par excellence des chamans, des guerriers, des mystiques, des acupuncteurs et des acteurs. Il est utilisé pour le Tantra, le Feng shui, le Tai chi et le Pilates.

Pour le yoga, pour tous les sports hautement compétitifs... la respiration est fondamentale pour toutes ces disciplines, à un point tel qu'une conscience élevée et une paix intérieure sont demandées comme si elles représentaient une nécessité pour battre des records.

Il est difficile d'atteindre le succès dans n'importe quelle profession ou tâche concrète si votre respiration est superficielle ou laborieuse. Vous pourriez arriver à accomplir quelque chose, mais s'il n'y a pas de respect pour la vie ni d'humilité devant la magnificence de la respiration et la profondeur, l'intimité, et l'authenticité de l'existence, il ne s'agira de rien de très enviable. Je doute que le résultat obtenu prenne la place de quoi que ce soit. Vivre dans ce donjon intérieur doit être très difficile. J'essaie de comprendre où se situe le blocage. Où notre évolution a-t-elle coagulé en empêchant quelque chose d'aussi intéressant de devenir largement connu.

Oui, c'est vrai. Plusieurs ont fait une mauvaise utilisation des ressources formidables que la vie nous a données. Il y a ceux qui ont succombé à la tentation en tentant de se fabriquer une expérience pour prouver leur éveil spirituel aux yeux des autres. Lorsqu'un être se considère supérieur, il croit que les autres devraient l'honorer. La respiration représente un pouvoir et il y a ceux qui interprètent ce pouvoir à leur façon. Toutes sortes de sectes ont pris ce don naturel que nous partageons tous et l'ont fait leur. Il est temps de récupérer ce territoire conquis par les manipulateurs.

La respiration nous rend libres. Quand la science moderne nie l'existence de l'énergie vitale, pour la raison banale qu'elle ne peut être mesurée, c'est comme si elle niait son essence. L'infini ne peut pas être mesuré. C'est une utopie d'essayer de mesurer l'infini.

Pouvez-vous imaginer quelqu'un essayant d'affirmer que l'infini n'existe pas? Nous n'aurions plus à étudier la géométrie, la philosophie, ni l'astronomie.

La vision émergeante de la physique quantique semble explorer et concilier la raison pure et l'acceptation que l'être humain, maintenant que nous venons de découvrir que «l'infini n'existe pas», est limité et défini.

Le mysticisme, entourant une chose qui fait autant partie de notre vie de tous les jours et du monde que l'énergie vitale, est tout simplement incompréhensible. Elle représente encore davantage notre carburant que ce qui nous nourrit. Respirer est la première chose que nous faisons en naissant.

Nous inhalons. Nous prenons une bonne dose de Ki, puis, nous exhalons en pleurant, en confirmant que nous sommes arrivés en ce monde et qu'ils auront à composer avec nous pendant un moment. La respiration est également présente le jour où nous disons au revoir. Nous n'inhalons plus ni ne faisons de bruit.

Nous exhalons et disons au revoir en silence en une grande expiration... Et ceci est mystique? En fait, ce l'est. C'est mystique. C'est touchant, c'est splendide. **Nous sommes le souffle**; nous lui appartenons.

Il nous appartient. La vie est un bon grand souffle constitué d'innombrables souffles. Notre respiration passe par le même cycle qui amène le changement des saisons, l'une après l'autre, année après année. À la fin de notre vie, nous aurons vécu plusieurs printemps, plusieurs étés, automnes, hivers... qui vont et viennent.

La vie est un irrépressible va-et-vient. C'est une vibration constante qui a très peu à voir avec notre obsession pour mesurer les choses: le cholestérol, la pression artérielle, le sucre. Rien de tout cela, en lui-même, n'est vous. Tout cela est interrelié et opère à l'intérieur d'un tout. Ça répond à l'**intelligence cellulaire nourrie par votre Ki**. Et c'est augmenté par votre respiration. Votre vous le plus authentique est votre respiration. Le Ki est votre vibration. C'est votre Univers. Tout cela vous est offert et c'est à votre service, alors vous pouvez avoir confiance. Votre vie vous fait confiance plus que vous ne lui faites confiance. L'**intelligence vitale**.

Y a-t-il une plus grande priorité que celle de respirer?

À chaque fois que vous prenez un vol, les compagnies aériennes vous rappellent que si les masques à oxygène se déploient, vous devez mettre le vôtre en premier, même si le petit enfant assis à vos côtés est la chose que vous aimez le plus dans le monde entier. En premier vient votre respiration. L'eau est également d'une extrême importance. La nourriture aussi. Mais si vous aviez à les mettre en ordre de priorité, lequel placeriez-vous en premier?

Si ça vous semble un peu ésotérique, tout va bien. La définition étymologique d'ésotérique, du grec esoteros, σώτερος, est: au dedans, intérieur, intime et lorsqu'on ajoute le suffixe *ismo*, ça devient la façon générique de désigner la doctrine du savoir intérieur de tout être humain. Prenez soin de votre nature ésotérique parce que ce qui est éxotérique est à la portée de tous. L'exotérique est le savoir qui est à l'extérieur et qui est vulnérable. Votre nature ésotérique est à vous. Elle est intouchable et peut uniquement être partagée lorsque et avec qui vous choisissez de le faire. De l'intérieur vers l'extérieur. De l'extérieur vers l'intérieur. Va et viens.

Devrions-nous nous bercer un peu?

Chers passagers, ce soir, nous allons revêtir nos plus beaux habits. Le va-et-vient : le mouvement de la vie.

Savoir comment utiliser notre corps et le laisser se reposer selon ses marées montantes et descendantes, ou ses cycles, est ce qui est le plus important pour maintenir la santé. De surcroît, c'est une chose qu'il ne serait pas sage de négliger si nous souhaitons vivre une vie heureuse.

Haruchika Noguchi

La vie est un va-et-vient permanent, une oscillation rythmique. Que vous y ayez pensé ou non, le va-et-vient est un phénomène ininterrompu, une expérience qui vous a accompagné, vous accompagne et vous accompagnera jusqu'à votre dernier souffle.

Votre coeur bat. Il se contracte en systole et se relâche en diastole. Contraction et relaxation. L'action de pomper. Votre pouls tout comme votre respiration ne s'arrêtent jamais, ne se reposent jamais. Le va-et-vient du coeur. Le va-et-vient de la respiration. Un mouvement de va-et-vient est présent en toutes les activités de votre organisme. Vos pensées vont et viennent. Vos poumons, votre gorge, votre circulation sanguine. **Tout va-et-vient. Tout se contracte pour ensuite se détendre. Tout inhale et exhale.** Vos clignements d'yeux, vos cavités nasales, vos pores. Vos cycles: dormir et se réveiller. Ovuler et avoir ses règles. Boire et uriner. Travailler et se reposer. Rire et pleurer. Grâce au rythme du va-et-vient du péristaltisme, vos intestins facilitent le transit de vos selles vers l'extérieur.

Vos cellules et vous allez à la salle de bain. Elles ont également une méthode pour l'évacuation. Beaucoup de déchets ont tendance à s'accumuler dans l'espace intercellulaire... L'espace intercellulaire? Bien sûr! Que pensiez-vous? Que vos cellules étaient collées les unes aux autres en s'emboîtant comme un casse-tête? Laissez l'air circuler! Lorsque des substances nocives commencent à s'accumuler, vos cellules sont incitées à agir. Et savez-vous ce qu'elles font? Elles provoquent un vigoureux mouvement cellulaire créant un mouvement de va-et-vient naturel qui expulse les toxines en se tendant et en se détendant.

Lorsque ce mouvement de va-et-vient de survie arrête de fonctionner adéquatement, ces dangereuses substances se multiplient et **nous devenons malades.**

Peu à peu, vous commencerez à réaliser à quel point cette capacité de **tendre et détendre**, un mécanisme qui opère à travers tout votre organisme, est réellement importante pour ressentir, penser, fonctionner quotidiennement et interagir adéquatement avec les autres. Votre santé dépend de cet échange du va-et-vient. **Tendu n'est pas un synonyme pour rigide.**

Observer - Déduire. Va-et-vient.

Parler de ce mouvement de va-et-vient est comme parler du + et du -. Actif-passif. Fort-faible. Heureux-triste. Extraverti-introverti. Positif-négatif. Yin-Yang. Ce va-et-vient est pour votre organisme ce que votre téléphone cellulaire est pour votre vie de tous les jours: ils appartiennent à votre vie quotidienne.

De petites actions invisibles qui cependant sont d'une importance vitale pour votre bien-être général et votre santé.

Mais ce mouvement de va-et-vient n'est pas réservé aux êtres humains. Nous sommes entourés de mouvements effusifs de va-et-vient: Jour-nuit. Soleil-lune. Lever de soleil-coucher de soleil. Hiver-été. Printemps-automne.

Une vague qui se brise sur la plage est une vague qui se retire. Il s'agit probablement de l'exemple le plus graphique et éloquent du mouvement de va-et-vient: les vagues envahissant le sable, se fracassant sur la rive et redescendant en silence.

Les vagues forment les marées. Le rythme de va-et-vient de l'eau. Le mouvement de va-et-vient qui porte la mer d'un lieu à un autre.

Le va-et-vient qui déplace l'océan entier. **Les petites actions déplaçant l'immensité.**

Nous voyageons sur le dos d'une grande vague. C'est la raison pour laquelle la vie est remplie de hauts et de bas. Toutefois, nous avons permis à la sécurité de devenir notre leitmotiv – notre devise. Que rien ne change. *Petite pucelle, laisse-moi rester comme je suis...* L'équilibre et l'immobilité comme désirs vitaux. Et ça représente notre grande et tragique erreur: ne pas accepter le va-et-vient naturel de notre existence.

Ne pas accepter cela représente une confrontation directe avec notre propre vie. **S'opposer à la vie cause la rigidité et la rigidité cause la frustration**.

Pour devenir vieux, vous devez d'abord avoir été jeune. Peut-être qu'il serait plus agréable que notre évolution se fasse dans l'autre sens. Mais comme nous le savons, c'est ainsi que ça se passe. Plusieurs films et oeuvres littéraires portent sur le sujet du non-vieillissement: *Le Portrait de Dorian Gray, Cocoon, L'étrange histoire de Benjamin Button...* L'idée que tout demeure exactement pareil lorsque nous atteignons ce lieu parfait de nos vies. Mais la vie bouge. La vie vous fait bouger. La vie n'arrête pas que cela nous plaise ou non.

Shangri-La est une utopie. Dans l'ensemble, la vie est un rêve et les rêves eux-mêmes sont seulement des rêves (Pedro Calderón de la Barca). Nelson Mandela a dit: *Vieillir est obligatoire.* Mais cette phrase continue: *Grandir est obligatoire, mais vieillir est optionnel* (Walt Disney).

Nos cellules sculptent notre corps à chaque étape de notre vie. Nos yeux et notre esprit observent le mouvement que cela provoque alors que les années passent. Le mouvement visible externe. Le mouvement interne caché à notre vue. Va-et-vient. Votre existence ne peut être rangée dans une bibliothèque. Il serait plus réaliste de tenir bon et de vous préparer aux hauts et aux bas. Nous sommes dans des montagnes russes incontrôlables. Les hauts et les bas ne sont pas les mêmes pour tout le monde. Certains semblent demeurer à marée haute plus longtemps et rarement atteindre la marée basse, alors que pour d'autres la marée basse semble prédominer.

Mais vos marées ne sont pas les seules à osciller entre les cycles. Il y a aussi vos heures, vos semaines, vos années. Tout arrive dans l'intervalle d'une octave: un diapason. Combien de fois avez-vous entendu parler des cycles de vie de sept ans? Indubitablement, plusieurs parmi vous avez fait l'exercice de revisiter les grands évènements de votre vie et êtes probablement d'accord que le cycle de sept ans se vérifie comme si c'était une formule mathématique. Pour ma part, ces cycles arrivent tous les cinq ans, mais pour la plupart des gens, ils se produisent tous les sept ans. Le va-et-vient berce doucement notre existence et il est intéressant de vivre en étant conscients de ce fait. Nous sommes ainsi plus permissifs face aux **hauts et aux bas**. Nous nous comprenons et nous comprenons mieux les autres.

Noguchi croyait qu'afin d'être capable d'aider et de guider les autres, il est fondamental et essentiel de savoir reconnaître l'état de leurs marées. C'est ce qu'il a fait et c'est ce qu'il a demandé de faire aux personnes qui ont travaillé avec lui. Bien sûr, Noguchi possédait une sensibilité incroyablement aiguë.

Le reste d'entre nous se contente simplement de savoir que ces **marées existent et qu'elles peuvent être observées**. Nous pouvons commencer par dessiner une ligne imaginaire que nous appellerons la **stabilité**. Nous observons comment les autres lignes continues et onduleuses, qui montent et descendent, croisent la ligne imaginaire de la stabilité. Ces lignes représentent les diverses marées qui circulent à travers nous.

Noguchi parlait de trois différents types de marées: une marée physique, une marée psychologique et une marée d'eau. Même si ça peut dépendre des personnes, généralement, le **cycle physique dure 7 jours** et le **cycle psychologique en dure 10**. Il n'a pas spécifié la longueur de la marée d'eau. Il n'a jamais spécifié ce qu'il entendait par cela ou combien de temps ce cycle durait et je voulais simplement le mentionner ici par curiosité.

En revenant à la ligne de la stabilité, manifestement, il y a des moments où nous avons l'impression de pouvoir toucher le ciel. Il y a des endroits où tout converge, toutes ces oscillations ensemble, et un état de neutralité est atteint dans lequel nous nous sentons réellement bien. Soudainement, quelque chose devient clair à notre esprit. Nous sentons que nous nous comprenons vraiment. Nous nous sentons en harmonie avec notre essence profonde et avec le monde extérieur. Ces moments coïncident habituellement avec une respiration de très grande qualité. Sûrement que les phases d'inhalation et d'expiration sont produites en équilibre l'une avec l'autre et sont de durées égales. Également, les pauses qui correspondent aux moments où vos poumons sont soit remplis ou vides d'air produisent un genre de respiration quadratique dont les angles forment un cercle parfait. Quelle excellente sensation! De toute évidence, l'Equilibrium total existe! Mais... il est totalement... temporaire.

Désolée. Une fois que vous avez atteint ce point supérieur, l'état de Nirvana disparaît et les nuages reviennent.

Mais ne perdez pas espoir. L'Equilibrium existe vraiment, même s'il ne se trouve pas sur une ligne droite, mais plutôt dans votre capacité à vous accrocher pendant cette montagne russe qu'est votre vie. L'Equilibrium ne se retrouve pas dans les moments neutres, mais dans l'oscillation des vagues, dans les constantes allées et venues, dans les + et les -.

Définir votre objectif vital comme l'atteinte de l'Equilibrium est comme établir des frontières fixes à l'envergure du va-et-vient de votre vie.

Comme cela s'avère impossible, votre esprit prend le contrôle comme s'il était un super héros pouvant relever n'importe quel défi.

Le contrôle, le contrôle. Se reliant au centre des opérations. Avec votre esprit, vous parvenez à ne pas manger, ne pas fumer, ne pas vous fâcher, ne pas faire de mauvaises choses et à toujours faire preuve de votre meilleur comportement. À conduire sans altérer votre paisible état d'esprit. Et devinez quoi... ça ne fonctionne pas. Ou vous decevez-vous encore vous-mêmes? Eh bien, vous accomplissez vraiment une chose, en fait: une précieuse **rétractation** que nous appelons l'equilibrium. C'est un *equilibrium* si éphémère qu'il se déstabilise à chaque étape. Le Titanic coule et nous essayons d'empêcher son naufrage à l'aide de pastilles pour pneus de bicyclettes. Il n'y a rien que nous puissions faire. Le bateau va couler. Il n'y a rien de plus à faire que d'avoir confiance au **va-et-vient,** d'attendre que le bateau touche le fond et d'espérer qu'il rebondisse, afin d'être catapultés à la surface pour reprendre notre souffle. Afin de refaire surface, vous devez d'abord couler. Le miracle réside dans le désassemblage et la constante reconstruction. Vous souvenez-vous quand nous avons parlé de la vie comme étant une **construction et une destruction** permanentes?

Lorsque nous permettons au va-et-vient de circuler, la vie vit. Et quand elle **vit**, la vie elle-même, nous **récompense en nous redonnant davantage de vie.** Elle permet aux choses d'arriver naturellement sans une lutte constante contre elles-mêmes. Et c'est le SECRET. **La vie est une grande marée.** La vie est une grande respiration. **La naissance représente la marée haute.** Le commencement de l'inhalation. Les décisions qui sont prises au sommet de n'importe quelle marée haute sont celles qui durent. **La mort est la marée basse.** La fin de l'expiration. Les décisions qui sont prises à ces moments vous donnent habituellement l'impression d'essayer de gravir l'Himalaya.

Il est nécessaire de mourir pour qu'un autre puisse naître. Le va-et-vient a résidé dans un état continuel d'inertie depuis que le premier être unicellulaire a fait son apparition. Nous sommes le mouvement de va-et-vient. Lorsque **nous connectons avec le va-et-vient,** grâce à l'automatisme, grâce à notre propre inertie, il en résulte que **quelque chose se calme à l'intérieur de notre esprit.** Nous sommes constitués de vagues permanentes. Nous sommes faits d'**alternances.** Dans nos vies, nul besoin de fabriquer des règles afin que les murs de séparation paraissent droits. Un travailleur de la construction m'a déjà dit: « *Tout est dans le coup de pinceau.* » La vie est incurvée, exactement comme la géométrie de notre corps. Et je pense que nous sommes allés assez loin dans la poésie. Revenons à la réalité.

Par curiosité, j'ai fait des recherches sur internet et comme ma mère le disait: « *Ça m'a mise dans tous mes états.* »

J'ai trouvé les définitions de dictionnaires suivantes pour: «**vaivén**» – terme espagnol pour mouvement rythmique de va-et-vient.

1. Balancement, oscillation, bercement: mouvement alternatif successif d'un côté à un autre.
2. Le mouvement alternatif d'un corps: une fois qu'il a suivi une ligne dans une direction, il retrace cette ligne dans la direction opposée.
3. L'impermanence: le changement imprévisible dans le développement ou la durée de quelque chose.
4. Maritime: l'extrémité étroite de deux ou trois cordes possédant des utilités variées.

D'autres données de dictionnaire reliées à «vaivén»: barre de liaison, secousses, par accès.

Et qu'arrive-t-il lorsque vous essayez de le traduire en français? Les termes suivants apparaissent: traction et poussée, oscillation, va-et-vient...

Et mon préféré? **Balancement**. J'adore sa sonorité. Au moins, il fait référence à un certain rythme et à une certaine gaieté, n'est-ce pas? Alors que je continue mes recherches pour «vaivén», je trouve une boîte de nuit à Pamplona, un producteur basque, un cirque, des pentures, des portes de cuisines professionnelles, une scie pour les projets de bricolage, un album de Jorge Drexler... Je n'arrive pas à le croire. J'écris «vaivén mystique» dans la boîte de recherche de Google et un poète apparaît avec un poème du même titre. Et est-ce que quelqu'un connaît le «vaivén» - le va-et-vient qui régit et accompagne nos vies? Je commence à croire que je n'inscris peut-être pas les bons mots dans la boîte de recherche. J'écris «mareas» - mot espagnol pour marées. Et les résultats sont très similaires. Quelques nouvelles données apparaissent, mais toujours pas grand-chose. L'astronomie considère les cycles de sept ans et une chose qui s'apparente aux marées vitales.

Je m'essaie avec le mot **biorythme**. Je trouve quelque chose, mais c'est relié à la prévision du futur. Ils disent qu'il s'agit d'une façon de prédire différents aspects de la vie d'un individu, grâce à des cycles mathématiques. La majorité des recherches attribuent cela à la chance et le considère comme une pseudoscience.

Et c’est tout, **malgré le fait que le va-et-vient est une chose qui affecte tout sur Terre et dans le cosmos. Vous le vivez; vos organes, vos fonctions physiologiques et vos cellules le vivent.** Même dormir et vous réveiller est relié au **mouvement cellulaire de va-et-vient.** Afin que vous tombiez endormis, vos cellules doivent se détendre et lorsqu’elles se tendent à nouveau, nous nous réveillons. Au printemps, vos cavités osseuses, spécialement celles de votre crâne et de votre pelvis, s’ouvrent. Nous n’en sommes pas conscients, mais elles s’ouvrent vraiment et à l’automne, elles se referment. Tous **ces mouvements** dont nous sommes complètement inconscients ne sont pas un caprice de la nature, **ils répondent plutôt à une inimaginable sagesse.**

Et sans même le réaliser, le va-et-vient nous apporte le **mouvement vital** et préparez-vous, parce qu’il s’agit d’une chose qui peut changer votre vie.

Prenons une pause pour nous dégourdir les jambes. Le mouvement vital : aller au cœur du sujet.

Le Seitai n’est pas quelque chose d’oriental. C’est la ressource qu’a la vie pour respecter le spontané.

Katsumi Mamine

V=d/t, je me rappelle encore cette formule depuis l’époque où j’étudiais les sciences physiques à l’école secondaire. Le mouvement et la rapidité sont reliés. La rapidité égale la distance divisée par le temps. Ce principe est utilisé pour calculer la vitesse du mouvement en ligne droite. Mais il y a plusieurs types de mouvements: les mouvements culturels, les mouvements philosophiques, les mouvements artistiques. Les mouvements bancaires, religieux, tactiques et stratégiques. Les mouvements citoyens. Le mouvement droit, circulaire, parabolique. Les mouvements au jeu d’échecs. Le mouvement cardiaque, péristaltique, oculaire...

Notre culture envisage de nombreux types de mouvements: en physique, dans les arts, les sports, la danse. Mais étonnamment, **elle ne considère pas le mouvement comme étant l’origine, le développement et l’évolution de toute vie.** Le concept d’une **structure du mouvement vital** n’existe pas, sauf... dans le **SEITAI.**

Néanmoins, une certaine importance lui est octroyée parce que sinon, on ne l’aurait pas utilisé comme préfixe à plusieurs mots, activités et références humaines. Notre culture prend partiellement le **mouvement** en considération. **Elle ne l’uniformise pas comme un savoir.** Newton le fit. Il parla d’un mouvement, la gravité, qui a gouverné les sciences physiques pendant de nombreuses années. Mais qu'en est-il du reste des mouvements de l'intelligence vitale qui gouverne **TOUT**?

Le philosophe grec, **Aristote**, constata que *tout change et que tout est mouvement.* Il croyait que la **substance** est essentiellement dynamique et que le principe directeur est le **désir**.

Il considérait que tout ce qui bouge est mû par autre chose. Et il n'avait pas tort. **Nous sommes mus pas la VIE.** La vie nous bouscule.

Plusieurs grands personnages ont remarqué l'importance du mouvement. Celui qui me surprend le plus est Bruce Lee. Je suis certaine que la plupart d'entre vous le connaissent par ses rôles dans des films sur les arts martiaux. Mais il était bien davantage qu'un acteur. Il était un penseur et philosophe possédant une excellente base intellectuelle et émotionnelle. Il a dit: *La vie n'est jamais la stagnation. Elle est le mouvement constant. Nous changeons constamment. Les choses vivent en bougeant et gagnent de la force en se déplaçant.* Et il ajoutait: *Laissez vos sensations physiques être vos guides.*

Léonard De Vinci a dit: Où il y a la vie, il y a la chaleur et où la chaleur vitale se trouve, il y a un mouvement de vapeur. Par mouvement de vapeur, De Vinci faisait référence à la théorie répandue que les philosophes et les physiciens des civilisations de la Rome et la Grèce antiques ont adoptée concernant le fonctionnement du corps humain.

Au dix-septième siècle, **Thomas Hobbes**, considéré comme le père de la philosophie politique occidentale, a dit que *dès qu'un corps se trouve en mouvement, il bouge éternellement, à moins qu'un obstacle ne le freine et que ce qui le freine ne puisse l'anéantir en un instant, mais arrive à le faire avec le temps et progressivement.*

Logiquement, notre organisme comporte un début et une fin. La mort arrête toute dynamique. Mais une autre sorte de mort existe également de façon quotidienne: le genre que nous nous apportons à nous-mêmes. Sans même le réaliser, nous exerçons une pression, sur notre organisme, qui se transforme en blocages et qui réduit notre capacité de mouvement, et par conséquent, réduit l'intensité de la vie. Ceci combiné à l'inertie continuelle de la consommation aveugle de médicaments et au désir que tout soit parfait, qui nous fait, une fois de plus, atterrir dans le bureau du médecin, non seulement quand nous en avons réellement besoin, mais très souvent, lorsque ce n'est pas nécessaire, nous affaiblit. Notre organisme sensible et éveillé, qui donnait autrefois des signes d'avertissement à la vue du moindre ennemie, s'atténue et succombe à l'état de confusion qui s'ensuit. Sa capacité de réponse, ayant été submergée par une manipulation externe injustifiée, commence à considérer ces manifestations comme étant erronées.

Notre intelligence interne est altérée. Elle ne peut plus distinguer les signes et ne sait plus si elle doit intervenir ou non. Notre santé **ne représente pas la responsabilité exclusive de nos médecins.** Tout le monde peut et devrait entretenir sa propre force physique et sa bonne santé personnelle.

Chacun de nous compose avec ses peurs du mieux qu'il le peut. Personne ne peut réellement chausser les chaussures d'une personne qui souffre. Mais il s'avère important de rechercher d'autres manières de rediriger nos conflits quotidiens. Et c'est pour cette raison que Noguchi est né; pour offrir une perspective différente sur la santé et l'éducation.

Il a **porté son attention sur l'indéniable existence des 5 mouvements vitaux qui sont toujours au travail.** Le mouvement vital en tant que structure. **La vie possède une structure**. Et Noguchi fut celui qui la **décoda**.

C'est la **loi universelle des 5 mouvements vitaux, intelligents, + et -, en va-et-vient**.

Compagnons de voyage, à votre gauche, une chose digne d'admiration : la vie est structurée en cinq mouvements.

La vie se manifeste à travers 5 mouvements qui sont absolument interdépendants les uns des autres. Chacun d'eux n'existe que grâce à la présence des quatre autres. Au tout début, nous étions 5 groupes de cellules embryonnaires. Ils formèrent tout ce que nous sommes aujourd'hui. Nous sommes maintenant 5 systèmes organiques majeurs et leurs centres, 5 cavités et leurs systèmes organiques correspondants.

Les 5 mouvements, comme ils sont interdépendants, ont la nécessité essentielle de se coordonner entre eux.

Katsumi Mamine

Noguchi découvrit que la vie se manifeste et se développe à travers le mouvement et que ce mouvement n'est pas n'importe quel genre de mouvement. **Ce mouvement possède une structure et est exprimé dans 5 dimensions.**

Les cinq mouvements offrent à la VIE des possibilités infinies de création, elles sont tellement nombreuses qu'aucune d'entre elles ne se répète jamais. Les clones n'existent pas dans la VIE. Une fleur ne peut être répétée. Le pétale d'une même fleur ne peut être répété. Les êtres humains ne peuvent être répétés même s'ils sont des jumeaux identiques avec la ressemblance de deux gouttes d'eau. Et c'est ainsi parce qu'aucune goutte d'eau n'en égale une autre.

Noguchi n'a pas seulement découvert l'existence du **mouvement vital et sa façon intelligente de s'organiser**, il a également soigneusement exploré cette découverte révolutionnaire. Il a observé l'existence d'une **structure**, d'un **ordre fondamental** et d'une incroyable **connexion vitale**.

Il s'agit d'une **loi universelle** qui se répète encore et encore, en particulier dans la **vie sur Terre**, même si on peut aussi l'observer dans l'**activité cosmique**.

Le mot structure provient étymologiquement du mot latin structūra et il fait référence à l'**arrangement et l'ordre qui sont présentés comme les parties d'un tout**. Il peut aussi être compris comme un **système de concepts relié à l'ambition de requérir l'essence** de ce qui est étudié. Par conséquent, la découverte de Noguchi n'est pas une philosophie orientale pour atteindre l'illumination. C'est un **savoir global des dimensions universelles qui explique l'ordre dans lequel la création de la vie évolue**.

N'oublions pas que Noguchi était un jeune garçon lorsqu'il est devenu conscient de tout cela. Et tous les niveaux de pouvoir, dans un pays qui n'est pas n'importe quel pays, l'ont réclamé. Le Japon était et est toujours un pays très éduqué et à la fois très hiérarchisé. D'être en mesure d'accéder à tout cela représentait, et représente encore aujourd'hui, un **exploit sans précédent**.

Et ce n'était pas un hasard. C'est arrivé ainsi parce que **Noguchi avait découvert quelque chose de formidable que personne** n'avait jamais envisagé auparavant. Ni auparavant, ni par la suite.

Sa découverte de la **structure de la vie en 5 mouvements** peut être vue dans toutes les branches de la biologie. Elle est présente dans la **colonne vertébrale**, dans l'organisation des **systèmes organiques**, dans la **composition du cerveau** et dans la structure des membres qui nous donne l'habileté de nous déplacer pour transformer notre environnement. Nos mains, nos doigts, les mêmes qui créent l'art, les robots, les télescopes et les sous-marins possèdent une structure claire et vérifiable.

Nos origines, notre processus et notre destinée voient le jour spontanément grâce aux **5 mouvements subtils, organisés et coordonnés avec précision**.

Comme nous, **nos ancêtres savaient intuitivement que les choses devaient avoir une structure**. Un scénario de cinéma possède une structure, la même qu'une blague ou qu'un roman. Une narration, peu importe sa simplicité, même s'il s'agit juste d'un commérage raconté dans la file du supermarché, a un début, un milieu , des revirements, un apogée d'un intérêt maximal et une fin.

Une compagnie dispose d'une structure. Les manuels requièrent une structure. Dans toutes structures, chaque élément a son importance et est coordonné au reste. Les composantes ne fonctionnement pas toutes seules, comme si elles étaient séparées, mais marchent main dans la main avec le tout coordonné. **Pour la vie**, la même chose se produit. **Tout agit intelligemment et se coordonne en suivant un principe organisationnel.**

Eh bien, cette structure de vie et son ordre, qui sont si fondamentaux, **ont été négligés par la culture humaine**, autant par le savoir oriental qu'occidental. Le SEUL ÊTRE AU MONDE qui a remarqué ceci et qui lui a accordé de l'importance d'une façon précise et pertinente a été HARUCHIKA NOGUCHI.

Intuitivement, elle fait partie de notre quotidien. Plusieurs ont entrevu ce que Noguchi a découvert, mais personne ne l'a jamais présenté d'une façon INCONTESTABLE et ORGANISÉE.

Noguchi a découvert une structure réduite à 5 mouvements, en + et -, et par laquelle la vie crée jusqu'à l'infini. Les 5 mouvements combinés créent un seul et unique mouvement: le mouvement permettant à la vie de vivre.

Et il ne s'agit pas d'un concept philosophique: la révélation de cette structure est vitale pour que le savoir de l'être humain puisse évoluer, parce qu'elle adapte et ajuste tout ce qui est impliqué dans son existence. Ses références servent à améliorer la **santé** de la population planétaire, son **éducation**, sa **technologie**, son **développement scientifique**, son orientation vers la **coexistence** et la **résolution des problèmes de tous les jours**. Les 5 mouvements sont présents dans tout ce qui est vivant et dans tout ce qui ne vit pas, mais s'avère important pour nous et rend nos vies plus agréables.

C'est fondamental et plusieurs choses changeront si nous commençons à devenir conscients de l'existence de la dynamique du mouvement qui fait partie de nous et de nos vies. La vie est mouvement. Même si vous décidiez un jour de relever le défi absurde de ne plus jamais bouger et de ne plus sortir de votre lit, vous ne réussiriez pas. **L'immobilité comme objectif vital est aussi irréalisable qu'inutile.**

Vous pourriez décider de faire de la méditation zen. Alors, vous vous assoyez sur le plancher, vos jambes croisées ou vous vous assoyez dans la position seiza (vous agenouillant sur le plancher alors que vos fesses reposent sur vos talons). Aux yeux des humains, il pourrait sembler que vous êtes immobile, mais à l'intérieur, tout poursuit sa **pleine activité**. Par ailleurs, afin de maintenir cette apparente position d'immobilité, vous avez principalement besoin de l'action des deux mouvements axiaux de la moelle épinière: vertical et central.

Peu à peu, vous commencez à comprendre, n'est-ce pas? Ceci me rappelle un homme à l'âge avancé qui s'est assis sur le siège derrière moi, dans un cinéma de La Havane. Tous écoutaient silencieusement le film dans lequel un jeune homme vole un baiser à une magnifique jeune femme. À partir de ce moment, il y avait une passionnante et captivante histoire d'amour. Le vieil homme totalement absorbé et avec sa mémoire cellulaire intacte s'exclama à voix haute: *Doucement, mon garçon...! Vas-y doucement. C'est ça... C'est ça...*

Ces mots ont surgi de son coeur. Il était dans l'histoire, fusionné avec le personnage qui embrassait et caressait, vivant l'expérience personnellement. Bien sûr, tout le monde dans le cinéma a éclaté de rire. Alors, continuons doucement...

Des 5 mouvements, deux appartiennent au tronc de la moelle épinière et trois sont dynamiques.

Je vous parlerai d'eux longuement, alors ne soyez pas inquiets. Il y a du mouvement en vous-même si vous ne vous en apercevez pas. Vous n'êtes pas conscients du mouvement de la Terre sur son axe ni du fait qu'elle se déplace autour du soleil en même temps. Mais je vous assure que sa vitesse n'est pas négligeable. La vitesse de la rotation de la Terre sur son axe est de 1 700 km/h et la vitesse de son orbite autour du soleil est de 107 000 km/h. En même temps, la Terre se déplace à travers la galaxie, mais je garderai cette information pour moi, parce qu'elle me donne le vertige!

Et pourquoi n'êtes-vous pas conscients de ces mouvements? Parce que vous y êtes habitués. Comme ils ont une vélocité constante et que vous ne sentez aucune accélération ni décélération, vous ne réalisez pas qu'ils arrivent. Vous expérimentez le même principe lorsque vous vous promenez en voiture ou en train. Vous percevez uniquement les changements de vitesse. Le reste est de la routine, alors que vous regardez défiler les petits arbres, les maisons et les nuages.

En ce moment, vous pourriez vous demander quel type d'innovation je suis en train de vous exposer.

Relier le mouvement à la santé est une chose très courante. Nous sommes bombardés de programmes axés sur une vie saine où l'exercice est recommandé encore et encore. Mais je ne parle pas du mouvement comme étant bon ou non pour votre santé. Je parle du **mouvement comme d'une culture, le mouvement comme une manifestation vitale**. Je parle des **5 mouvements qui sont nés spontanément**. Je parle du mouvement à l'intérieur de vos tissus, de vos organes et de vos cellules. Je parle du mouvement qui est essentiel pour que vos fonctions vitales vaquent à leurs activités. Je parle des mouvements à l'intérieur de votre psyché. Je parle d'un réseau entier de mouvements qui sont interreliés et qui doivent jouer une symphonie musicale synchronisée afin que la vie puisse vivre. Je parle des mouvements nécessaires pour que vous puissiez **penser**, **agir** et **communiquer**. Du mouvement dont vous avez besoin pour **défendre** votre sécurité et celle de vos êtres chers, afin que le périmètre de votre territoire vital intime ne soit pas envahi. Je parle du mouvement qui vous fait **vibrer** à la vue d'un coucher de soleil. Je parle du mouvement vital de la sexualité qui vous permet de savourer les moments passés en compagnie de votre partenaire et de vous reproduire avec lui ou elle.

Je parle des **5 mouvements intelligents** qui se coordonnent **au service de votre vie**.

Observez n'importe quelle action quotidienne. **Chaque mouvement visible est secondé par d'innombrables mouvements invisibles** dont vous êtes inconscients, mais qui rendent la réalisation du mouvement possible, même si ça semble anodin.

Marcher n'est pas que le travail de vos jambes. Laver la vaisselle n'est pas la tâche exclusive de vos bras. Peu importe de quoi il s'agit, si vous observez, vous réaliserez qu'un **mécanisme sophistiqué, interrelié et en intercommunication, dans lequel chaque cellule participera directement ou indirectement, est mis en oeuvre**. Que croyiez-vous? Que le mouvement était ce travail abdominal que vous ressentez lorsque vous faites de la natation? Oui, il s'agit aussi de mouvement, mais pas de **mouvement vital**. Vous pouvez vivre sans contracter vos muscles abdominaux.

Les heures que vous consacrez au gym ou à des leçons de danse seront bonnes pour votre santé. Mais si vous souhaitez faire participer chacun des recoins de votre organisme, jusqu'au dernier tissu, à la dernière cellule, je suis heureuse de vous présenter la pratique fondamentale du Seitai: le **Katsugen Undo. Pratiquer des sports fait bouger les muscles. Lire fait bouger votre intellect... Le Katsugen Undo fait bouger votre vie comme un tout**.

Je m'apprête à consacrer un chapitre entier au Katsugen. Pour l'instant, je tiens simplement à dire que le **Katsugen** est présent en nous depuis le moment où nous avons commencé en tant que première cellule embryonnaire. Il représente une **dynamique naturelle et spontanée**. Il est le chef d'orchestre qui accorde tous les instruments afin qu'ils jouent la symphonie de nos vies. Le **mouvement et sa vibration** sont ce qui distingue une personne plus âgée d'une plus jeune. Le bébé est le plus agité de tous. L'agitation comme antonyme d'immobilité; je n'utilise pas ce terme d'une façon péjorative, comme cela arrive parfois.

L'observation d'un bébé dans son berceau est un merveilleux divertissement. Leurs mains et leurs pieds menus, leurs drôles de frimousses dont vous n'êtes jamais certains de saisir l'expression; est-ce que le bébé va rire, pleurer ou régurgiter? Le poupon représente la vie dans son état pur.

La nature n'agit jamais d'une manière capricieuse et encore moins avec ses récentes créations, comme les nouveau-nés. Les nouveau-nés bougent parce que le mouvement est vital pour eux. La **dynamique** et l'**inertie** de leur mouvement sont aussi importantes pour leur futur immédiat qu'elles le sont à long terme. Savoir comment observer et respecter ce mouvement chez les enfants est une compétence qui devrait être acquise par quiconque a décidé de devenir mère ou père. Apprendre à distinguer et respecter les mouvements spécifiques de chaque stade intimement relié à leur **développement**, devrait être obligatoire pour ceux qui ont la tâche excitante d'**accompagner** un autre être humain pendant qu'il grandit et change.

Chaque période du développement des tout petits est reliée au mouvement. Ces mêmes mouvements étaient impliqués pendant leur période de gestation et continueront jusqu'à ce qu'ils aient atteint l'âge de 27 ans, où ils arrêteront de croître. Nous pourrions vivre jusqu'à 104 ans, mais je parle de croissance organique et non de projets personnels ou d'aspirations.

Ces mouvements sont non seulement reliés aux différents stades du développement organique de l'être humain, mais aussi à leur psyché. **La vie a sa propre rigueur. Le Seitai est rigoureux.** L'intelligence vitale est, en tout respect, le savoir vital.

Jusqu'à présent, nous avons vu que la vie est tout sauf ennuyante. Elle a constitué sa propre manufacture qui fonctionne 24 heures par jour, avec différents quarts de travail pour le jour et la nuit.

Il y a deux secteurs qui ne se reposent jamais, ce que les syndicats considèrent inacceptable. Ces secteurs n'ont jamais arrêté et ne le feront jamais jusqu'à votre dernier souffle. Ils sont votre **respiration** et vos **battements de coeur**. Ils comptent sur l'aide de cellules extraordinaires, autrefois présentes dans votre cordon ombilical, qui sont l'essence incombustible qui nous garde en vie. Ces cellules n'ont jamais, pas même pour un instant, pu se reposer. Elles bougent toujours.

Peu importe à quel point je tente de réfléchir à tout cela, c'est difficile à assimiler. La vie est une chose si incroyable que plus vous en savez, plus vous devez l'admirer. Ah, et comme si ce n'était pas déjà suffisamment compliqué, en ce qui concerne votre respiration et votre pouls, l'un d'entre eux est capable de contrôler l'autre, mais pas vice versa. Lequel et pourquoi? Comme j'aime les énigmes! Je ne vous donnerai pas la réponse maintenant, même si vous pourriez arriver à deviner...

Prochain arrêt, le parc thématique. Un laissez-passer gratuit pour tous les manèges. Cinq mouvements et leur nature.

La vie demeure un mystère au regard du savoir humain. Si nous abordons la vie avec l'idée que nous savons quelque chose, ce qui arrive nous rappellera à l'ordre. Il est nécessaire de conserver cet état d'esprit qui consiste en savoir que nous ne savons rien.

Katsumi Mamine

Eh bien, nous arrivons maintenant à la partie la plus difficile où vous aurez à être attentifs, mais faites-le **passionnément**. Cette partie est importante pour **accroître votre compréhension** de ce que vous avez lu jusqu'à présent et de ce qui viendra par la suite. Ne vous inquiétez pas. Je serais brève et je vous faciliterai la tâche.

Le mouvement vital apparaît spontanément et se manifeste dans 5 directions.

Ces 5 directions **se coordonnent entre elles** et font partie de toute activité, même la plus petite. Aucun mouvement ne travaille isolément. La vie qui habite en vous est un grand groupe collectif dans lequel tous les membres collaborent entre eux activement. Plus d'intercommunications et d'interrelations il y a, **mieux nous respirons.** Et mieux nous respirons dans nos tissus, nos cellules, plus tout aura une meilleure capacité à se **tendre et à relaxer.** Une chose si simple provoque la **vie.**

Laissez-moi vous donner un exemple de collaboration. Pensez à votre colonne vertébrale. Sa position verticale représente une caractéristique exclusive aux humains. Vertical n'est pas synonyme de rigide. Les êtres humains détiennent une configuration précise qui n'est pas observée chez les autres hominidés et qui nous permet d'être capables de nous tenir debout pendant aussi longtemps que nous le désirons. Je sais que certains chiens de cirque sont entraînés pour le faire, mais ce n'est pas dans leur constitution naturelle et ils ne peuvent maintenir la position que pour un bref laps de temps. Je ne veux pas trop m'étendre sur le sujet, mais je veux au moins dire qu'il y a un **trépied unique** sur la plante de vos pieds et vous en découvrirez le secret à la **base de votre gros orteil**. Maintenant, continuons notre voyage.

Afin que cette impulsion automatique s'étende vers le haut sans effort et pour qu'elle provienne de votre première vertèbre lombaire, vous ne comptez pas uniquement sur votre mouvement vertical. Votre colonne vertébrale a aussi besoin que le reste des mouvements se **coordonnent entre** eux pour que cela se produise. C'est la façon confortable de se tenir droit sans souffrir d'un blocage ou d'un inconfort.

Les 5 mouvements sont présents partout dans votre organisme: dans vos vertèbres, vos cellules, vos fonctions organiques, physiologiques, psychologiques et énergétiques, etc. En plus de garder à l'esprit que cette coordination est nécessaire à la vie, nous devons également savoir que chacun de ces mouvements possède ses propres **quartiers généraux**, situés dans un lieu spécifique. Et je répète. Même si tout est présent en tout, **chaque mouvement a sa propre maison naturelle déterminée**.

Le mouvement se manifeste ouvertement et d'une manière plus dynamique en ces lieux. Chacun découle d'un espace spécifique où son mouvement particulier se sent comme un poisson dans l'eau. C'est le spécialiste que tous les autres consultent lorsqu'ils ont besoin d'être conseillés. Pour le comparer à une grande entreprise, nous pouvons penser au mouvement vital comme ayant 5 bureaux/délégations, qui à leur tour ont des sous-délégations/ branches locales/bureaux réparties à travers les régions. Commençons par les sièges sociaux. On les retrouve dans la tête, les épaules, l'estomac, la taille et le pelvis.

Ces centres d'opération sont situés dans les 5 cavités suivantes:

- Tête dans la cavité crânienne
- Épaules dans la cavité thoracique
- Estomac dans la cavité abdominale
- Taille dans la cavité urinaire (abdomino-pelvien) http://medical-dictionary.thefreedictionary.com/uterine+cavity
- Pelvis dans la cavité pelvienne

Parallèlement, ces cavités sont le centre de chacun des 5 grands systèmes organiques:

- Tête-cerveau: Centre du système nerveux central
- Épaules-poitrine-poumons: Centre du système respiratoire moteur
- Abdomen-coeur-estomac: Centre du système assimilatoire- circulatoire
- Reins-vessie: Centre du système excréteur
- Hanches-pelvis: Centre du système reproducteur, régénérateur et conjonctif

D'accord. Ça se passe bien? Allez. Pour alléger les choses, je vais parler un peu de sexualité.

Votre pelvis est le coeur du **mouvement central**. Lorsque les deux os pelviens du pelvis sont fermés, tout se referme et tout est retenu à l'intérieur et compact. Votre capacité reproductive est située dans le pelvis et c'est là que votre **hormone sexuelle**, sensuelle et toute-puissante est sécrétée.

Cette hormone est ce qui contrôle l'aptitude de l'organisme entier de se régénérer cellulairement. Cette hormone est la meilleure crème anti-âge qui existe. Si votre sexualité est forte, votre corps a une plus grande compétence pour guérir les blessures et les brûlures. Si elle est faible, la puissance régénératrice de vos cellules diminue. Par ailleurs, ces cellules vraiment sympas sont également **conjonctives** (cellules connectives). Ce sont elles qui vous permettent de vous présenter aux yeux du monde comme une unité, plutôt que comme un nuage éthérique dont toutes les composantes flottent ici et là dans l'espace. Vous appartenez à un monde global, mais à la fois, vous êtes un monde en lui-même, un monde qui a été créé par vous et pour vous.

Afin que vous puissiez être cette combinaison, qui apparaît dans sa totalité, un mouvement multidirectionnel doit être activé. On l'appelle le mouvement central. Il tend à aller vers le bas et vers l'intérieur. Il agit comme la gravité terrestre dans votre organisme. C'est ce que Newton a découvert avec la fameuse pomme qui tomba au sol alors qu'il faisait une sieste sous un arbre... Ou au moins, ce qu'on nous a raconté. Ce mouvement représente votre centre de gravité et comme pour la gravité sur notre planète, elle n'est pas située directement au centre, mais un peu en dessous.

Le mouvement central est impliqué dans des activités extrêmement importantes, telles que la reproduction et le sexe. Les gens dont le mouvement central est dominant (nous y reviendrons plus tard) ont de beaux postérieurs... très beaux, en fait.

Si vous voyez une personne possédant un corps ferme et dont le charmant et tonifié postérieur semble pointer vers le haut en affichant une courbe lombaire très prononcée, cette personne a probablement une personnalité centrale plutôt fermée.

Et le contraire est vrai, si vous voyez une personne avec un vaste corps, plutôt enveloppée et que son postérieur est plat, elle est probablement plus ouverte. Regardez ses pieds. Est-ce qu'ils pointent vers l'extérieur? Alors, il n'y a aucun doute: elle est très ouverte. L'ouverture et la fermeture; les deux font partie du même **mouvement central**.

Le **mouvement central** est ce qui vous renouvelle, en s'assurant que vos cellules se régénèrent. C'est ce qui vous émeut profondément lorsqu'on vous fait une caresse aimante, lorsque vous contemplez la vie d'un autre être, lorsque vous contemplez votre propre vie. Lorsque vous vous blessez, c'est le mouvement responsable de votre armée cellulaire. Peu importe le nombre de pansements et la quantité de gel antiseptique que vous utilisez, si ces cellules ne se mettent pas à l'oeuvre, les nouvelles seront mauvaises.

Votre sens du toucher est celui qui est le **plus directement relié** au mouvement central, d'où l'importance de votre peau. Il s'agit du mouvement qui représente le plus fidèlement l'adage populaire *garder les pieds sur terre*. Centré. Le **mouvement central**.

Trop de **mouvement central** peut vous piéger et faire de votre vie un enfer. Par conséquent, le **mouvement central détend par son ouverture**. C'est, par exemple, le va-et-vient de donner une étreinte. Ouverture, fermeture et ouverture à nouveau. Une forte étreinte qui ne s'ouvre pas peut vous étouffer. Une étreinte ouverte... vous le savez, tout le monde en voudra une.

Le **mouvement central** aime protéger les siens, mais pas à la façon « agressive » d'une **rotation**. Le mouvement central le fait à partir d'une **profonde vibration** d'amour inconditionnel qu'il ou elle manifeste à ceux qu'ils ont choisi d'aimer.

Le central peut se sentir comme s'il fusionnait avec un coucher de soleil et qu'en détectant le soleil qui disparaissait à l'horizon, il ressentait qu'il ne faisait qu'un avec lui.

Le central est intuitif et sait percer ce que les apparences tentent de cacher.

Il peut apprécier une chose vaste et éloignée comme un ciel étoilé d'une conscience intérieure profonde.

Le **mouvement central** est statique dans la nature tout comme son mouvement opposant **vertical**, le **mouvement** qui nous soulève ou nous élève vers le haut et nous garde debout.

Ce dernier est associé à l'expression populaire *avoir la tête dans les nuages.*

Aucun de ces deux mouvements n'est bruyant. Ils sont des mouvements statiques et si vous me permettez d'être légèrement poétique, j'oserais dire qu'ils sont le silence.

Avant de vous présenter le merveilleux monde du Vertical, j'aimerais ajouter une dernière chose.

De ces 5 mouvements, les deux qui sont de **nature statique et reliée à la colonne vertébrale** sont les mouvements vertical et central.

Ce qui veut dire que les deux, à leur manière personnelle, nous permettent d'être silencieux et en apparence immobiles. Toutefois, le mouvement frontal, latéral et la rotation sont des **mouvements périphériques et dynamiques**, ce qui signifie qu'ils nous permettent de nous déplacer d'un endroit à un autre, d'agir, de nous exprimer, de lutter, de nous défendre, etc.

En Occident, le mouvement est compris en utilisant **3 concepts**:

- La flexion et l'extension (f-e)
- L'inclinaison latérale
- La rotation

* **Définition d'extension en anatomie: L'extension** est l'opposé de la flexion, en effectuant un mouvement de redressement qui augmente l'angle entre les parties du corps.

Lorsqu'une articulation peut bouger vers l'avant et l'arrière, comme le cou et le tronc, **l'extension** fait référence au mouvement dans la direction postérieure.

Par exemple, quand nous nous tenons debout, les genoux sont en extension. (Wikipédia)

Pour une meilleure compréhension, regardez l'illustration suivante.

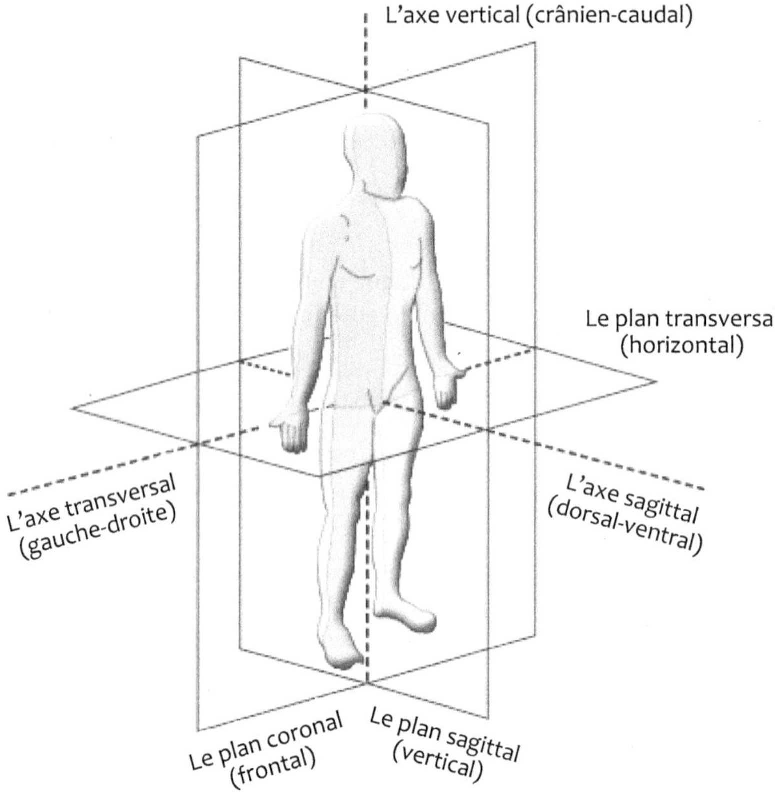

Le plan sagittal (vertical)
Le plan coronal (frontal)
Le plan transversal (horizontal)
L'axe vertical (crânien-caudal)
L'axe sagittal (dorsal-ventral)
L'axe transversal (gauche-droite)

Par les trois plans, nous pouvons représenter les 5 mouvements. Et ultimement, ce trio de plans forme une sphère, un monde. Il s’agit d’un monde qui gravite entièrement par lui-même et qui interagit et se coordonne avec les autres mondes, que ce soit des macros mondes, comme les planètes et le cosmos, ou des micros mondes, comme les cellules, les atomes, etc.

Imaginez tout cela en mouvement constant. Je trouve ça palpitant et ça a transformé plusieurs de mes perceptions à propos de la vie et de l’existence.

En revenant sur le sujet du mouvement, voici comment serait sa division entre ses natures statique et dynamique:

- La **f-e** représente le plan de la flexion et de l'extension qui définit le mouvement vers l'avant et vers le haut.

- La **f-e statique** est **vertical, vers le haut et vers le bas**. La **f-e dynamique** est **frontal**, vers l'**avant et vers l'arrière**.

- Une **inclinaison bilatérale** agit sur un plan perpendiculaire à la f-e et il le fait de la **droite vers la gauche**, et de la **gauche vers la droite**, définissant le **mouvement latéral**.

- Le mouvement **circulaire** combine deux plans, la f-e et le bilatéral. Si le mouvement commence à la **taille** et nous fait faire une rotation sur la partie inférieure de notre corps, l'un des os pelviens de la hanche doit s'ouvrir vers l'extérieur et l'autre doit se fermer vers l'intérieur. Ce qui donne un mouvement circulaire **dynamique et périphérique qui représente le mouvement rotatif.**

Mais si le mouvement referme simultanément les deux os des hanches vers l'intérieur, si la ceinture pelvienne se referme sur elle-même en attirant le reste de votre organisme vers l'intérieur, alors, nous obtenons le **mouvement circulaire de l'axe de la colonne vertébrale que nous appelons le mouvement central.**

Donc:

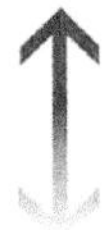

– Mouvement statique f-e: vertical

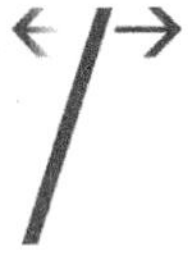

– Mouvement dynamique f-e: frontal

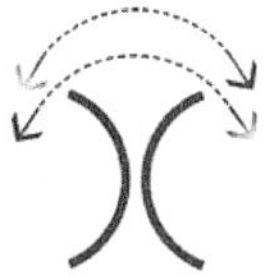

– Mouvement bilatéral: latéral

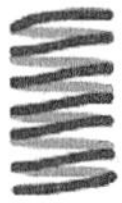

– Mouvement circulaire dynamique: rotation

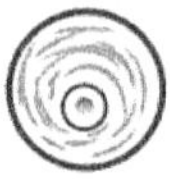

– Mouvement circulaire statique: central

Vous saisissez l'idée? La f-e se transforme en un mouvement ou un autre selon qu'il est dynamique ou statique.

La même chose arrive avec le mouvement circulaire. Si sa nature est dynamique, nous parlons d'un type de mouvement, mais si elle est statique, il s'agit d'un autre type de mouvement.

Le mouvement **latéral** est tout seul, il est sans partenaire et ça peut vous surprendre, mais tout ce qui est latéral est très **sociable**. C'est une question de survie, parce que comme il est isolé, il ne peut se développer de façon autonome sans collaboration. Nous n'avons qu'un seul coeur, un estomac, un foie, une rate, etc. et ils interagissent entre eux aisément. Pour le reste, tout se retrouve en pairs: les **deux** hémisphères du cerveau, **deux** poumons, **deux** reins, **deux** testicules, **deux** ovaires...

L'Occident ne considère que 3 mouvements, alors qu'en fait, il y en a 5.

Ce n'est pas que notre culture l'ignore. C'est uniquement qu'elle ne s'intéresse qu'aux mouvements dynamiques.

Ils sont appliqués aux sciences physiques, aux sports, etc. Toutefois, le mouvement statique, comme les mouvements **vertical** et **central**, ne semble pas susciter l'intérêt.

J'ai mis tout ceci à votre disposition, afin que vous puissiez le consulter au besoin.

Vous n'avez pas à l'apprendre maintenant, pas plus que je ne vous veux submergés par la pensée que si vous ne le comprenez pas, quelque chose de fondamental vous manque. Ce qui est fondamental est ce que vous apprendrez de façon organique grâce à votre propre expérience, non grâce à votre matière grise.

Question de raisonnement pur et de faits... Pour décrire le mouvement central, je me suis servi du sexe et maintenant, nous allons passer à l'intellect et la pensée afin de parler du mouvement vertical.

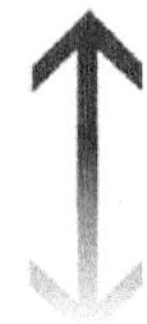

Le **mouvement vertical**, comme dans la Bamba (une chanson folklorique mexicaine), monte et monte, et son contrôle se fait au niveau de la tête. Comme la participation de notre être entier est requise pour le mouvement vers le haut, il y a aussi beaucoup de verticalité au **bout de nos doigts** et à l'**extrémité de notre coccyx**. C'est la raison pour laquelle tomber sur les fesses est si dangereux. Un impact sur le coccyx affecte directement les **méninges** (les trois membranes qui bordent le crâne et le canal vertébral, en enveloppant le cerveau et la moelle épinière). La **tête** et le **coccyx** sont totalement **reliés**. Pour cette raison, quand vous n'êtes plus un enfant, tomber sur votre derrière n'est plus aussi drôle.

Vous pourriez en fait constater cette relation vous-mêmes si quelqu'un vous aide en vous poussant à l'extrémité de votre coccyx. Votre corps entier est propulsé vers le haut. Essayez-le si vous le souhaitez, mais assurez-vous de trouver quelqu'un avec qui vous êtes confortable pour le faire. J'ai aussi souligné qu'il y avait beaucoup de verticalité au **bout de vos doigts**. Si vous levez la tête le plus haut possible, vos talons perdront le contact avec le sol et vous vous retrouverez sur la pointe des pieds. Pour aller plus loin, il nous faudrait voler et pour l'instant, c'est toujours quelque chose que nous ne pouvons faire. Cela s'explique par le fait que votre cerveau s'est développé davantage qu'il l'a fait pour d'autres espèces animales et qu'il est très lourd. Les oiseaux, qui possèdent une typologie similaire aux humains, ont vu évoluer leur cou et leur position verticale exactement comme nous, mais ils ont pris la précaution de garder un cerveau plus modeste. Je suis obligée de dire qu'en voyant ce pour quoi nous utilisons notre cerveau, personnellement, je sacrifierais son volume et préférerais des ailes pour être capable de voler.

Pour revenir à nos doigts, avec quoi les personnes aveugles lisent-elles? Au bout de vos doigts se retrouve le même type de cellules que vos neurones. Ces cellules se retrouvent également en abondance dans nos **yeux**. Alors, voilà! Je voulais simplement vous faire savoir que lorsque vous regardez le bout de vos doigts, ils vous regardent en retour!

La spiritualité, la clairvoyance et la sainteté ont été traditionnellement représentées, dans plusieurs religions et croyances, comme un halo qui sort de l'arrière du cou et comme des halos lumineux sortant du bout des doigts lorsque les paumes sont jointes en position de prière.

Le **mouvement vertical** est le mouvement qui vous permet d'admirer le ciel.

Pensez à ce qui arrive, par exemple, lorsque quelqu'un vous demande des indications quand vous marchez sur la rue. Hum... laissez-moi y penser... Vers le haut. Penser et regarder vers le haut font partie d'un tout.

Penser profondément à quelque chose serait un mouvement intérieur relié au **mouvement central**. Pour le genre de réflexion que requiert la **planification**,

la proposition d'idées, l'imagination, l'évaluation de ce qui a déjà été présenté, son questionnement et la recherche d'une nouvelle approche, tout cela fait partie du mouvement vertical et implique directement les yeux. Ce mouvement vers le haut implique de regarder à distance et de ne pas se laisser distraire par ce qui est près et à portée de main.

Lorsque quelqu'un est sous l'influence du mouvement vertical, **il n'aime pas être touché**, pas plus qu'il n'aime le bruit ou être distrait de son état méditatif habituel. La verticalité aime être perspicace, requiert la solitude et l'isolement et n'aime pas être contaminée par d'autres mouvements. Les verticaux aiment, mais par- dessus tout, ils aiment l'idée d'aimer. La **verticalité** est hiérarchique. Ils recherchent et respectent la hiérarchie. Vous ne trouverez jamais les patrons d'une entreprise dans le sous-sol, mais plutôt dans les bureaux aux planchers recouverts de tapis des étages supérieurs.

Alors, vous voyez? Le Seitai suit la **logique vitale** que nous connaissons et que nous appliquons à toutes les sphères de nos vies quotidiennes, même si nous ne savons pourquoi. Alors que vous commencez à développer des paramètres d'observation, vous vous mettrez à remarquer plusieurs choses. Au début de ce livre, j'ai mentionné que le Seitai vous aiderait à vous comprendre vous-mêmes et à comprendre les autres, ainsi que tout ce qui vous entoure. Ce grand patron, qui vous appartient, doit venir sur le terrain de jeu et bouger un peu ses hanches. Toutefois, il est probable qu'il s'accroche encore à sa façon de penser désuète.

Votre patron a entendu dire qu'une cravate lui donnait une allure plus sérieuse et responsable, mais on lui a menti. En fait, il a été enchaîné à cette cravate toute sa vie pour se cacher à lui-même ses vrais sentiments. Ça ne fonctionnerait pas s'il était trop jovial et décidait d'augmenter votre salaire. Oui, je sais. Vous allez probablement dire que votre patronne ne porte pas de cravate, mais peut-être qu'elle se déplace, en hauteur, sur une paire de talons hauts et n'a de contact avec le sol que par la pointe de ses orteils.

Pauvres patrons! Ils ne le savent pas, mais maintenant, vous le savez. Vos patrons sont prisonniers du **mouvement vertical**, afin d'obtenir des résultats grâce au mouvement frontal.

De tous les mouvements, le vertical est le plus indépendant; toutefois, non loin derrière, se trouve celui qui fait cavalier seul, le frontal. C'est pourquoi, il est si important que le vertical regagne sa coordination avec le reste, afin qu'il ne s'assoupisse pas et ne se rende pas au point où un jour, il ne puisse plus distinguer la réalité de l'invention. Cette tendance pourrait conduire à des maladies psychologiques dans lesquelles le cerveau est surexcité, comme la schizophrénie, par exemple. Mais c'est une tout autre histoire. Nous parlons présentement de mouvements purs et fluides et non d'**EPT**, qui représente la **surexcitation d'un mouvement et ses conséquences**.

Le mouvement vers le haut se détend en redescendant. Le va-et-vient, entre monter et redescendre.

Jusqu'à présent, j'ai décrit les deux **mouvements statiques**. Maintenant, jetons un oeil aux **mouvements dynamiques**.

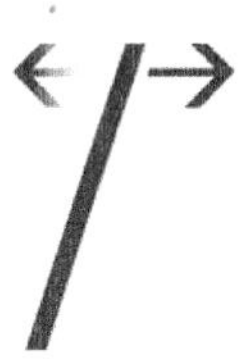

Le mouvement frontal est un acteur dépassé. Je ne parle pas ici de Paul Newman. Hélas, je fais référence au mot **acteur** comme à un nom provenant du verbe **agir**. Le frontal regarde toujours **devant**.

Il avance. Il est **pragmatique**. Le lèche-vitrine et les distractions n'existent pas. Il dessine toujours une **ligne droite**, du début à la fin, en prenant le **chemin le plus court**.

Le **mouvement frontal** est représenté par les **poumons**. Le mouvement frontal, c'est le **système moteur** (système musculo-squelettique humain). C'est la **combustion**. C'est le **nez**. Le nez émerge du visage. Il veut avancer. Il n'a pas le temps de regarder ce qui se trouve sur les côtés et encore moins, ce qui reste derrière. **Brûler. Combustion**. La frontalité est une autoroute sans détour. C'est la trachée (conduit respiratoire). C'est l'élan. Cet élan émane des **épaules**.

Pouvez-vous imaginer le médaillé élite, Usain Bolt, avec des épaules étroites et de fortes hanches, telle Sophia Loren? Simplement d'essayer de l'imaginer me fait rire. Le **frontal** possède une mâchoire prédominante. Les hommes à la mâchoire prédominante sont très attirants. Le frontal est très attrayant, mais un peu volage. Je vous le laisse.

La **frontalité** est située dans la région crânienne et dans les **épaules**, où le mouvement frontal prend toute son intensité. Dans sa zone **caudale**, l'articulation de la **hanche** (articulation coxo-fémorale) agit à sa **base**. Si vous souhaitez avancer rapidement, obtenez votre impulsion initiale grâce à vos **épaules** parallèlement à l'inertie de l'articulation de la hanche et concentrez votre attention sur la vertèbre lombaire L5. Vous courrez divinement.

Le frontal est le loup de Wall Street. Il est le dirigeant qui exécute. Il évalue et considère les options: Qu'est-ce que j'ai? De quoi ai-je besoin? Comment puis-je l'obtenir? C'est l'**esprit pragmatique** qui ne se retrouve pas piégé dans les réflexions du vertical , pas plus que dans la **nature émotive** du latéral et, encore moins, dans les **batailles du rotatif**. Le frontal n'a pas de temps pour les discussions ou les disputes.

Il n'est pas de ceux qui écoutent, non plus. Il a une excellente capacité pour séparer le grain de l'ivraie dans une conversation, en n'accordant d'attention qu'à ce qui le concerne.

Le **mouvement frontal** est ce qui vous projettera dans le **futur**, devançant ce qui s'en vient. Mais parfois, il est nécessaire de revenir du futur.

Le **frontal** se repose en se détendant. Mouvement rythmique d'aller-retour. Un mouvement **prononcé** vers l'avant doit pouvoir relaxer un peu. Plus que de revenir en arrière, il doit faire marche arrière assez loin pour récupérer son centre de gravité.

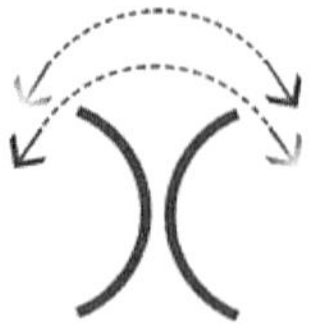

Le **mouvement latéral** fait naître beaucoup de sympathie parce que c'est un amateur de **communication.** Il aime partager et faire la conversation. Il est bruyant. Il n'y a personne qui aime davantage converser avec un voisin: *Regarde ceci, regarde cela.*

Une fête décente sans une bonne dose de latéral n'existe pas. Le **latéral** déteint sur les meilleurs d'entre nous. Il sera celui qui sert de médiateur entre le **central** avec la langue pendue, à la recherche de satisfaction sexuelle (s'il n'est pas dans l'une de ses journées intenses en mode métaphysique et transcendantal); l'ennuyant **vertical** avec ses déblatérations intellectuelles à propos du dernier livre philosophique qu'il a lu ou des nouvelles qui prédisent la glaciation imminente de la planète; l'esprit vif du **frontal** évaluant qui, parmi ceux présents, pourrait financer son prochain projet et celui qui passe toute la fête à défendre son espace sur le plancher de danse, afin que personne n'y mette les pieds. Il s'agirait du **rotatif**. Si vous êtes dans les relations publiques et que vous souhaitez organiser une belle fête, répartissez les latéraux ici et là. Ça dépend de vous. Si c'est ce que vous faites dans la vie, je suis certaine que vous êtes un bon exemple de latéralité et que c'est une chose que vous savez déjà très bien réussir.

Avec le **latéral**, la distance n'a pas d'importance. Ce qui est intéressant apparaît en cours de route.

Avez-vous envie d'une collation? Hé, un jour à la fois! Alors qu'un **frontal** fera une crise si vous le retenez au passage alors qu'il est en quête d'un certain type d'accomplissement ou d'un objectif; un **latéral** sera très heureux de flâner avec n'importe qui pendant un moment.

Avec les latéraux, il n'y a pas de raccourcis. Tout est arrondi et doux. C'est de cette façon qu'est le **système digestif**. L'**estomac**, les **intestins**...

Pour que la nourriture soit transformée et pour en retenir tous les nutriments, le processus digestif doit prendre son temps. Nous savons tous très bien que lorsque nous étions enfants, il nous était défendu d'aller dans la piscine avant que suffisamment de temps se soit écoulé pour que notre digestion se fasse adéquatement.

Ça semblait une éternité! Et pour couronner le tout, ça coïncidait avec les nouvelles à la télé. Je me demande comment nous avons survécu à cette torture en noir et blanc, été après été.

La **circulation sanguine** est latérale. Le latéral passe de maison en maison, de cellule en cellule, d'organe en organe, de tissu en tissu et très cordialement, il laisse la commande à destination. En résultat à toutes ces visites, le latéral se trouve à en apprendre sur la vie de tous les autres.

La **bouche** est latérale: la bouche qui parle, la bouche qui goûte. Le latéral est la joie, mais c'est aussi la tristesse. Il peut pleurer et rire avec la même aisance. Le latéral admire la hiérarchie, mais est totalement désorganisé, sauf en ce qui le concerne. Pour les latéraux, la beauté et l'apparence sont primordiales. Il y a un abysse entre avoir une belle apparence et ne pas être beau.

Le latéral s'incline à **gauche et à droite** et marche en se balançant d'un côté à l'autre. Avec ce va-et-vient dans son propre mouvement, il observe les autres. Sont-ils heureux? Sont-ils tristes?

Tout peut être résolu avec une délicieuse tarte légère au chocolat, de la confiture aux fraises et du caramel. Le **latéral** adoucira toujours le chagrin avec un bon gâteau. Comme les films américains le disent, crème glaçée... suuuucre! L'adage...

Les bonnes vibrations, le *flower power*. Quelque chose se termine pour faire place à l'arrivée du nouveau...

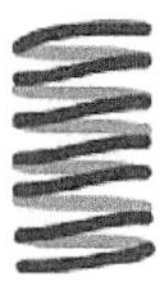

Mouvement rotatif. Soyez prudents! Le chérif arrive en ville. Pouvez-vous le voir? Il balance ses hanches, en faisant des rotations avec sa **taille**, à l'image de John Wayne. Faites un faux mouvement et il vous descendra.

Avec le **mouvement rotatif**, il n'y a pas place à la relaxation. Le **rotatif est défensif**. Il surveille. Il est la taille qui se **tord de gauche à droite et de droite à gauche**, en contrôlant tout l'espace à proximité dans une circonférence de 360 degrés. Il est la **récupération** consciencieuse. Il distingue ce qui est nôtre, qui est notre ami et qui est notre ennemi. C'est le portier de la boîte de nuit qui fait entrer les nôtres avec un grand sourire et laisse les autres attendre dans la rue.

Il est le boxeur. Il est vos oreilles stratégiquement placées sur le côté de votre visage pour entendre tous les sons provenant de votre entourage. Il est votre transpiration, il est l'effort pour préserver et maintenir ce que nous sommes, ce qui nous appartient et ce qui appartient à nos êtres chers. Il est le Parrain. Le Parrain nous défendra de toute invasion, de quiconque essaierait de toucher à un cheveu de nos magnifiques têtes.

C'est **uriner** dans un coin pour marquer son territoire. Croyez-vous que les animaux marquent leur territoire de leur urine par caprice?

Les pauvres agents pathogéniques qui tentent de nous envahir. La très rusée cellule sanguine blanche les expulsera de la même façon que le portier de la boîte de nuit. Il est le tire-bouchon. Il est la spirale. Il est l'anneau du couvercle d'un pot de pois chiches qui vous fera tordre et tourner, jusqu'à ce que vous réussissiez à retirer le couvercle. Il est tout ce qui est ardu sur votre route et que vous avez à surmonte et à vaincre. Personne ne tente de pousser une voiture en utilisant ses épaules et encore moins sa tête.

Nous tournons notre taille, ce qui nous fait mettre une jambe en avant en sécurisant l'autre fermement derrière nous et nous poussons.

Les garçons et les filles... peut-être aimez-vous le plombier frontal, avec son impressionnante mâchoire, planifiant comment extraire tous ces fluides de votre corps élancé. Mais si votre problème concerne la vraie plomberie, n'allez pas le voir. Et encore moins, s'il est un **vertical** qui déteste se salir les mains. Recherchez un plombier avec une **taille** qui se pavane clairement quand il marche. Le **rotatif**.

Il n'hésitera pas à se salir jusqu'aux yeux. Il sortira toute la crasse sans se plaindre et vous demandera le même prix que les autres, mais aura été le plus efficace. Ça en aura valu la peine et je suis désolée pour celui qui viendra après lui. Même si des années pourraient bien avoir passé, le nouveau plombier passera un horrible moment en essayant de dévisser les écrous qu'un **rotatif** aura mis en place. Si mon amie Norma lit ceci, elle me tuera. Elle est la meilleure plombière que je connaisse et elle n'est pas une **rotative**... Ou l'est-elle?

Le rotatif travaillera vraiment fort afin de garder les choses sécuritaires. Les **reins** possèdent un million de néphrons compartimentés et scellés qui travaillent en tant qu'équipe inattaquable agissant comme s'ils défendaient des patients infectés par des virus redoutables. Si nécessaire, ils se comporteront comme un million de policiers qui fouillent et déshabillent tous ceux qui veulent entrer, avant qu'ils n'aient l'autorisation de passer.

Le rotatif est acharné. Il voit tout. Mais il ne regarde pas au loin, comme le vertical le fait. Il examine minutieusement le territoire tout près, à l'intérieur d'un périmètre circulaire: en haut, en bas, en spiral, devant et derrière. Les drains, les toits, les corbeilles à papier...

Combien de fois avez-vous entendu que si une personne est odieuse ou très en colère, c'est parce qu'elle s'est levée du mauvais côté du lit (la signification véritable de cette expression serait en se tordant). Et d'une **personne dont il faut se méfier**, qu'elle était tordue? Vous voyez comment nous savons tout cela et l'avons même intériorisé dans notre subconscient collectif?

Ce savoir vital obéit à toute la sagesse inédite qui agit à l'intérieur de nos cellules.

Je le répète parce qu'il est important de se rappeler, de temps à autre, que cette simplification des **5 mouvements est connectée à cette chose magique et admirable que sont l'expression et la manifestation de la vie.**

Jusqu'à présent, j'ai évoqué la nature du mouvement sans établir un ordre particulier. Je me suis donné la latitude de faire un genre de salade composée avec les 5 mouvements en faisant référence aux activités physiologiques, organiques, psychologiques, énergétiques et cellulaires.

J'ai aussi mélangé les 5 mouvements qui appartiennent à l'Osei et au Taiheki, dont je parlerai plus tard.

Pour l'instant, je vous donne les diagrammes suivants, en guise de référence pour les 5 mouvements qui peuvent être plus actifs (+) ou moins actifs (-).

En d'autres mots, ils peuvent être dans un état de tension (+) ou dans un état de relaxation (-).

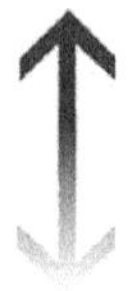

Vertical + (de type I) Vertical - (de type II)

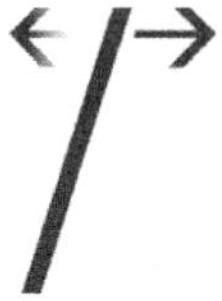

Latéral + (de type III) Latéral - (de type IV)

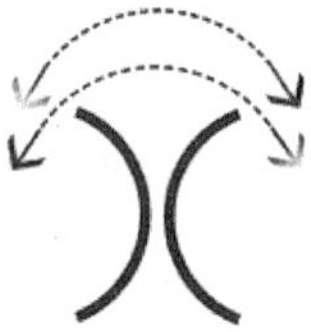

Frontal + (de type V) Frontal - (de type VI)

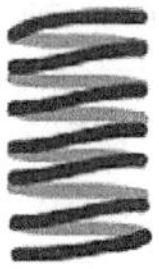

Rotatif + (de type VII) Rotatif - (de type VIII)

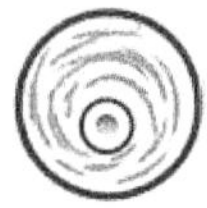

Central + (de type IX) Central - (de type X)

Comme vous pouvez le voir, les nombres impairs sont actifs (+) et les pairs sont passifs (-).

Le central est légèrement différent parce qu'il représente un ensemble avec le mouvement d'ouverture et de fermeture. Même si le nombre impair est actif et le pair, passif, c'est le passif qui est considéré comme étant extraverti et l'actif qui est reconnu comme l'introverti.

La structure des 5 mouvements est quelque chose qui peut être vu et démontré en tout: dans la **formation et la composition du cerveau**, dans l'**évolution des espèces**, dans l'**embryologie**, dans le **développement humain**, dans l'**éducation des enfants**...

Nous sommes aussi tellement chanceux d'arriver avec la table déjà mise, parce que tout est dorénavant facile à expliquer et à transmettre, **grâce à l'organisation consciencieuse du savoir de Katsumi Mamine que Noguchi nous a révélée**.

Voici **dix concepts clés**. Je souhaite tout simplement que vous en humiez l'arôme et que vous commenciez à avoir une vague notion de ce sur quoi ils portent.

1. Comment le mouvement est présent en tout ce qui vit, peu importe sa simplicité.
2. Comment la vie est structurée et organisée spontanément et avec grande précision en 5 mouvements.
3. Comment ces mouvements sont présents dans toutes activités physiques, organiques, psychologiques, mentales, cellulaires et énergétiques.
4. Comment votre façon de répondre à un stimulus est fortement reliée à l'organisation des 5 mouvements de la Structure Osei. (Ceci n'a pas encore été expliqué, mais le sera plus tard.)
5. Comment vos gènes, en vertu de la science et du Taiheki et selon le Seitai, sont également très intimement liés aux 5 mouvements et de quelle façon ils ont été transmis de génération en génération jusqu'à vous. (Je vous parlerai également du Taiheki.)
6. Comment ces mouvements se coordonnent entre eux parce que chacun est essentiel pour vivre une vie épanouie.

7. Pourquoi est-il fondamental qu'aucun de ces 5 mouvements ne domine sur les autres en prenant le contrôle, ou qu'aucun ne se la coule douce, en surchargeant les autres de ses responsabilités.

   Chacun a ses moments et son importance. Il s'agit d'une scène où tous les acteurs jouent des rôles principaux.

8. Pourquoi est-il fondamental que tous les mouvements circulent dans un va-et-vient permanent, en utilisant leur capacité naturelle de se tendre et de se détendre.

9. Pourquoi la vie a besoin de l'inertie du mouvement vital pour s'exprimer.

10. Et finalement, pourquoi comprendre comment la vie fonctionne change entièrement votre vie.

Alors... Comment ça se passe? Après l'impact initial, toute cette matière sur les mouvements devient fascinante, n'est-ce pas?

Noguchi a découvert l'existence de cette structure de la vie en 5 mouvements en observant la colonne vertébrale des gens qu'il traitait. Il a réalisé que lorsque les vertèbres se déplacent, elles le font des façons suivantes:

- Une ou plusieurs vertèbres peuvent se déplacer vers le haut, en raison d'une surstimulation du **mouvement vertical**.

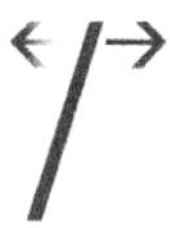

- Une ou plusieurs vertèbres peuvent s'enfoncer ou ressortir, en raison du **mouvement frontal**.

- Une ou plusieurs vertèbres peuvent littéralement se déplacer vers la gauche ou la droite, en formant un S à un certain endroit le long de la colonne. **Mouvement latéral.**

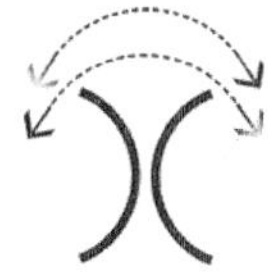

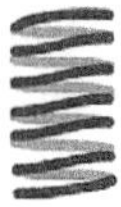

- Une ou plusieurs vertèbres peuvent se tordre en formant un motif diagonal le long de la colonne. Le **mouvement rotatif** altère ces vertèbres.

- Une ou plusieurs vertèbres peuvent se mouvoir vers le bas, décalées par l'inertie du **mouvement central**.

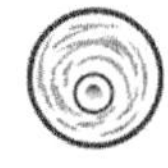

Si nous découvrons deux vertèbres soudées ensemble, vous vous demanderez sans doute comment nous sommes censés distinguer le mouvement responsable, **soit vers le haut vertical ou vers le bas central**? Si nous touchons ces vertèbres sur le dessus et sur la partie inférieure, il y aura probablement un endroit particulièrement douloureux. Si la vertèbre fait mal sur la partie supérieure, un mouvement vers le haut l'aura déplacée. Si elle est douloureuse lorsque vous touchez la partie inférieure, un mouvement vers le bas l'aura décalée.

Les êtres humains possèdent 33 vertèbres au cours du stade foetal et de l'enfance: 7 vertèbres cervicales, 12 vertèbres thoraciques, 5 vertèbres lombaires, 5 vertèbres sacrales et 4 vertèbres au niveau du coccyx. Vous rappelez-vous pourquoi il est préférable de tomber sur le dos lorsque nous sommes enfants? Ces dernières vertèbres ont beaucoup de flexibilité pendant qu'elles sont encore séparées.

Mais elles fusionnent en un os, le coccyx, lorsque nous devenons des adultes.

Donc, vous possédez moins de vertèbres maintenant que lorsque vous êtes nés. Intéressant, n'est-ce pas?

En tant qu'adulte, vous avez les vertèbres suivantes:

- 7 vertèbres cervicales
- 12 vertèbres thoraciques
- 5 vertèbres lombaires
- 1 sacrum (5 vertèbres sacrales)
- 1 coccyx (4 vertèbres, ceci varie d'une personne à une autre. La plupart des gens en possèdent 2 ou 3.)

Autant les vertèbres sacrales que les vertèbres du coccyx sont solides. Dans les deux cas, elles sont considérées davantage comme étant un os. Le coccyx, comme vous le savez, représente les vestiges de ce qui était une queue, il y a longtemps, et qui s'est atrophié.

Chaque vertèbre peut présenter 5 mouvements avec plus ou moins de capacité à réaliser les dynamiques spécifiques. Mais indépendamment de cette capacité multidirectionnelle que les vertèbres détiennent, chacune d'entre elles se **spécialise** dans l'un des mouvements. Cette spécialisation signifie que chaque vertèbre sera au mieux avec ce mouvement particulier, de façon à servir les nécessités vitales, toujours **en quête d'un équilibre constant dans l'organisme**.

C'est son objectif ultime. L'**équilibre** et la **coordination** sont si **importants** pour votre vie et pour votre expression vitale, qu'elle sacrifiera son espace original et se déplacera afin que le tout puisse demeurer intact.

Avant de décrire le mouvement de chaque vertèbre, je souhaite dire que la **colonne vertébrale est comme un ressort, grâce à ses courbes**. C'est la raison pour laquelle l'épine dorsale humaine n'est pas droite.

Votre colonne vertébrale ne respecte aucun des trois ordres grecs d'architecture (ni l'ordre dorique ni l'ordre ionique, pas plus que l'ordre corinthien.) Elle ressemble davantage à un hippocampe.

Chacune des divisions de votre colonne vertébrale **possède sa propre structure** qui se répète et interagit avec les autres parties: la structure de vos **7 vertèbres cervicales** est intimement reliée à la structure de vos **12 vertèbres thoraciques.** La même chose se produit avec les **5 vertèbres lombaires** et les régions **sacro-coccygiennes** (associées au sacrum et au coccyx).

Par conséquent, veuillez noter que lorsque vous bougez votre cou, vous ne bougez pas uniquement vos vertèbres cervicales; votre colonne vertébrale entière participe également au mouvement. Toutes vos vertèbres interagissent en plus de vos vertèbres cervicales lorsque vous tournez, ressortez ou entrez votre cou vers l'intérieur, etc. Particulièrement les régions équivalentes et correspondantes de vos vertèbres thoraciques et lombaires. Et vice versa, lorsque vous bougez la partie inférieure de votre épine dorsale.

Imaginez que votre colonne vertébrale est un **fouet.** Lorsque vous battez avec un fouet, le mouvement initial de la poignée communiquera avec l'extrémité à l'autre bout. La **base** et l'**extrémité** sont totalement **interreliées**, mais il y a aussi un effet sur toute la longueur.

Même le plus infime battement mettra le fouet en action, en provoquant une série de vagues.

Afin de comprendre cette distribution du mouvement, le **concept des régions**, que Noguchi a révélé et que Mamine a développé en profondeur, s'avère très utile. **Les 5 mouvements sont ramenés aux 3 régions suivantes:**

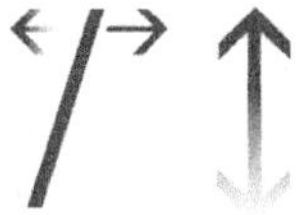

– Extrémités (f-e): Vertical et frontal

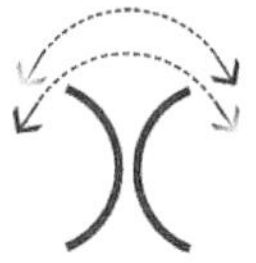

– Les zones centrales (bilatérales): Latéral

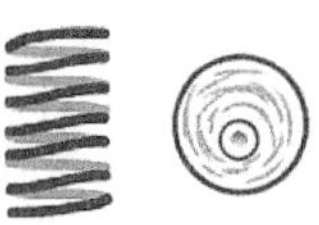

– Les zones intermédiaires (circulaires): Rotatif et circulaire

Ce principe fondamental **se répète** encore et encore **tout au long de la colonne vertébrale**, du crâne et du pelvis. Cette **combinaison des vertèbres, du crâne et du pelvis** est quelque chose que nous commencerons bientôt à appeler le **CVP**. Nous pourrons le faire dès que j'approfondirai ce concept essentiel dans le chapitre que j'ai réservé à cet effet. Pour le moment, je continuerai de parler de colonne vertébrale, même si ce terme est incomplet.

Alors que nous explorons ce sujet, j'aimerais dire que la **structure des 5 mouvements organisés en 3 régions se répète** également en largeur et en longueur le long de vos membres, autant supérieurs, qu'inférieurs. **La structure peut être observée** dans vos bras et vos jambes de **deux manières**, soit **longitudinale** et **transversale**.

Je sais que tout ceci peut légèrement porter à confusion, mais je vous assure qu'il s'agit d'une grande simplification de la science. En utilisant ces concepts fondamentaux, nous en sommes venus à comprendre facilement des choses extrêmement complexes utilisant des mots compliqués, tels qu'embryologie, anatomie, système nerveux central humain, etc. Quoi qu'il en soit, ne tentez pas de tout comprendre comme si c'était une question de vie ou de mort. **La partie la plus importante du Seitai concerne ses pratiques et tout son savoir vous sera révélé à travers elles.**

En revenant au sujet des vertèbres, je m'apprête à vous offrir un tableau simple où vous pourrez constater la relation entre chaque mouvement et chacune des vertèbres.

C veut dire cervical, **T** signifie thoracique et **L** est pour lombaire:

– Le **vertical**: C1 et C7. T1 et T12. L1 et L5. Même si C7, T 12 et L5 sont impliquées, les principales sont **C1,T1** et **L1**. Simple. Maintenant, comprenez-vous pourquoi j'ai expliqué la structure? Vous pouvez clairement voir ici ce que voulais dire par **extrémités**.

Nous allons appeler cette extrémité, l'extrémité crânienne, parce qu'elle est le bout le plus près de la tête. L'extrémité caudale fait toujours référence à la partie inférieure. À chaque extrémité de chacune des courbes de la colonne vertébrale, il y a une vertèbre au mouvement vertical. De cette façon, vous n'oublierez jamais où se situe une vertèbre avec un mouvement vertical. On se souvient aisément du vertical. **Le vertical est un mouvement qui apparaît aux extrémités et qui est statique**. Parce que l'extrémité dynamique est...

– Le **frontal**: C2. T2, T3, T4 et T12. L1 et L5, principalement L5. La C2 est connue sous le nom d'Axe. C'est là où la colonne vertébrale débute réellement, parce que la C1, qui est exclusivement verticale, est appelée Atlas et que vous ne pouvez la toucher. Elle se retrouve en fait à l'intérieur du crâne. Vous rappelez-vous à quel point le vertical aime peu les contacts physiques? La C1 n'a pas la forme habituelle d'une vertèbre parce qu'elle a la forme d'un anneau et que la partie saillante, ressemblant à une dent, de la C2 s'insère en elle.

La **C1** est totalement verticale. Elle ne possède absolument aucun autre des mouvements. La **C2** est **verticale** et **frontale** et vous commencez à apercevoir un léger mouvement de **rotation**. Ce mouvement se manifeste clairement chez la **C3**, qui est essentiellement rotative.

Ainsi, en ce qui concerne le **frontal**, nous parlons aussi d'une **extrémité**, mais cette fois, elle est **dynamique**. La C2 est située dans l'extrémité dynamique de votre CVP. On peut trouver l'extrémité caudale dans l'**articulation de la hanche**. En d'autres mots, La C2 et son articulation qui s'insère dans votre hanche sont entièrement interreliées. Leur fonction et leur mouvement sont de même nature.

– Le **latéral**: il se retrouve toujours dans la **zone centrale**. Cherchez la vertèbre cervicale qui est juste au centre des 7; **C4**. Dans les vertèbres thoraciques, il se trouve aussi dans la zone du milieu: **T6, T7, T8** et **T9**. La L2 n'est pas exactement au centre, mais c'est attribuable aux ligaments et certaines raisons structurales trop compliquées à expliquer maintenant. Les vertèbres lombaires représentent la simplification maximale des 5 mouvements. C'est très intéressant, mais je ne veux pas vous confondre, alors pour l'instant, je préférerais en rester là.

– Le **rotatif**: occupe les zones dynamiques intermédiaires. **C3** et **C5**. **T5** et **T10**. **L3**.

Vous retrouverez toujours le **rotatif** dans les **zones intermédiaires** entre la f-e et le bilatéral. Le dynamisme de tourner à gauche et à droite devient facile lorsque vous combinez les deux plans. Ne tentez pas de trouver le rotatif dans l'une des extrémités, comme c'est le cas pour le vertical et le frontal, parce que vous n'y arriverez pas.

– Le **central**: réside aussi à l'intérieur de la zone intermédiaire, comme le rotatif, mais il est de nature statique et forme habituellement l'avant-dernière position de base.

La **C6**, devant la dernière vertèbre cervicale. La **T1**, devant la dernière vertèbre thoracique. La **L4**, devant la dernière vertèbre lombaire.

Vous voyez? Le mouvement **central statique** répète le même modèle que son mouvement antagoniste, le **vertical**, qui est également statique, mais se dirige vers le haut. Comme ce sont des **mouvements statiques, ils requièrent moins de vertèbres que les mouvements dynamiques**.

En résumé:

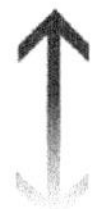

– Le vertical: C1 / T1 / L1

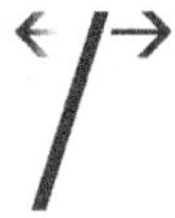

– Le frontal: C2 et C7 / T3 et T4 / L5

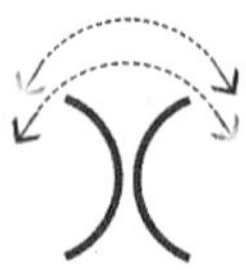

– Le latéral: C4 / T6, T7, T8 et T9 / L2

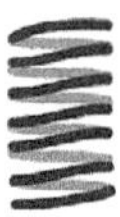

– Le rotatif: C3 et C5 / T5 et T10 / L3

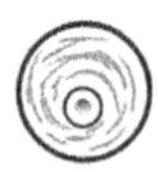

– Le central: C6 / T11 / L4

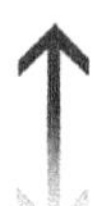

– Le vertical: C1 / T1 / L1

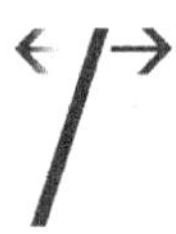

– Le frontal: C2 et C7 / T3 et T4 / L5

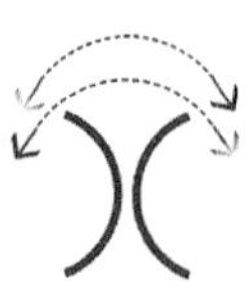

– Le latéral: C4 / T6, T7, T8 et T9 / L2

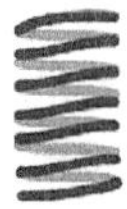

– Le rotatif: C3 et C5 / T5 et T10 / L3

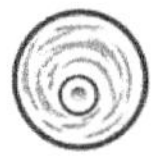

– Le central: C6 / T11 / L4

Donc, nous nous sommes rendus jusqu'ici. Le pire est derrière nous. Maintenant, pour ajouter une touche ludique, je vais vous présenter les mouvements d'une façon beaucoup plus visuelle, afin que vous les compreniez plus aisément. Je me servirai de notre planète à titre d'exemple.

Souhaitez-vous découvrir comment ces 5 mouvements prennent vie sur la Terre à travers leurs manifestations quotidiennes?

Le planétarium nous ouvre ses portes. Cinq mouvements sur Terre. La Terre appelle le cosmos. Dring, dring.

Prenez un siège et levez les yeux vers l'écran. Aucun maïs soufflé ni boisson gazeuse ne sont permis pendant le spectacle. Merci.

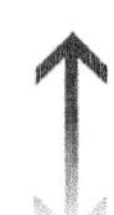

Le **mouvement vertical** sur Terre: notre planète a un mouvement vertical au pôle Nord et à son axe, incluant le pôle Sud. Il s'agit d'un très doux mouvement **vertical** de va-et-vient. Comme c'est un mouvement statique, il ne fluctue pas d'une façon spectaculaire. Mais la Terre possède cette capacité naturelle, comme tout ce qui est vivant, de **monter** et de se détendre en redescendant. Ah!

La tête n'est pas un être vivant... En êtes-vous certains? Je ne sais pas. Il est difficile de croire qu'un lieu rempli d'autant de vie n'en a pas une à lui-même.

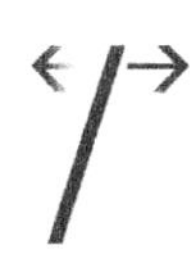

Le **mouvement frontal de la Terre**: tout le monde sait que la Terre décrit une orbite autour du soleil, en faisant une **révolution** selon une trajectoire elliptique. La planète suit une impulsion **frontale** pour compléter ce cycle tous les 365 jours. C'est ce que nous nous sommes entendus pour appeler une année. Grâce à ce mouvement, nous faisons l'expérience des saisons. Le va-et-vient rythmique, le mouvement frontal.

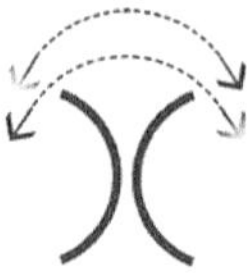

Le **mouvement latéral de la Terre**: la science fait référence à ce mouvement en l'appelant l'**oscillation de Chandler**. Ce mouvement oscillatoire peut être ressenti aux pôles. La portée maximum à être enregistrée de cette oscillation fut en 1910 et pour des raisons inconnues, ce mouvement disparut totalement pendant six mois, en 2006.

La science admet ignorer ce qui cause ce mouvement oscillatoire et croit que c'est en rapport avec les mouvements géophysiques sous la croûte terrestre.

Mais du point de vue du Seitai, c'est très clair. Entre autres choses, ce mouvement a la responsabilité de relier les continents et d'autres régions éloignées. De relier les océans. Vous souvenez-vous de quand nous avons parlé des marées? Comment le petit peut déplacer ce qui est grand? Une vague accompagnée d'une autre déplacent les océans. Une rythmique côte à côte, le mouvement **latéral**.

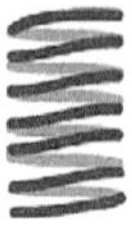

Le **mouvement rotatif de la Terre**: voilà une chose dont vous êtes très conscients puisque c'est ce qui vous fait vous exclamer: *Comme le temps passe! J'aimerais qu'il y ait plus d'heures dans une journée!* C'est un mouvement de la Terre d'Ouest en Est, tournant sur un axe imaginaire appelé l'axe de la Terre. Si vous acceptez une mince marge d'erreur, un tour complet prend 24 heures.

Ce mouvement définit nos jours et nos nuits. Un rythme de va-et-vient, le mouvement **rotatif**.

Également, merci à l'inertie et grâce au mouvement que la science appelle la **nutation**, la Terre ne tombe pas. Le meilleur exemple de ceci est une toupie. Quand le mouvement cesse, la toupie tombe.

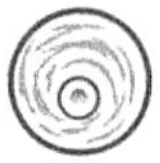

Le **mouvement central de la Terre**: ce mouvement est relié à la nutation et à la **gravité** découverte par Newton. La Terre semble devenir plus concentrée près de son noyau, qui n'est pas situé au centre, mais un peu plus bas.

Le mouvement **central** va toujours **vers l'intérieur et vers le bas**. Mais le mouvement central n'est pas uniquement un mouvement de **fermeture**. Il possède aussi le mouvement opposé d'**ouverture**. Il s'agit du mouvement qui provient de l'intérieur vers l'extérieur, comme l'éruption des volcans, la croissance des plantes, etc. Une fermeture et une ouverture rythmées, un mouvement **central** de va-et-vient.

Pouvez-vous imaginer ce qui se produirait si la dynamique de l'un de ces mouvements devait s'interrompre?

Il est préférable de ne pas y penser, tout comme il est préférable de ne pas réfléchir à ce qui arriverait **à l'intérieur** de vous si l'un ou plusieurs des 5 mouvements ralentissaient ou s'arrêtaient.

Tout ce que je viens de vous expliquer de façon aussi imagée et claire, en me servant de la Terre comme exemple, est présent en vous. Et je ne fais pas seulement référence au moment présent. Tout ceci est arrivé et vous a appartenu depuis votre origine embryonnaire et par la suite, est arrivé sur une base quotidienne et continuera de se produire jusqu'au jour où vous direz au revoir à la vie. De plus: tous ces mouvements étaient présents bien avant que vous n'ayez même été imaginés et continueront d'exister quand vous ne serez plus là.

Ne pas considérer le mouvement intelligent vital comme quelque chose formant une partie originelle de notre existence représente une erreur d'une magnitude inexplicable.

On peut facilement comprendre que Noguchi, étant devenu conscient de ceci même à un jeune âge, serait complètement perplexe quant aux raisons pour lesquelles un savoir d'une importance aussi vitale n'est pas reconnu et apprécié dans la vaste et riche culture humaine.

Peu importe à quel point je tente de trouver une explication, je ne comprends toujours pas. Même maintenant que nous vivons dans des sociétés en crise et que l'humanité est en quête de nouvelles voies à explorer, quelque chose d'aussi simple et qui représente le simple bon sens, en étant à la fois d'une signification aussi vitale, continue de se manifester sous nos yeux sans même nous faire poser la moindre question.

Déplacer la structure signifie déplacer les intérêts. Mais à quoi les êtres humains s'intéressent-ils? Existe-t-il quelque chose de plus intéressant que d'apprendre à propos de la vie qui habite à l'intérieur de nous et que de **mettre en application les repères qu'elle nous procure, alors que nous apprenons d'elle**?

Si quelqu'un a profondément examiné comment fonctionne cette vie, si quelqu'un a vécu pour transmettre ce savoir aux autres, c'est Katsumi Mamine. Il a consacré 60 ans de sa vie à vivre le Seitai et plus de 40 ans à étudier ce que Noguchi a découvert.

Grâce à son majestueux travail, je peux écrire ce livre.

Son organisation et sa reformulation minutieuses de tout cela représentent un trésor inestimable.

Chapitre 4

Le Seitai d'aujourd'hui. Un nouveau langage pour exprimer le Seitai : le Seitai et la science se rencontrent.

Celui qui voyage cherche et celui qui cherche trouve. Ma rencontre avec Katsumi.

Quand l'élève est prêt, le maître apparaît.

Vieux proverbe Zen

J'ai pensé intituler ce chapitre *Katsumi et moi*, mais ça ressemblait à un poème écrit par Juan Ramón Jiménez. J'ai débuté par un brin d'humour, mais je dois admettre que bien que ce soit l'un des chapitres les plus excitants à écrire pour moi, c'est aussi celui qui place le plus de responsabilités sur mes épaules parce que **Katsumi Mamine (Tokyo, 1944) est mon maître**.

Il ne se voit pas comme tel. Il dit qu'il est simplement une personne qui s'est consacrée à examiner en profondeur les contributions de Noguchi et ce qu'il a pu expérimenter dans sa propre vie. Mais je ne fais référence à aucun type de hiérarchie, parce que ce n'est pas ce dont il est question. Katsumi est une personne simple et aimable ayant le don de savoir comment toujours avancer. Il ne s'arrête jamais à ce qu'il découvre. Il continue de chercher davantage. Il ne cesse jamais et chaque cours qu'il donne renferme toujours une nouvelle perle que vous pouvez apporter avec vous.

J'ai rencontré Katsumi en **2010**. J'avais déjà commencé à pratiquer cinq ans auparavant. Je suis tombée sur le Seitai par pure chance et il m'a immédiatement captivée. Peut-être devais-je dire qu'il s'est emparé de moi. J'avais toujours voulu jouer d'un instrument, parce que je croyais qu'il serait un honneur d'être capable de le faire. De pouvoir l'embrasser, de devenir un avec sa présence, de vibrer et de dialoguer avec lui doit représenter une expérience formidable. J'imagine qu'il est impossible de se sentir seul, lorsque l'on est un musicien. Et c'est ce que j'ai ressenti la première fois que j'ai pratiqué le Katsugen Undo. Mon corps était un instrument qui pouvait être accordé et une fois qu'il était accordé, je pouvais jouer une bien meilleure pièce que celle que je jouais auparavant. Il était impossible de ressentir l'abandon et la solitude.

J'avais travaillé comme reporter télé pendant plusieurs années. À cette époque, à l'Antenne 3, la chaîne pour laquelle je travaillais, tous ceux parmi nous qui couvraient les nouvelles devaient être multitalentueux: nous devions écrire, éditer et enregistrer. L'équipement n'était pas aussi léger qu'il l'est aujourd'hui et d'avoir à transporter une Betacam SP sur votre épaule pendant des années, bousille réellement votre dos. Comme je ne pouvais plus supporter la douleur et l'inconfort, même alors que je ne faisais plus ce qui était un si beau, mais à la fois, un si dur travail, je suis allée recevoir des massages shiatsu. Ce n'était pas une question de plaisir. C'est une pure nécessité qui m'a conduite à visiter ce professionnel une fois par mois. Pendant des années, j'ai vécu avec cette routine sans considérer d'autres options, comme si j'étais liée à un genre d'inévitable nécessité vitale. Cependant, la première fois que j'ai pratiqué, J'AI COMPRIS. Ce fut instantané. J'ai abandonné mes visites régulières chez le massothérapeute et n'y suis jamais retournée.

C'était formidable. Et quelle belle façon d'apprendre quelque chose de nouveau! **Instantanément**, sans faire quoi que ce soit, j'ai réalisé que je pouvais vivre avec et pour moi-même sans l'aide de quiconque. J'ai commencé à me comprendre moi-même. Je suis devenue consciente de mon être, de mon dos. J'étais capable de connecter avec qui j'étais d'une façon très simple. Et je n'avais rien d'extraordinaire à accomplir pour le faire. **Quelque chose avait été fait** et ce quelque chose n'était ni l'oeuvre du massothérapeute ni la mienne. **Cela avait été fait par la vie qui habite à l'intérieur de moi avec sa simplicité majestueuse et son évidente intelligence**. Il ne s'agissait de rien d'extraordinaire ou de miraculeux. Ça avait simplement permis à ma vie de se manifester. Puis, je me suis demandé: *Comment est-ce possible? Comment étais-je avant et comment est-ce que je me sens maintenant? Comment pouvais-je ignorer quelque chose qui m'appartient autant et qui m'est si intime? Pourquoi ne l'enseigne-t-on pas à grande échelle?*

Je venais tout juste de découvrir le pouvoir que ma vie a la capacité de manifester d'une façon naturelle. Personne ne me l'a enseigné. Je l'ai vécu. Lorsque cela arrive, il n'y a pas de retour en arrière possible. Peu importe ce que les gens disent. Vous le savez déjà.

J'ai eu la chance de beaucoup voyager. J'ai visité des lieux exceptionnels. Pour couronner le tout, grâce à mon travail, j'ai vécu des expériences incroyables: j'ai voyagé dans une montgolfière, j'ai fait un tour de planeur, j'ai nagé avec des otaries et j'ai pu observer des phoques moines dans la nature. Dans ma vie personnelle, j'ai aimé, j'ai eu du plaisir à faire l'amour, j'ai partagé de merveilleuses conversations et rencontré des personnes fantastiques. Mais je peux vous assurer que ce n'est **qu'une chose aussi simple**, presque, si l'on veut, **qui m'a ouverte à une dimension d'une telle grandeur**.

Pour moi, ce fut une révélation d'observer comment mon corps pouvait faire ce travail par lui-même et avec beaucoup plus d'aptitudes que n'importe quel massothérapeute. Mon organisme peut se réguler lui-même, **grâce au précieux savoir de la vie**, la même vie qui m'a créée et qui me garde vivante. Je ne vivais pas grâce aux traitements du massothérapeute. Pas plus que je ne dépendais d'une diète équilibrée que mon esprit analytique me proposait ni de l'exercice que je m'obligeais à faire, chaque jour, sur une bicyclette stationnaire. Je vivais grâce à la vie et à **ses mouvements vitaux. La capacité naturelle de vivre par moi-même** existe en moi et quand je n'interviens pas avec mon arrogante impression de tout savoir, mon organisme est apte à autoréguler toutes mes nécessités vitales de façon précise et appropriée. Que pensez-vous d'une telle découverte?

Mes premières années de Seitai se sont déroulées en compagnie de **Jean Benayoun**. Il fut mon premier professeur et nous sommes toujours de bons amis. Il a passé les quatre dernières décennies à offrir des cours tout au long de l'année, partout en Europe. Ils représentent une ode à la liberté et à la joie. C'est comme un jeu. Jean est une personne qui possède beaucoup de charisme et il transforme les pratiques du Seitai en un jeu plaisant, excitant et divertissant. Avec mes nouvelles connaissances, j'ai commencé à assister à tous les cours que Jean donnait.

J'ai fait le plein de Seitai et de ses pratiques pendant cinq ans, mais une fébrilité commença à se faire sentir à l'intérieur de moi avec un désir d'en apprendre davantage. En plus de le pratiquer, je souhaitais apprendre sur lui. Une des merveilleuses choses à propos de cette culture est que vous pouvez vivre ses pratiques sans avoir besoin de quoi que ce soit d'autre pour le reste de votre vie, mais si ça vous intéresse, vous pouvez également aller plus loin et apprendre plus profondément sur le sujet, et **j'ai senti ce besoin**.

J'utilise toujours le même exemple. Tout le monde peut conduire. Conduire serait comme pratiquer le Katsugen et le Yuki. Mais il y a des gens qui aiment les voitures et qui deviennent mécaniciens ou coureurs automobiles. Évidemment, tout le monde n'a pas besoin d'être Fernando Alonso pour conduire, mais si vous désirez monter à bord d'une Ferrari et rouler à 300 km/h, alors votre école de conduite locale ne fera pas l'affaire.

En commençant mes recherches pour trouver une Ferrari, j'ai découvert Katsumi. J'avais beaucoup entendu parler de lui et tout était positif. Cela en soi inspirait beaucoup de respect.

Je savais que les gens de son dojo étaient réellement sérieux et que c'était comme d'aller à l'université. Cinq ans de pratique Seitai n'était pas énorme. En sachant que cinq années n'étaient pas considérées comme beaucoup, j'ai hésité un moment avant de finalement demander à le rencontrer personnellement. Après quelques échanges avec des personnes de son dojo, j'ai obtenu une rencontre au mois de mai. Je vivais à Madrid alors que Katsumi vivait à Barcelone, je m'y suis donc rendue. Une fois à Barcelone, j'ai fait un peu de tourisme avec mon mari, qui pratique aussi le Seitai. Et à six heures précises, j'étais assise dans un petit fauteuil de velours vert, attendant d'être reçue par un Japonais qui m'avait été si hautement recommandé.

Un homme avec un hakama* est finalement apparu dans le couloir.

C'était lui. Il hocha la tête pour m'indiquer que je devrais le suivre. Ces dix mètres qui me séparaient de lui m'ont semblé une éternité. J'avais un énorme sourire sur mon visage pendant tout le trajet. Toutefois, il demeura très sérieux. Il m'observait à travers des yeux mi-clos. Il n'observait pas mon apparence physique, plutôt, il semblait scruter à travers les couches de ce qui se trouvait à l'intérieur de moi. Mon sourire ne faisait aucune différence pour lui.

Quelque temps après, j'ai découvert que cette pénétrante évaluation est une façon très concrète, que possède Katsumi, d'observer le mouvement de quiconque s'approche de lui et elle l'aide à se positionner lui-même. J'ignore s'il a pu entrevoir le mouvement vertical statique qui avait lieu à l'intérieur de ma tête: *Chère Laura, que diable fais-tu ici?* Je suis entrée. Katsumi s'assit dans la position seiza, ce que j'imitai en m'assoyant devant lui. Il s'inclina légèrement en guise de salutation japonaise et moi, étant plus catholique que le pape, je fis une longue révérence. Lorsque j'ai relevé la tête, mes yeux ont rencontré les siens. Il n'y avait plus en eux ce pénétrant jugement. Il semblait y avoir un mélange de gentillesse et d'amusement. Il s'était probablement demandé, combien de temps croit-elle devoir être courbée ainsi avec son nez qui touche le sol? À partir de ce moment, tout sembla si surréel. Du moins, c'est la façon dont je l'ai éprouvé. J'ai eu l'impression d'entrer dans un espace et un temps différents. Je ne sais pas combien de temps a duré cette première rencontre. J'avais demandé de rencontrer Katsumi en pensant qu'il allait m'aider. Je croyais qu'il allait me faire quelque chose. Mais il n'en fit rien. J'avais payé pour qu'une personne s'assoie devant moi et se moque de moi. C'était une moquerie amicale et affectueuse, mais une moquerie qui semblait augmenter tandis que je parlais.

En fait, il parla très peu au cours de cette première rencontre. Très peu. Assez. Il me demanda comment il pourrait m'aider. Je me sentais ridicule. Tout allait bien pour moi. En outre, j'en savais déjà suffisamment pour être

---

* Partie d'un kimono dont on se sert lors d'occasions spéciales et souvent utilisée par des maîtres en arts martiaux.

consciente du fait que chacun est responsable de sa propre vie. Mais il existe une chose en l'être humain qui lui fait croire qu'une autre personne peut faire quelque chose pour lui.

Je lui dis d'abord et avant tout que je souhaitais faire sa connaissance. C'était la vérité. C'était la principale raison de ma venue. Puis, j'ai en quelque sorte tourné en rond jusqu'à ce que de façon détournée, je mentionne le fait que j'avais pris du poids et que j'aimerais le perdre. J'ai tenté de faire comme si ce n'était pas si important, mais en fait, c'était très important pour moi. À cette époque, j'avais quitté mon emploi pour écrire à temps plein et j'étais passée d'un mode de vie qui me gardait très active physiquement, à longueur de journée, à demeurer de nombreuses heures assise devant un ordinateur. En un très court laps de temps et sans même le réaliser, j'avais pris 15 kilos et ça me torturait. Je n'avais jamais été de celles qui portent du maquillage, des talons hauts ou des vêtements extravagants, mais j'aime me regarder et voir que, d'une façon naturelle et simple, je suis jolie. Katsumi m'écoutait. Comme il ne disait rien, je me tus.

Quelques instants plus tard, il dit, en souriant: *Les hommes minces aiment les femmes potelées.* La tendance rotative est puissante en moi et j'ai pensé: *Pourquoi au juste les préférences des hommes minces m'importeraient? J'ai fait tout le chemin jusqu'à Barcelone pour entendre cela?* C'était la première fois que quelqu'un osait dire devant moi que j'étais potelée. Potelée? Alors, non seulement je l'avais déjà remarqué, mais il semblait bien que j'étais une femme potelée aux yeux du reste du monde, incluant cet homme qui continuait de m'examiner la plupart du temps en fermant à moitié les yeux au point où ils ressemblaient à deux fentes découpées dans une tomate. Et je payais cette séance pour écouter ceci? Quand ce Japonais, qui me regardait avec dérision, fera-t-il réellement quelque chose pour moi? J'étais venue afin qu'il puisse m'examiner comme un médecin l'aurait fait. Le laisser me voir et entendre ce qu'il aurait à me dire. J'imagine que cela explique le succès des diseurs de bonne aventure et des clairvoyants: *Voyons voir si il ou elle me voit et peut me dire quelque chose.* Les êtres humains sont si absurdes parfois. Ce que j'attendais ne se produisit pas. Il ne m'avait même pas touchée.

Il restait toujours assis calmement dans la position seiza, mais mes pieds me faisaient souffrir, alors j'ai décidé de changer de position et de m'asseoir les jambes croisées. J'ai abandonné le sujet de mes rondeurs et commencé à lui parler d'une autre chose qui m'inquiétait. Je lui ai dit que j'avais l'impression que ma pratique du Katsugen était devenue quelque peu stagnante.

Il me regarda. Je lui rendis son regard. Je souris et ensuite, pour une raison que j'ignore, je me suis soudainement mise à pleurer. Katsumi tira un papier mouchoir d'une grande boîte qui semblait en contenir suffisamment pour consoler un bataillon de pleureurs et me l'offrit. Je me suis mise à rire et à pleurer en même temps sans savoir ce qui m'arrivait.

Ça commençait à avoir l'air assez bizarre. C'était absurde, mais amusant. Il me demanda si j'avais des enfants. Je lui ai dit que non. Il ne dit rien. Nous étions tous les deux silencieux. Après un moment de silence, j'ai ajouté: *parce que je n'en veux pas.*

Je pense que ce fut l'unique fois où j'ai semblé le prendre au dépourvu, parce qu'il m'a regardé comme si j'avais commis un péché mortel. Je veux dire un péché mortel qui n'a rien à voir avec les valeurs morales ou rien de ce genre. J'avais simplement dit quelque chose qui l'avait totalement pris par surprise.

Parce que je n'avais pas voulu d'enfant? J'ai insisté: *Oui, c'est exact, parce que je n'en ai jamais voulu. Je n'ai jamais senti l'appel de la maternité et n'ai jamais eu ce désir.* Il ne dit rien de plus, mais cela sembla réellement capter son attention. Je sais maintenant pourquoi, mais je n'en parlerai pas ici.

Vous devrez me pardonner, mais je ne m'effeuillerai pas entièrement. J'ai mes limites.

J'ai continué à parler pendant un moment. Mais quand j'ai soudainement senti qu'il n'y avait plus rien à ajouter, je me suis arrêtée. Il prononça un hésitant, *eh bien...* J'étais sur le point de me lever... Puis, d'une certaine façon, en mélangeant la distance et l'affection, Katsumi dit quelque chose en indiquant que j'étais une personne très forte et qu'il ignorait ce qu'il pourrait faire pour moi. Il poursuivit en disant qu'il avait une immense accumulation de travail et qu'il ne pouvait consacrer de temps à des personnes comme moi. Alors, j'ai quitté les mains vides.

Normalement, dans une situation comme celle-ci, ma réaction aurait été la colère, mais ce fut différent. Je me sentais heureuse et amusée en quittant. À huit heures, il donnait une séance de pratique et avec mon mari, nous y avons assisté. Lorsque le cours eut terminé, Katsumi se dirigea poliment vers moi, en souriant. Il me salua et me recommanda de travailler sur quelque chose que nous avions fait pendant le cours, puis il quitta. Le jour suivant nous attrapions un train en direction de Madrid. Et j'aimerais vous demander; croyez-vous que rien n'est vraiment arrivé pendant cette rencontre surréelle? Je ne sais pas, mais quelques mois plus tard, je suis retournée au dojo de Barcelone avec 15 kilos en moins. Il me demanda: *vous avez perdu du poids, n'est-ce pas?* Il le fit plusieurs fois en utilisant des mots différents: *Je dirais qu'avant, vous étiez un peu plus lourde...* Et j'ai agi comme si de rien n'était.

Je l'ai regardé et sans y accorder trop d'importance, je lui ai répondu nonchalamment: *Ah, vraiment? Eh bien, je ne sais pas.* Je l'ai battu à son propre jeu. Me croiriez-vous si je vous disais que je ne réalisais pas quelle était son intention en posant cette question naïve? Ma tendance rotative me retenait de lui admettre que la méthode de gestion de poids efficace qui m'avait aidée à perdre des kilos était fondée sur une chose qu'on appelle la fierté. Sinon, j'aurais répliqué avec force: *Bien sûr, j'ai perdu du poids! Que pensiez-vous? Que vous pourriez me traiter de potelée chaque fois que vous en auriez envie? Par ailleurs, n'est-ce pas évident?*

Katsumi avait touché un point sensible. Il l'avait fait en sachant très bien comment le faire. Un contact physique direct n'était pas nécessaire. Il n'avait pas eu besoin de toucher à un seul de mes cheveux. Il l'avait fait avec le Ki de son souffle, avec le ton de sa voix, avec la façon de placer ses mots comme un poing frappant le point sensible de ma fierté. Si vous lui demandez, il ne fait jamais rien. Rien du tout. N'est-ce pas?

Par la suite, je suis retournée à quelques cours, mais ce n'était pas suffisant pour moi.

J'avais besoin de toujours plus. Un soir, alors que je dînais avec mon mari, une idée nous est venue.

Pourquoi rendions-nous les choses si difficiles? Katsumi vivait à Barcelone, mais c'était toujours possible. Il y a une expression qui dit à peu près ceci: *Ceux qui désirent quelque chose, trouve une façon et ceux qui ne le désirent pas, trouvent des excuses.* Nous désirions ceci. La distance ou les contraintes financières ne nous dérangeaient pas. Nous pouvions le faire avec l'idée que ce serait comme d'aller obtenir un diplôme ou de faire un voyage. Sans compter que nous n'avions pas d'enfants, alors nous pouvions vivre librement et mettre le chaos dans nos vies quand nous le jugions nécessaire. Et quoi de mieux que de mettre nos vies sens dessus dessous pour quelque chose d'aussi merveilleux que le Seitai... Nous étions si chanceux que l'un des plus grands maîtres de Seitai ne soit pas au Japon, mais à Barcelone et nous devions en tirer profit.

Nous étions possédés par ce qui meut la vie: **le désir**.

Il y a des décisions qui ressemblent à des moments d'éveil spirituel. Elles transforment la vie et deviennent le cordon ombilical de votre existence entière. Et c'était l'un de ces moments.

Il ne nous restait qu'une question: serions-nous acceptés dans le groupe du mercredi? Nous savions que Katsumi Mamine donnait des cours du soir spéciaux, à une heure indue, d'authentiques classes des maîtres, destinés à ceux qui visitent son dojo depuis longtemps. Ce sont des classes appelées **Seitai Soho** ou **observation Seitai** et elles sont pour les instructeurs et les personnes qui souhaitent devenir des professionnels. Il y a des gens qui, année après année, tentent de se faire accepter dans ce groupe sans succès.

Nous savions que nous avions peu de chance, mais nous voulions essayer. Un jour, nous sommes allés lui demander. Il nous a regardé avec ce qui semblait être un expression impassible sur son visage et a dit: « *Vous pouvez venir.* »

Cinq ans ont passé depuis ce: « *Vous pouvez venir.* » Nous sommes venu à son dojo tous les premiers et troisièmes mercredis de chaque mois. Et nous ne l'avons jamais regretté. J'ai développé une approche très méthodique pour suivre les classes. Katsumi me laisse les enregistrer avec une caméra vidéo. Enfin, je devrais peut-être dire qu'il n'a jamais émis d'objection à ce que je le fasse et ne m'a jamais demandé ce que j'allais faire de ce matériel inestimable. Je lui aurais dit volontiers. J'ai passé mes week-ends, littéralement, à transcrire ses mots. Et ensuite, j'avais des notes d'une incalculable valeur. Ce travail silencieux et méthodique était, et a toujours été, ce qui m'a propulsée vers une expérience enrichissante que même moi, je n'arrive pas à apprécier à sa juste valeur. Certaines de ces notes écrites tombèrent entre ses mains. Katsumi est une personne très occupée. Son travail ne se termine jamais et il ne peut se permettre de s'arrêter pour lire tout ce que ses étudiants écrivent. Par ailleurs, il ne lit tout simplement pas ce genre de truc. Je ne sais toujours pas pourquoi, mais il a pris connaissance de mon travail. Je suppose que c'est ce qui l'a motivé à me faire une proposition incroyable quelques années plus tard. Il a dit qu'il souffrait de panne d'inspiration pour le livre qu'il écrivait à ce moment et il m'a demandé si j'aimerais ou serais capable de le réviser.

Il s'agissait d'un grand privilège et d'un honneur qu'il me demande une chose comme celle-là et c'était inattendu.

Bien sûr, j'ai accepté. Lors d'une pause, pendant l'un des cours d'été, il m'approcha avec une clé USB. Dans le train en route pour la maison, j'ai jeté un oeil sur le contenu. Je dois dire que je mourrais de curiosité. Quand je l'ai lu, j'ai pensé que c'était fabuleux. Ce texte était une synthèse de ses 60 années d'expérience et le résultat de 40 ans d'études scientifiques.

C'était absolument sublime, mais impossible à comprendre. Il parle un espagnol impeccable, mais l'écrire est une toute autre affaire. En plus de tout cela, il s'agissait de contenu ne pouvant pas être exprimé facilement en mots.

Je me suis lancée dans sa réécriture et dans sa transformation en un langage plus simple, en essayant de maintenir son style personnel d'expression. J'avais été capable de pénétrer son monde intérieur en faisant toutes ces transcriptions dans ses cours. J'étais familière avec son rythme, sa respiration et sa façon de s'exprimer.

Je savais comment communiquer ses enseignements et ça représentait un outil essentiel pour être capable de faire ce travail. On pourrait dire que j'ai fait une traduction de Katsumi à l'espagnol et de l'espagnol à Katsumi. Alors que j'avançais dans le texte, je me suis demandée, comment cet homme avait pu placer sa confiance en une novice comme moi pour un travail comme celui-ci? Plus précisément, comment avait-il su que je pourrais le faire?

J'étais remplie de conflits intérieurs. J'avais l'impression que mon travail devenait fluide, mais je savais personnellement que les auteurs n'aimaient pas que quelqu'un se mêle de leur écriture. Je continuais à travailler et travailler, mais je ne pouvais me débarrasser du doute qui semblait rester au fond de mon esprit. Est-ce que Katsumi aimerait mon travail? Ça peut paraître stupide, mais j'avais l'impression de profaner un lieu sacré. Après avoir revu 70 pages, j'ai envoyé un message texte sur son portable. Non, il n'a pas l'application WhatsApp... Je lui ai demandé son adresse courriel. Non, il n'en a pas non plus. Heureusement, son épouse en a une, alors il m'envoya son adresse.

Peu de temps passa entre le moment où j'ai fait mon envoi et celui où mon téléphone sonna. À l'autre bout du fil, je pouvais sentir la surprise et l'excitation dans sa voix. Il me donna une poussée d'adrénaline en une seule phrase: *S'il vous plaît, continuez.* J'étais si excitée que je pouvais à peine me contenir. Il m'a remerciée plusieurs fois. J'ai senti la timidité m'envahir. Il me remercie. Je devrais être celle qui le remercie. Simplement d'avoir accès à son travail de cette façon prenait des allures de miracle pour moi. Comment avais-je bien pu parvenir à cela?

Je n'arrive toujours pas à comprendre tout ce qui arriva en un si court laps de temps. Je sais qu'il a ressenti la même chose. Je me suis trouvée au bon endroit au bon moment et tout le reste sembla en découler sans effort. J'avais entendu dire qu'il était très consciencieux dans son travail et qu'il laissait peu de place à la collaboration ou aux interventions extérieures. Mon expérience avec lui fut totalement différente. Elle s'avéra une expérience vraiment excitante, créative et constructive.

Même lorsque j'ai eu terminé avec le manuscrit, il lut certaines notes que j'avais écrites, avec une introduction et quelques réflexions. Il m'appela. Il se trouvait qu'il cherchait justement quelqu'un pour écrire la préface de son livre ***Le Mouvement vital*** et il voulait savoir s'il pourrait utiliser l'introduction de mes notes à ce titre. J'ai refusé... Non! Je blague. Bien sûr, j'ai immédiatement dit oui.

À partir de ce moment, les choses se sont rapidement passées. L'éditeur était très satisfait et il fixa une date pour la sortie du livre. Elle eut lieu dans l'emblématique librairie *Alibri*, à Barcelone. Pas même une épingle n'aurait pu entrer dans la place. Comme il n'aurait pu en être autrement, les gens figurant sur l'invitation à participer étaient: **Francisca Garrido**, l'autre personne indispensable au dojo de Barcelone, le philosophe **Santiago López-Petit** et le violoniste **Gérard Claret**, un étudiant de Paul Casals. Santiago et Gérard ont pratiqué le Seitai pendant des années. Puis, il y avait **Ana Monjo**, l'éditrice en chef, **Katsumi Mamine** et bien sûr, moi.

Sur l'invitation, j'étais inscrite pour prendre la parole vers la fin et je m'étais préparée à parler de mon expérience personnelle. Il s'avéra que les inscriptions sur l'invitation étaient par ordre alphabétique et ne correspondaient pas à l'ordre dans lequel nous allions intervenir. Je devais parler en premier et faire l'introduction. J'ai senti que c'était une immense responsabilité. Je devais changer mes plans initiaux et parvenir à faire un amalgame avec la présentation de l'évènement, la présentation du livre, la présentation de Katsumi et celle de moi-même. Ça allait. Tout s'est bien passé, même si ce n'était pas exactement comme je l'aurais voulu.

Après moi, ce fut le tour de Katsumi. Et les attentes étaient élevées.

Il y avait beaucoup de monde. C'était une grande pièce et elle était complètement pleine. La majorité des gens étaient des étudiants qui avaient appris progressivement au fil des ans. Il y avait des personnes qui avaient été à ses côtés pendant toutes ces années où il avait été submergé dans les méandres troubles du savoir. Il avait commencé alors qu'il était très jeune. Il avait mis le pied dans cette eau boueuse et la semelle de ses souliers avait laissé une empreinte de plus en plus profonde. C'était une empreinte qui s'enfonçait peu à peu jusqu'à être totalement engloutie. Lorsque Katsumi voulut remonter et revenir à la surface, en détournant les yeux de ses livres, de son écriture et de ses cours, il atteignait déjà la septième décennie de sa vie. J'ai eu la chance d'arriver précisément au moment où Katsumi sortait de cet épais magma. Ce fut le moment où tout commença à devenir clair et précis. La REFORMULATION DU SEITAI était maintenant une réalité. Et c'était une réalité récente. **Une nouvelle ère pour la transmission de cette incroyable culture venait de commencer**.

Katsumi prit le microphone.

Il était tout à fait naturel qu'une atmosphère particulière entoure ce moment. C'était rempli d'yeux qui brillaient. On pouvait sentir l'émotion dans la pièce. Ce moment était sublime et j'y étais pour le vivre en personne. Karsumi fut excellent et termina l'évènement par une mini-pratique à laquelle tout l'auditoire pouvait participer. Francisca était l'ingrédient doux et aimant de l'évènement. Elle transmit la même douceur qui caractérise chaque souffle de sa vie. Il y eut également de la musique. Elle provenait des cordes du violon de Claret qui interprétait Bach. Et on entendit beaucoup de rires pendant la contribution amusante du philosophe López-Petit.

Je ne peux qu'être reconnaissante à la vie. Reconnaissante parce que depuis ce jour, j'ai eu le privilège de pouvoir compter sur Katsumi pour ses conseils concernant tout ce dont j'ai besoin et le fait que je suis maintenant ici à écrire a beaucoup à voir avec lui. Depuis le tout premier moment, il m'a encouragée à transmettre, à ma façon, le Seitai et toutes ses années de travail. Cela me semble tellement généreux!

Et je comprends, parce que ce ne sont pas les individus qui sont importants ici. La transmission de ces admirables découvertes que le fondateur du Seitai nous a confiées est ce qui est important.

Katsumi me dit toujours: *Tu le fais*. Et me voilà qui le fais. J'essaie seulement de mettre des mots sur les grandes découvertes de Haruchika Noguchi et sur le travail remarquable d'organisation et de finition de son disciple, Katsumi Mamine.

Et c'est ce qui vient ensuite. Devrions-nous continuer?

Temps libre. Katsumi Mamine et comment il est venu reformuler les découvertes de Haruchika Noguchi.

La vie doit être une éducation incessante. Ah! Parbleu! Le devoir de chacun est de ressentir ce qui est grand, de chérir ce qui est beau et non pas d'accepter toutes les conventions de la société, avec les ignominies qu'elle nous impose.

Gustave Flaubert

Il y a ceux qui croient tout ce qu'on leur dit et il y a ceux qui remettent tout en question continuellement. Je ne sais pas lequel est le pire: le premier parce qu'il est soumis ou l'autre parce qu'il est ennuyant. Cependant, il y a ceux qui questionnent, mais qui consacrent aussi leurs efforts au questionnement sur des bases solides et au raisonnement, en cherchant des options, de nouvelles approches qui conduisent à une compréhension approfondie et à une nouvelle voie menant à une nouvelle formulation. À mon avis, K. Mamine fait partie de cette catégorie d'être humain.

La mère de Katsumi fut et est toujours une figure importante du dojo principal de Tokyo, parce qu'elle a été l'un de ses membres depuis le commencement.

Elle a aujourd'hui 97 ans et elle a suivi des gens avec le Seitai Soho jusqu'à l'âge de 92 ans. Je l'imagine comme cette femme incroyable dotée d'une sensibilité unique et d'une respiration d'une extraordinaire qualité. Elle fut celle qui mit en contact le maître Haruchi Noguchi avec l'humaniste Shinichi Suzuki, qui fut le créateur de la méthode d'apprentissage de la musique de renommée internationale, portant son nom. Le petit Katsumi commença son éducation musicale à partir de la naissance, exactement comme la méthode de Suzuki le propose et d'autre part, il fut entouré par le Seitai depuis sa tendre enfance. Pas trop mal comme départ pour ce qui se préparait, n'est-ce pas?

J'ai déjà mentionné que Noguchi est une personnalité historique moderne. Le temps poursuit son cours, mais quelques personnes qui furent très proches de lui vivent encore aujourd'hui, même si elles deviennent de plus en plus rares. L'un de ces rares privilégiés qui puissent en parler est Katsumi Mamine.

Bien entendu, à l'âge de dix ans, Katsumi percevait ce qui se passait autour de lui au dojo du Japon comme n'importe quel enfant de son âge, en voulant s'amuser et rien de plus. Mais en vieillissant, il commença à réaliser que les pratiques et le savoir qu'il apprenait de Noguchi n'étaient observés nulle part ailleurs.

Pas même à l'école. Là-bas, personne ne parlait du Katsugen, du Yuki ou de la structure du mouvement et de son importance vitale dans l'expression de la vie. Comme il passait beaucoup de temps seul lorsqu'il était enfant, il lut énormément, mais il ne découvrit rien de ceci dans les livres qu'il lisait. Il semblait n'y avoir rien à ce sujet nulle part.

Il trouva cela assez étrange. Comment était-ce possible qu'on ne parle pas d'une **chose qui était aussi essentielle pour comprendre et vivre la vie?** Katsumi avait commencé à **pratiquer le Katsugen** alors qu'il n'était qu'un enfant et c'était quelque chose de tout à fait naturel pour lui. Il avait plus de difficultés avec le Yuki. J'imagine que s'il était aussi timide et solitaire qu'il le dit, et en considérant le fait que le Japon n'est pas un pays où il est normal d'avoir beaucoup de contact physique dans la vie de tous les jours, il aurait été assez inconfortable d'établir le genre de contact requis pour le Yuki. On n'aurait jamais pu deviner à l'époque qu'il deviendrait un si grand maître dans **l'art du Soho**!

Le Soho est le Yuki professionnel qui **combine les connaissances** à une **bonne intuition** et il représente une **préparation à la vie** pour la personne qui le reçoit. Néanmoins, ce qui attirait le plus Katsumi à propos du Seitai était **tout ce qui avait trait aux 5 mouvements** et il participa à toutes les lectures et les cours qui furent donnés sur ce sujet.

À l'école secondaire, il choisit de prendre la route des sciences, parce qu'il planifiait de choisir un diplôme relié à la physique, à la chimie ou aux mathématiques. Alors, il commença à s'y préparer. Il étudia et étudia. Il lut d'énormes livres, chacune de leurs pages étant un problème qui devait être résolu. Mais quelle relation directe avait tout ce contenu avec sa vie, celle qu'il sentait vibrer à l'intérieur de lui? Il commença à poser ce genre de questions à ses professeurs, mais aucun ne semblait détenir la réponse.

Lorsqu'il arriva au point où il sentit que le grand monde de la science, expliqué dans ces immenses volumes, allait véritablement l'engloutir, il décida d'abandonner. Cela arriva seulement trois mois avant son examen d'entrée pour l'université.

Tout le monde était en colère contre lui, y compris, bien sûr, ses enseignants. Mais il avait décidé de faire un virage à 360 degrés. Il souhaitait étudier la peinture et par conséquent, il choisit l'**Université des beaux-arts de l'État**.

À cette époque, Katsumi n'était pas conscient qu'il s'agissait d'une école aux exigences élevées et certaines personnes s'y préparaient depuis dix ans en espérant y entrer. Il y avait deux mille cinq cents candidats pour chaque classe de 50 élèves. Évidemment, il ne fut pas accepté cette année-là. Il passa l'année dans des écoles privées afin de se préparer. Il tenta sa chance à nouveau l'année suivante et réussit à entrer. Tout le monde était si fier de lui. Simplement pour être arrivé à se faire accepter dans une université d'une telle importance, on le considérait déjà comme un artiste.

À la journée d'orientation, il vit tellement d'enthousiasme autour de lui. Certains disaient qu'il allait se spécialiser dans l'expressionnisme et d'autres, dans l'art conceptuel. Et alors, il se demanda: *Et moi, qu'est-ce que je veux faire?* Et il ressentit une immense déception l'envahir. Encore une fois, il avait commis une énorme erreur. Il n'avait pas su choisir une chose à laquelle il s'identifiait vraiment. Cette fois, il ne pouvait pas simplement s'enfuir comme il l'avait fait auparavant, alors avec peine, il passa à travers les 4 années qui conduisaient au diplôme aussi bien qu'il le put. Pendant ce temps, il trouva refuge à l'unique endroit qui lui permettait de s'échapper de tout: le dojo de Noguchi. Comme les cours de l'école d'art s'éternisaient, la pression augmenta, ce qui lui fit passer de plus en plus de temps au dojo.

Comme tout dans la vie, c'était uniquement temporaire et cela prit fin. Le moment était arrivé de remettre son projet final pour l'obtention du diplôme.

Chaque étudiant devait créer une oeuvre d'art qui était considérée comme une thèse de doctorat. C'était grâce à cette grande oeuvre que l'artiste avait la chance de crier au monde: *C'est moi et voici ce que je désire exprimer.* Le créateur est né pour communiquer et pour se montrer aux autres. Chaque oeuvre de ces étudiants soigneusement sélectionnée allait être exposée au Musée National de Tokyo. Et bien sûr, cet évènement allait être accompagné de tout l'attirail des cocktails, de la presse, des chasseurs de têtes, etc. Et il en fut ainsi. Quarante-neuf oeuvres d'art ont été exposées dans un espace prédominant du musée et seulement une fut exposée sans être entièrement présentée. Un espace invisible près des escaliers lui avait été réservé. Si quelqu'un avait éprouvé suffisamment d'intérêt pour la regarder du coin de l'oeil et avait pu apercevoir au loin qui l'avait signé, il aurait pu lire: *Katsumi Mamine.* Ce fut terrible pour lui. Il prenait conscience du fait qu'il avait été le pire étudiant.

Être le pire est quelque chose que personne n'aime. Mais en connaissant les particularités du Japon, un pays où la honte et la perte de prestige conduisent souvent le gens au rituel de suicide du seppuku, ou plus familièrement appelé, harakiri, je présume que pour un timide jeune homme, accablé par l'existence, cela a dû être extrêmement douloureux. Quoi qu'il en soit, le jeune Katsumi devait aller de l'avant et continuer à prendre des décisions. Comme il avait choisi la voie de l'art, il considéra voyager en Europe en quête de nouveaux départs et, je suppose, de sens. Il explora plusieurs options.

Il avait déjà décidé que ce devrait être une grande ville. Paris lui semblait être un bon endroit, mais ça lui donnait l'impression d'être trop chic pour lui. Rome, Milan... oui, mais il ne semblait toujours pas convaincu. Ces villes lui semblaient sorties tout droit d'un film. Finalement, il considéra l'Espagne: Madrid ou Barcelone.

Depuis qu'il avait été un petit garçon exposé à toute cette musique, grâce à Suzuki, Paul Casals l'avait fasciné.

C'est un goût pour la musique qu'il partageait avec Noguchi, qui était aussi un admirateur du violoncelliste catalan. C'est la raison pour laquelle il était **attiré par Barcelone.** Et ainsi, il arriva sans connaître une seule âme. Katsuma avait reçu des notes de distinction en espagnol. À cette époque, sa professeure était l'épouse de l'ambassadeur japonais de l'Argentine. Elle lui avait dit que l'utilisation du mot *vos* ne conviendrait pas là-bas et qu'il devait s'habituer à utiliser le mot *usted*, il n'a pas abandonné cette coutume à ce jour. Il trouve difficile de se servir de la forme verbale moins protocolaire en utilisant le *tú*. Je pense qu'il est la seule personne dans ma vie avec qui j'ai utilisé le *usted* plus formel. Alors, Mamine avait l'avantage d'être capable de bien se défendre en espagnol, mais c'est une chose d'être familier avec la théorie, mais une toute autre, de l'utiliser dans la vraie vie. Écouter les gens sur la rue parler si rapidement et de plus, en intégrant le catalan, était tout simplement très différent des conversations qu'il avait l'habitude d'avoir avec sa professeure sophistiquée de Buenos Aires.

Le Japon et l'Europe sont si différents! Et à plus forte raison dans les années 1960, quand le monde n'était pas aussi globalisé qu'il est maintenant. Je suis certaine que ce ne fut pas une période facile pour lui. Timidité + compréhension limitée du langage = isolement et solitude. Mais cela ne l'empêcha pas d'entrer en contact avec **Lluís María Güel**, la personne responsable de l'**École Massana** où il a immédiatement été accepté. Ce centre prestigieux fut fondé, en 1929, comme institution culturelle dont l'objectif est d'enseigner l'art et la création. Il conserve toujours cet esprit aujourd'hui en tant que **Centre d'Art et de Création municipal de Barcelone.**

Mais Katsumi semblait toujours à la recherche de l'arche perdue. Peu importe à quel point il essayait, il n'arrivait pas à trouver la créativité dont il avait besoin pour s'exprimer dans son art. La même question semblait le hanter: *Qu'est-ce que je souhaite créer?* Et toujours la même réponse: *Aucune idée.* Un artiste sans orientation pour créer est comme une mer sans sel. Avoir le désir de faire quelque chose et en être incapable... Être capable de faire quelque chose et n'en avoir aucun désir. Il devait y avoir une raison derrière cette résistance parce qu'il était clair qu'il avait le potentiel en lui; sinon, on ne l'aurait jamais accepté dans une université aussi spécialisée. Cette résistance inexplicable, ces cordes intangibles qui le gardaient prisonnier d'un tel blocage mental l'affligeaient réellement. Un an plus tard, il toucha le fond. Puis, il prit une décision.

Il se plaça devant un canevas vierge et se confronta lui-même: *Katsumi, soit tu exprimes ce que tu souhaites créer sur ce canevas, ou tu te tues.* Ce *ou tu te tues* n'est pas une métaphore dramatique comme *j'ai envie de tuer ma fille*. Non. C'était une décision réelle et consciencieuse. Katsumi vivait cette décision comme une question de vie ou de mort. Il n'y aurait pas d'échappatoire. C'était un défi personnel, un défi avec lui-même qui ne pouvait conduire qu'à l'un des deux états complètement antagonistes et incompatibles: continuer de vivre ou disparaître.

Il passa des mois devant son canevas vierge.

Comme il devait minimalement survivre pendant cette prise de décision cruciale de continuer de vivre ou d'en finir, il se rendit très tôt chaque matin sur une place de Barcelone. Là, quelques camions passaient au lever du jour pour prendre des travailleurs et les emmener sur leur site de travail. Comme Katsumi ne voulait pas qu'on l'oublie, il était toujours l'un des premiers à arriver. Il travaillait pendant huit heures et ne mangeait presque rien. Il prenait une collation sur le chemin du travail ou sur celui du retour... Une fois qu'il était revenu à la maison, il s'assoyait devant le sinistre canevas vierge pendant un autre 8 ou 9 heures.

Quelques mois plus tard, le pinceau qu'il tenait à la main commença à bouger. Un genre de cercle sembla en émerger. Cela l'intéressa et alors, il poursuivit. Il dessina tellement de cercles que ses mains saignaient parfois. Un cercle par seconde, encore et toujours. Katsumi était absobé dans une valse affolante avec l'objectif de dessiner le cercle parfait. Son corps représentait le support d'un compas imparfait en quête du trait impeccable. Noguchi était au courant de ce processus très pénible, parce que Katsumi lui en avait parlé dans ses lettres. Parfois le Maître répondait. C'était tout simplement naturel. Ils avaient toujours beaucoup communiqué entre eux. Ils avaient mangé ensemble à de nombreuses occasions et Katsumi avait une bonne relation avec les enfants du Maître, particulièrement avec son fils aîné.

Un jour, il dessina finalement le *cercle*. Et Mamine était fou de joie. Il était euphorique. Sa joie l'avait conduit à écrire à Noguchi. Il avait joint une photo de la peinture dans la lettre. Peu de temps après, la réponse de Noguchi arriva: *Enfin, le cercle a fait le tour complet.* Il ajouta que si le jeune Katsumi voulait un jour vendre la peinture, il l'achèterait. Toutefois, au moment où la réponse du Maître arriva, une nouvelle déception avait déjà affligé Katsumi. Il ne pouvait pas dormir. Pas plus qu'il ne pouvait sortir du lit. Il était paralysé. Il avait trouvé de la créativité, mais d'où venait-elle? Du **désir profond** de son corps. La créativité n'existait pas. **Rien n'existait**. Tout était seulement une série successive de réponses dont le but ultime était de satisfaire quelque chose d'aussi simple que le désir du corps. La créativité obéit au désir. Il en était venu à comprendre que ce que tout le monde appelle une vocation ou un appel et que chaque personne semble limiter à une sphère que ce soit la science, l'art ou le sport; n'a pas réellement d'importance. **Le désir profond de vivre de l'organisme** est derrière tout cela, orchestrant chaque mesure.

Alors, il faisait un autre tour de montagnes russes. Sa vie ressemblait à un tourment incessant et la joie ne faisait son apparition qu'à de fugaces occasions.

La tristesse et la confusion étaient de retour. Comment en était-il venu à cette conclusion? Ça lui est venu alors qu'il pratiquait le Katsugen. Il sentit son **tanden** et sa respiration.

Cela lui appartenait irrémédiablement, au contraire de la créativité. Puisque l'idée qu'il agissait pour **combler ses désirs** était née dans son esprit, il devait découvrir si elle était véritablement fondée. Comment? En plaçant sa main sur une autre personne, en la touchant.

Katsumi vécut seul. Il était complètement seul. Il ne connaissait personne. Il était très solitaire. Je ne sais pas comment il est entré en contact avec cette première personne, mais quand il l'a fait, quand il plaça sa main sur elle, trois personnes de plus faisaient la file pour recevoir la même chose le jour suivant. Puis de ces trois, quinze apparurent et ainsi de suite. Ce n'était pas une progression arithmétique, mais une inéluctable progression géométrique. En peu de temps, il allait de maison en maison, dans tout Barcelone. Il travaillait sans s'arrêter, de huit heures le matin jusqu'à dix heures le soir et les demandes continuaient à arriver. Environ un an plus tard, il décida de trouver un petit espace recouvert de tapis et d'ouvrir un dojo. À ce moment-là, il travaillait avec un autre Japonais nommé **Moriji Funakawa**, qui vivait également à Barcelone et se dévouait au Seitai.

Je n'ai jamais eu l'opportunité de rencontrer cet homme, alors je ne peux vous en dire beaucoup à son sujet. Ce que je sais c'est qu'il est très hautement respecté par plusieurs personnes dans le monde du Seitai.

Il a mon respect et ma gratitude simplement pour y avoir consacré sa vie. J'adorerais le rencontrer, mais j'ai entendu dire qu'il ne recevait plus de nouvelles personnes à son dojo. Lorsqu'il partageait le dojo avec Katsumi, ils étaient très proches.

Moriji était venu en Espagne comme dirigeant dans une grande entreprise et lorsqu'il a entendu parler de la rigueur du Seitai par Mamine, il fut très impressionné. Il s'installa avec lui au dojo, avide d'apprendre. Katsumi n'avait jamais considéré se vouer professionnellement au Seitai, pourtant, il le faisait déjà depuis un an. Par conséquent, les questions et les doutes commencèrent à le tourmenter à nouveau. Était-il fidèle à ce que Noguchi avait essayé de lui enseigner? Souhaitait-il réellement consacrer sa vie au Seitai? Pour trouver la réponse, Mamine décida de retourner au Japon et de rencontrer Noguchi une nouvelle fois.

Et une chose très étrange se produisit. Mamine, qui avait finalement vendu son Círculo (cercle) à Noguchi, n'avait plus rien entendu au sujet de la peinture jusqu'à ce qu'il retourne au dojo.

Ce qu'il découvrit le surprit considérablement. Pendant tout ce temps, Noguchi l'avait exposée dans l'escalier. Cet escalier n'avait rien de celui du musée de Tokyo, mais **il se trouvait à être le lieu le plus important de tout le dojo**, puisque tous les visiteurs passaient par là. Quand Noguchi appris que Katsumi avait abandonné la peinture et qu'il revenait au Japon, il fut très en colère et fit retirer le tableau pour que Mamine ne puisse jamais voir son oeuvre exposée. Au retour, il se confina à vie entre les murs du dojo. Il y passa tout son temps. Son passe-temps favori était d'observer Noguchi, sa respiration... et il était intrigué. Comment était-il possible que cet homme possède un mouvement de va-et-vient aussi naturel et spontané? Cette constatation alluma en lui le désir d'apprendre sérieusement et il fit part de son souhait à son Maître.

Noguchi croyait que Mamine avait déjà choisi une autre voie et cette nouvelle décision le rendit très heureux. Il garda Mamine auprès de lui pendant l'année et demie suivante. Comme on dit en Andalousie, *a su vera*, ce qui signifie à ses côtés.

Mamine eut l'opportunité et le privilège d'apprendre en compagnie des disciples directs de Noguchi. Certains d'entre eux demandèrent ce qu'il faisait là et Noguchi répondit que Mamine ferait un jour quelque chose d'exceptionnel et de très précieux pour que le Seitai soit transmis aux autres.

C'était la raison pour laquelle il était là. Il est vrai que Mamine était un cas très spécial, parce que cela ne représentait pas la façon orthodoxe d'appartenir à ce cercle réduit qui gravitait autour de Noguchi. Les *usadeshis*, les disciples spéciaux du dojo, bénéficiaient de ce privilège en faisant preuve de choses que Mamine ne possédait pas, mais Noguchi décida de faire une exception pour le jeune homme parce qu'il pouvait **voir l'importance** qu'il aurait.

Et bien sûr, il n'eut pas tort.

Katsumi était totalement intégré à cet environnement. Il participait même aux réunions avec les membres élites de la Société du Seitai qui prenaient les décisions sur les sujets importants concernant le dojo. Mamine admet avoir reçu un **traitement vraiment spécial de la part de Noguchi** et il a toujours démontré une profonde gratitude pour cela. Ces 18 mois intenses se passèrent ainsi: Katsumi s'assoyait à quelques pieds du Maître et l'observait alors qu'il travaillait **sans arrêt pendant 11 heures.** Il l'observait et observait les disciples plus avancés qui collaboraient avec lui. Pouvez-vous imaginer ce que représente être assis dans la position seiza pendant toutes ces heures sans pouvoir montrer aucun signe de douleur ou de fatigue?

Katsumi était très conscient du respect qu'il devait démontrer envers son Maître et du privilège extraordinaire qu'il recevait. Il faisait l'expérience de l'un des enseignements les plus exceptionnels que Noguchi avait offerts au cours de sa vie et il savait qu'il ne pouvait pas le laisser tomber. Il devait être à la hauteur de ce qu'on attendait de lui.

Les seules fois qu'il se leva furent lorsque Noguchi allait à la toilette. Il saisissait le moment et même si ses jambes étaient endormies et totalement engourdies, son désir de ne montrer aucune faiblesse était si profond qu'il réussissait à faire quelques pas avec un certain entrain.

Une fois que cette partie de la journée, qui semblait interminable, était terminée, ses leçons personnelles débutaient. Elles commençaient un peu avant minuit et duraient jusqu'à trois ou quatre heures du matin. Mamine avait Noguchi entièrement pour lui-même. Il s'agissait d'un entraînement complètement personnalisé et exclusif. C'était formidable. Mamine a appris de nombreuses choses au cours de ces heures, mais savez-vous ce qui a le plus capté son attention? C'est d'observer la façon unique de vivre de Noguchi. Tout en lui ne requerrait aucun effort. Il n'y avait aucune manière spécifique, aucune posture de Maître particulière, mais Noguchi s'assoyait avec un naturel absolument stupéfiant. **Être, exister. Absence de pose**. Noguchi disait souvent que le Ki meurt lorsqu'il prend forme. Et c'est ainsi qu'il vivait, parce que le Ki circulait en lui. **Le secret était dans sa façon de respirer.** Ce tanden, cette vague qui venait de sa poitrine à son abdomen et circulait dans tout son être. Grâce à cette observation, Mamine trouva une façon de passer à travers ces séances de marathon assis à la Japonaise, chose qu'il n'aimait pas, mais devait faire. Il constata que le Katsugen, un Katsugen interne sans gesticulations accentuées, renforçait son CVP et qu'ainsi ses jambes n'avaient pas à supporter le poids de tout son corps. Il défiait la gravité, s'abandonnant au mouvement spontané qui jaillissait de l'intérieur de lui. Katsugen. C'est ainsi qu'il parvînt à survivre à ses longues heures. Il n'y avait aucune autre façon. En fait, un peu plus tard, Katsumi observa d'autres Maîtres, comme certains des Maîtres Zazen importants. Il eut l'impression que les **positions** qu'ils adoptaient étaient très **reliées à la forme** et à la façon de tolérer cette forme.

Mais il avait appris que **la forme naissait à l'intérieur**. La forme ne vient pas de notre esprit, ni du contrôle, mais de **l'esprit en association** avec le reste de notre être.

Je ne peux qu'imaginer la grande quantité d'efforts que le jeune Mamine eût à déployer pour être à la hauteur de ce qu'on attendait de lui en échange du privilège qui dura un an et demi. Le dojo était un lieu dynamique où il n'y avait pas beaucoup de temps pour manger et encore moins pour la paresse. Tenter de suivre ce rythme a dû représenter une expérience intense... encore plus si on prend en considération qu'il s'agissait des dernières années de la vie du Maître.

Mamine retourna en Espagne et peu de temps après, Noguchi écrivait son fameux testament vital. Vous vous rappelez?

Les cours de Soho n'étaient plus donnés au dojo et le Maître prit sa retraite, en s'isolant du monde et en ne restant en contact qu'avec quelques rares personnes. C'était une époque où Mamine commençait à mettre en pratique tout ce qu'il avait appris au Japon. Il n'était pas conscient de ce qui se passait au dojo de son Maître. Il ne sut pas trop pourquoi, mais il décida d'y revenir moins d'un an plus tard.

Il alla au dojo. Il s'assit pour attendre son Maître qui, pour une raison inconnue, ne se présenta jamais.

C'était inhabituel pour un homme comme Noguchi qui ne semblait jamais trop fatigué et qui n'arrêtait jamais de travailler. Katsumi aurait pu se rendre à la maison de Noguchi pour le chercher. Il le connaissait suffisamment bien pour le faire... mais il ne voulait pas. Il se disait que la maison de Noguchi était au dojo. Il ne comprenait pas ce qui avait pu se produire dans un si court laps de temps.

Mamine attendit et attendit jusqu'à ce qu'un jour Noguchi apparaisse. Il avait le même visage, le même corps... mais ce qui vivait à l'intérieur de lui, le mouvement qui nous crée et nous garde en vie, avait beaucoup changé. **Ce qui n'a pas de forme avait pris forme**.

Mamine vit qu'il restait peu de choses de ce qu'il avait observé et admiré de lui. Noguchi était là dans un corps physique, mais il n'était plus de ce monde.

Le dernier cours de Soho que Noguchi ait donné eut lieu dans les jours suivants. Soudainement, il décida de le faire. Quatre cents personnes y assistèrent. Il divisa l'immense groupe en assemblées de quarante personnes et sélectionna dix disciples pour présider chacune d'entre elles. Le jeune Mamine était l'un de ceux qu'il avait choisis. Il se trouvait d'authentiques Maîtres Seitai parmi les personnes de son groupe et bien sûr, ils étaient plus vieux que lui. Pourquoi Noguchi l'avait-il sélectionné? Nous ne le saurons jamais, mais ce qui est clair, c'est que Noguchi traitait toujours Mamine d'une façon particulière.

Le cours termina et Noguchi retourna à son refuge. En entrevoyant ce qui allait arriver, Katsumi décida de retourner à Barcelone. Avant de quitter le Japon, il obtint une permission très importante: l'**autorisation personnelle de Noguchi de traduire et de publier le magazine Zensei**, en Espagne, pour les étudiants de son dojo.

Ce dont nous parlons ne représente pas une mince affaire; à tout le moins, pas pour ceux d'entre nous qui vivent en Occident. En Europe et dans le reste du monde, nous avons accès à une chose inestimable, grâce au travail titanesque que représentent les innombrables années de traduction de ces publications. Plusieurs des conférences que Noguchi a données au cours de sa vie furent retranscrites par des personnes de son dojo et représentent une part importante du contenu. Entre 1977 et 1991, un total de **67 numéros** furent traduits et publiés. Il en sortait un tous les trois mois. Tout ce dévouement nous laissa un précieux cadeau, un legs qui nous appartient pour toujours. Même aujourd'hui, on peut toujours faire venir la plupart de ces magazines du dojo de Barcelone et de quelques autres endroits. Katsumi n'a pas fait tout cela par lui-même. Il débuta en compagnie de Francisca Garrido, mais comme il avait tellement d'autre travail, deux autres personnes prirent la relève pour le projet: Moriji Funakawa dont j'ai déjà fait mention et **Jacqueline Gerday**, une philologue belge qui était responsable des dernières retouches et qui s'assurait également que l'espagnol était aussi précis que possible. Mamine supervisait le tout personnellement. J'aimerais remercier tous ceux qui contribuèrent à rendre cela possible.

Le Magazine Zensei est toujours publié au Japon, mais pour autant que je sache, aucun des numéros que Noguchi avait traduits. Si quelqu'un a la preuve du contraire, je serais reconnaissante que vous me le laissiez savoir: seitai.inteligenciavital@gmail.com

Nous avons bifurqué alors que Mamine quittait le Japon pour retourner en Espagne. Trois semaines après son arrivée à Barcelone, Katsumi reçut la nouvelle que Haruchika Noguchi était décédé. C'était en 1976. Je ne peux qu'imaginer le choc... Mamine, qui j'en suis sûre était vraiment bouleversé, ne laissa pas cela l'arrêter d'accomplir ce qu'il avait à accomplir et se rendit au travail à son dojo de Barcelone. En une courte période, l'espace qu'il avait créé était devenu une référence pour les gens de toutes les sphères de la société qui étaient attirés par le charisme de Mamine. Des personnalités très connues de toutes sortes de disciplines: médecins, thérapeutes, philosophes, yogis, soufis... Sa célébrité était en pleine croissance et celle de son Soho également. Mamine était passé de la solitude absolue à vivre entouré de monde.

Après quinze ans d'immersion dans cette tornade, il prit la décision de ralentir. **Il devait faire une chose.** Il avait réalisé que le **legs de son Maître** lui avait laissé une tâche qui **devait être accomplie.** Toute cette immensité devait être organisée. Noguchi avait été unique, irremplaçable. Pour la majorité des humains, il serait impossible de tenter d'imiter sa façon de faire, sa manière d'utiliser son intuition, son incroyable perception du mouvement dans chaque moindre structure de vie, comme une cellule. Noguchi pouvait effectuer un Soho en deux minutes. Il pouvait percevoir la vitalité d'une personne ou prédire sa mort imminente d'un simple coup d'oeil. Nous autres, simples mortels, sommes destinés à la simplicité et aux apprentissages limités.

Mamine était convaincu que tout ce que Noguchi avait révélé risquait de devenir déformé par l'**analyse subjective** de quiconque souhaitait s'y intéresser. Afin d'empêcher que cela arrive, il **s'avérait nécessaire d'établir un ordre** en fonction duquel une **fondation et une structure inaltérables** pourraient être stipulées. Il savait qu'il était extrêmement important d'établir une interprétation commune comme point de départ puis à partir de là, tout le monde pourrait avancer librement en quête de **nouvelles voies à explorer.** Cette décision exigea de lui qu'il réduise ses heures au dojo. C'était pour mener à bien l'idée qui avait germé dans sa tête. **Le Seitai nécessitait une synthèse,** une base, une bactérie qui représenterait le point de rencontre commun pour tous ceux qui souhaitaient l'approfondir.

Moriji n'était pas d'accord et ne comprenait pas ce travail complémentaire que Mamine souhaitait accomplir, alors il quitta pour ouvrir son propre dojo. Cela n'arrêta pas Mamine. Pendant deux, trois, peut-être quatre années, il cessa de suivre des gens, ou à tout le moins, il en réduisit le nombre. C'était la quantité de temps dont il croyait qu'il aurait besoin pour compléter son étude. Mais ça se passa autrement. **Mamine n'avait pas calculé correctement.**

Cette révision, **cette synthèse, ne prit pas quatre ans.** Elle finit par lui **prendre 40 ans** et il y travaille toujours...

Je ne sais pas comment il a fait toutes ces années. Peut-être qu'il avait trouvé un autre défi de vie ou de mort, mais ce qui est certainement vrai est que pour faire ce qu'il a fait, Katsumi Mamine a eu besoin d'une capacité extraordinaire de travail et de concentration. Il possède également une **quantité phénoménale de générosité** qui se reflète dans le travail impeccable qu'il s'apprête à nous donner. Et je dis « qu'il s'apprête à nous donner» et non « qu'il nous a donnés» parce que même s'il prétend qu'il a terminé, je sais que c'est impossible. Jusqu'au jour où il mourra, il continuera de relire et de tout repenser dans l'intérêt de trouver une meilleure façon de retransmettre le tout.

Ce jeune homme qui n'était pas très intéressé par la vie est devenu l'une des personnes capables de mener l'une des études les plus approfondies jamais réalisées sur la vie. Katsumi Mamine est passé du statut de personne qui n'estimait pas la vie à celui de l'un de ses plus grands admirateurs. Et il fallait s'y attendre... puisque Mamine a pu examiner si minutieusement les découvertes de Noguchi sur l'essence de la vie qu'il ne pouvait qu'être absolument fasciné.

Tour guidé : Katsumi Mamine, le Seitai converti en science ou vice versa.

Qu'est-ce qui arriva en premier, l'œuf ou la poule? J'ignore ce qui est le plus important, le Seitai converti en science ou la science convertie dans le savoir intéressant que le Seitai a à offrir.

Les deux sont si complémentaires! **Le Seitai enrichit la science et la science enrichit le Seitai.** Mais une chose est certaine, s'il n'avait été du travail de Katsumi Mamine, le Seitai aurait couru le risque de s'altérer et de graduellement devenir totalement **dénaturé**.

Grâce à toutes ces années de dévouement, il existe maintenant une base solide à partir de laquelle l'héritage de Noguchi peut être diffusé. Il y a encore beaucoup à faire. Un si vaste territoire demeure à explorer. Nous assistons à la naissance d'un **nouveau paradigme**.

Les aiguilles de l'horloge continueront à avancer et nos vies passeront, mais quand la race humaine sera prête à se pencher longuement sur la façon d'être des choses et sera capable d'une honnête autocritique, le Seitai sera là en tant que voie possible à emprunter. Ce savoir refera surface en offrant un éclairage qui mettra en lumière toute l'absurdité qui a diverti les humains pendant tout ce temps. Et lorsque ce moment viendra, **une boussole** qui facilitera cette nouvelle direction pourra être utilisée: les livres de Mamine. Je dis toujours: **Si Nogochi a découvert... Mamine a organisé.** Katsumi Mamine dit souvent quelque chose à cet effet:

« J'ai vécu le Seitai pendant 60 ans et pendant cette période, j'ai expérimenté plusieurs choses. Toutefois, la chose la plus difficile à laquelle s'accrocher, que ce soit pour la transmettre aux autres ou pour la vivre, est la simplicité. La simplicité, si elle est réellement simple, est reliée aux plus grandes profondeurs de la vie et de nos existences. »

La simplicité... quand Mamine parle de simplicité, il fait référence à cette authenticité vitale ou à cette spontanéité qui vivait à l'intérieur du Maître Haruchika Noguchi qu'il avait eu l'opportunité d'observer et d'admirer. Pourquoi avons-nous abandonné la **voie de la simplicité**?

Vivre simplement. Simple n'est pas un synonyme de négligeable. Je ne pense pas que vous trouverez quelqu'un pour qui **tout doit** se transformer en complication. Pire encore, les **choses semblent devenir compliquées en ce qui concerne ce qui est en fait inutile.** Je suis désolée de dire que presque rien de ce que nous faisons n'est réellement important ou significatif. Ni pour vous ni pour moi. Quand nous ne serons plus ici, rien de nous ne demeurera, puisque nous aurons perdu notre précieuse vie avec l'ABSURDITÉ. Le temps est venu de récupérer le sens et le Seitai offre tellement de sens et de direction. De ceci, je n'ai aucun doute.

Je désire mettre au clair que mon intention présente n'est pas d'offrir un long exposé sur le travail grandiose de Mamine. Heureusement, nous avons ses livres. Nous pouvons les déposer dans notre bibliothèque et les consulter aussi souvent que nous le souhaitons. Au cours de ce livre, nous avons déjà parlé à maintes reprises de l'inutilité de tout ce savoir sans sa pratique et son expérience personnelle. Ce serait comme d'essayer d'être le meilleur imitateur d'Elvis Presley: vous pouvez agiter votre toupet et vos hanches de façon déchaînée, vous vous approcherez de ce qu'il était; mais vous ne réussirez jamais à être l'authentique, à être dans sa peau.

Si nous désirons vivre dans l'originalité que nos vies exceptionnelles nous offrent, nous devons exister avec authenticité et vivre notre propre expérience non transférable. Toutefois, il est toujours agréable d'avoir le travail des autres comme référence.

Véritablement, **Mamine n'a rien modifié du tout de la contribution de Noguchi**. Avec un **dévouement** irréprochable, il a étoffé et amélioré les modes de transmission des pratiques Seitai. Un autre accomplissement crucial de Mamine a été de prouver que nous nous trouvons face à **un savoir qui est entièrement vérifiable**. Autant la science que les pratiques de Mamine en font foi. À travers ces pratiques, **toute la structure, qui supporte notre organisme** et grâce à laquelle nous vivons, est révélée. Donc, le **Seitai**, conséquemment à tous ces exemples pratiques et empiriques, **n'est plus quelque chose d'intuitif, mais il représente désormais un savoir qui peut être prouvé** à quiconque et démontré devant **n'importe quelle audience.**

C'est le grand accomplissement de Mamine.

Comme nous sommes si absolutistes, il semble que nous devons tout confronter et questionner. Ce doit être une chose ou l'autre. Soit la science orthodoxe ou la pseudoscience. Il faut que ce soit de la science ou de l'ésotérisme. La science contre la vision holistique. Un pur raisonnement, Kant ou l'option de Descartes, l'un des deux était faux. Les découvertes émergentes de la physique quantique, qui bouleversent toute la physique traditionnelle, semblent avoir commencé à **relier la réalité palpable à la réalité invisible**. Évidemment, il s'y trouve un espace vide: un trou noir qui a besoin d'un **lien**. Et je crois que le Seitai est venu combler cet espace vide. **Le Seitai connectera le tangible à l'intangible**. L'intangible sera converti en sensibilité et en certitude. Et le tangible sera remis en question.

Il n'est pas question de spiritualité dans le Seitai ni de la mort. Le Seitai respecte les croyances individuelles de chaque personne. Il est plutôt question d'une référence fondamentale à la vie. Non seulement la vie nous offre le tangible et le démontrable, mais elle comporte également l'immensité de l'infini. Et ce n'est pas tout. Le Seitai a aussi **commencé à unir et à relier la science occidentale à l'approche médicale et philosophique que l'Orient a à offrir**.

Noguchi utilisa une métaphore éloquente. Il fit référence au chaînon manquant de la culture humaine. Il dit qu'à un certain moment, un bouton a manqué la boutonnière correspondante de la chemise, ce qui en a résulté est que le reste des boutons a été dans les mauvaises boutonnières, empêchant l'ensemble d'être aligné. Nous reviendrons sur cette étrange théorie du bouton qui a manqué la boutonnière un peu plus loin...

L'Occident a tendance à favoriser la spécialisation et la compartimentation du savoir. En fait, la médecine traite des maladies spécifiques et des organes concrets. Elle a recours au traitement de problèmes isolés dans l'espoir de réparer l'ensemble. En Orient, c'est l'opposé. On observe l'ensemble pour s'adresser au problème spécifique. L'Orient possède une perception holistique de l'existence.

Le terme holistique provient du grec ***holos***, qui **signifie entier, total**. Si au lieu de se servir de la confrontation en considérant les différentes options, si les connaissances et les perspectives étaient mises en commun, peut-être que la race humaine pourrait trouver l'élan dont elle a besoin pour faire un changement radical dans sa propre création. Chacun de nous a contribué à créer la réalité sur une fondation boueuse et nous sommes tous effrayés de l'asperger, de la dissoudre afin de découvrir quelle voie cette nouvelle eau brunâtre empruntera.

Dernièrement, j'ai porté beaucoup d'attention à ce que les médias d'information divulguaient. Ils nous éduquent. Ils forment nos croyances, nos peurs et notre réalité. Honnêtement, je pense que très souvent, ils font preuve d'un manque de **rigueur** et nous sommes simplement dupés.

Récemment, je suis tombée sur un article portant sur un homme qui prétendait avoir investigué sur l'origine de plusieurs maladies. Il reliait le cancer du foie à une certaine émotion, le cancer du sein à une autre et ainsi de suite, avec une extraordinaire conviction et assurance tout au long de l'entrevue.

Et le journaliste ne demanda pas une fois: *Et vous monsieur? Sur quoi basez-vous toutes ces affirmations?* Il semblait s'agir de confiance aveugle, nourrie par les chimères.

Je ne sais pas si certains croient que j'exagère, mais un énorme point d'interrogation est apparu dans mon esprit en clignotant comme un signal d'alarme rouge et je ne comprends pas pourquoi cette alarme ne se déclenche pas chez le monde. Sommes-nous des êtres intelligents ou non? Valorisons-nous l'intelligence rationnelle ou fermons-nous les yeux sur elle? Par souci de croire, nous croyons tout ce qui provient d'une publication. Les médias d'information entretiennent un étrange prestige. Remettre les choses en question, contredire l'information, les idées, analyser... sont des pratiques qui commencent à se faire rares!

Un autre article faisait référence au dos du corps humain comme à une chose qu'on laisse derrière soi, quelque chose qu'on prétend oublier, une chose qui est réellement à l'arrière de notre esprit. À nouveau, nous voyons l'esprit comme cette entité possédant un pouvoir ultra-magique... On y parlait de la colonne vertébrale comme d'une chose qui représente notre volonté et qui se déforme parce que notre volonté l'avait fait s'incliner. Un ami intime qui est médecin de famille a partagé cet article dans les médias sociaux. On peut en retrouver des milliers de ce genre, parce qu'ils circulent librement. La douleur au genou est le résultat de la rigidité d'une personne qui ne souhaite pas s'agenouiller devant quelqu'un d'autre... Devrions-nous vivre sur nos genoux?

Je pense personnellement que ce ne sont que des absurdités. **Bien sûr, tout est relié!** Bien sûr, nos émotions ne sont pas isolées du reste!

Tout est interrelié. Mais tout possède également une rigueur vitale et non une interprétation aléatoire. Chaque humain est unique et mérite d'être traité avec respect. Par conséquent, un diagnostic ne peut être posé sans critères rigoureux, parce qu'autrement, chacun pourrait observer ses symptômes particuliers comme s'il lisait son horoscope dans un magazine pour adolescents, en pensant qu'il peut recevoir une psychanalyse personnalisée en le faisant. Ce genre d'approches exploite non seulement le besoin des gens de trouver des réponses, mais il joue également avec leurs émotions et leurs peurs. Aucun tableau ne peut démontrer votre réel état d'être, ce que vous êtes ou ce que vous vivez. Vous n'êtes pas le menu d'un marchand de crème glacée où vous pouvez trouver votre parfum favori. L'**être humain** est plus comme **une charte des couleurs qui reflète l'infinie variété des individus**. Il y a tellement d'éléments, de si nombreuses combinaisons qui entrent en jeu qu'il est impossible d'aboutir à une formule.

Et si vous y parveniez, elle devrait être basée sur quelque chose de réel. Lorsqu'on parle d'un enjeu aussi important que la **santé**, je pense qu'il est nécessaire d'établir une série de filtres et de ne pas avoir comme politique que tout est permis. **La santé n'est pas un divertissement ni un contenu de remplissage**. Les répercussions que ce genre d'articles peut avoir sur les autres devraient toujours être prises en compte.

Porter attention à cet immense volume d'informations qui nous est offert, presque en intraveineuse chaque jour, sans l'examiner de plus près et l'analyser, nous plongera dans les profondeurs de l'ignorance en faisant de nous des victimes de la désinformation.

La désinformation ne nous mènera nulle part parce qu'elle appartient au domaine du grotesque. Le **Seitai**, en revanche, **évoque la RIGUEUR** et toute sa contribution est basée sur quelque chose de réel et de démontrable.

Ce livre a été écrit entre 2014 et 2015. En ce moment, les nouvelles se concentrent sur le *virus d'Ebola*. Nous avons été bombardés d'informations à son sujet depuis des mois, maintenant. J'utilise ceci à titre d'exemple pour illustrer le point qui peut être fait à propos de tout évènement futur de cette nature. Il y a longtemps, c'était la grippe aviaire pendant laquelle le gouvernement espagnol a dépensé des millions d'euros pour une réserve de vaccins dont on n'aurait jamais besoin. Peu importe à quel point l'agent pathogène est meurtrier, il n'affectera jamais 100% de la population. À tout le moins, ça n'est jamais arrivé jusqu'à présent. Il y aura des gens qui entreront en contact avec le virus et ne tomberont jamais malades. Il y en aura d'autres qui seront affectés par lui, mais à un degré plus faible que la plupart et ils parviendront à survivre, alors que d'autres encore n'auront aucune chance de survie.

C'est simplement parce que nous ne sommes pas exposés à tout ce qui est dangereux.

Pas plus qu'une émotion ne se transformera automatiquement en maladie, parce que l'état d'un organisme est UNIQUE. Chacun de nous sera vulnérable à certains agents externes ou générés à l'interne et sera immunisé contre d'autres. Il y a des gens qui répriment continuellement leurs émotions et qui ont un estomac qui ne leur donne jamais aucun problème. Il y a ceux qui traversent une situation désespérante et ne font jamais d'infarctus. Il y a ceux qui subissent des séparations éprouvantes avec 20 personnes différentes et ne font jamais d'infection urinaire... Donc, l'idée que quelque chose peut inévitablement vous rendre malade à cause d'une certaine émotion N'EST BASÉE SUR RIEN QUI PEUT ÊTRE PROUVÉ, même s'il pourrait y avoir un certain type de relation. Mais cela dit, en quoi est-ce important?

Prenons en considération les probabilités mathématiques qu'une certaine émotion puisse être directement reliée à une maladie spécifique. Que pourriez-vous faire? Dire à votre cerveau que vous ne voulez pas être jaloux, que vous ne voulez pas vous énerver lorsque la facture d'électricité arrive...

Savoir pourquoi ne résoudra pas le problème. Une chose aussi spontanée jaillit de l'intérieur de nous, guider notre organisme vers la voie de la guérison est ce qui résout le problème. Et afin que cela arrive, il est très important *que notre respiration soit naturelle. Cela influence directement ce qui nous arrive.* Un peu plus loin, je vous parlerai de la TPE, la tension partielle excessive. Je ne vous fournirai pas de prescriptions, mais je vous offrirai des références qui vous aideront dans vos réflexions et vous guideront. L'observation est essentielle à cette fin.

Que pensez-vous de l'observation? Il n'y a rien de plus rattaché à la science que l'observation.

C'est vrai. À maintes reprises, j'ai fait allusion à la **science, mais nous n'avons toujours pas jeté un oeil aux paramètres qu'elle utilise comme base de conclusions.** Il y a plusieurs types de science et de nombreuses façons de procéder à des études sur un sujet, mais en général, ils ont certains aspects en commun.

L'**observation** est couramment utilisée en science. La valeur de toute étude sera augmentée par le nombre de cas observés. Plus nombreux sont les cas et les concordances, plus nombreuses sont les probabilités qu'une chose soit vraie. Il s'agit d'un principe essentiel. L'observation nous conduit aux probabilités, même si ces probabilités ne sont pas nécessairement des certitudes.

Il existe une science, appelée **statistiques**, qui est basée sur les **probabilités.** Parfois, les probabilités sont dignes de confiance et parfois elles ne le sont pas. Les politiciens qui se présentent aux élections auraient besoin qu'on les en informe. Si les probabilités représentaient une science exacte, il ne serait pas nécessaire à ceux qui ont perdu leurs élections de façon inattendue et doivent donner une conférence de presse, de serrer les dents et de retenir leurs larmes. Alors, la science, comme tout le reste, comporte des **éléments qui ne sont pas exacts.** Plusieurs sciences prennent en considération ce qu'on appelle **une *marge d'erreur acceptable.***

Le concept moderne de la science est attribuable à **Galileo Galilei.** Il fut celui qui établit les phases qu'une nouvelle réalité requerrait. Après tout, la science est l'une des sphères les plus influentes de notre société et elle conçoit notre réalité. Cette réalité, comme nous l'avons vu, est susceptible de changer avec chaque nouvelle découverte. Vivre notre vie en croyant que la Terre est le centre de l'Univers n'est pas la même chose que savoir qu'elle est l'une des nombreuses planètes qui gravitent autour du soleil.

Le savoir scientifique est appuyé par des **affirmations qui sont soumises à des vérifications empiriques et doivent être prouvées.** Mais souvent, elles sont englouties par de nouvelles affirmations, qui à leur tour sont mises de côté et substituées par d'autres principes. Par conséquent, la plupart du savoir scientifique n'est que provisoire. Aux yeux de la science, tout est relatif, car elle maintient qu'il n'y a aucune vérité absolue et permanente. **Toute vérité est temporaire.**

De plus, la science est **progressive,** parce que même si elle n'envisage pas de réponse finale, chaque fois, elle se rapproche de plus en plus de la réalité. Et grâce à l'existence des phases temporaires, la science permet le progrès, les avancées et une augmentation d'idées vérifiables.

La **recherche** est ce qui permet à de nouvelles hypothèses d'être établies, ce qui, à son tour, crée de **nouveaux problèmes.** Les chercheurs affrontent ces problèmes en posant des questions qui donneront naissance à des **hypothèses.** Une hypothèse voit le jour, est développée et meurt dans un état permanent de questionnement. Elle n'est rien de plus qu'une idée, une conjecture née dans l'esprit d'un scientifique. Afin que l'hypothèse acquière un statut scientifique, elle doit être **soumise à une vérification empirique** pour établir si elle est vraie ou fausse. Et nous voilà arrivés à l'endroit où je souhaitais vous emmener.

Regardez autour de vous parce que je vais vous présenter une **IRRÉFUTABLE APPROCHE SCIENTIFIQUE.** Je vais vous présenter la Certitude et ses attributs.

La **certitude** possède la **vérité.** La **certitude** représente le **savoir parfait.** La **certitude** autorise sa propre affirmation sans aucune sorte de doute. La **certitude est vraie** et fondée. La **certitude peut être transmise** à quiconque sans aucune difficulté. La **certitude est** la compréhension rationnelle, elle est **identifiable. La certitude est la confiance totale** en ledit savoir.

Et je la possède. J'ai une **confiance totale au savoir** sur lequel le Seitai est fondé. Les conclusions auxquelles Mamine en est arrivé sont IRRÉFUTABLES.

Et pourquoi le dis-je avec une aussi forte conviction? Et bien, parce que les découvertes de Noguchi peuvent finalement être démontrées empiriquement. **Tout le monde peut les vérifier par lui-même.**

Toutes ces conclusions peuvent être démontrées aujourd'hui, au-delà de tout doute, grâce à l'étude approfondie des différentes sphères de la science, de Katsumi Mamine. Il a abordé de nombreuses spécialités différentes. Mais la vie de chaque individu a ses limites et il n'a pas eu le temps d'explorer le monde de la génétique autant qu'il l'aurait souhaité. Il a laissé cela à quelqu'un d'autre. Peut-être êtes-vous cette personne. Qu'en pensez-vous?

Mamine n'a pas réussi à tout couvrir, mais il en a certainement couvert une bonne part. Quarante ans lui ont suffi pour réellement s'attaquer aux livres et je vous dirai comment il l'a fait. Vous savez déjà que Noguchi a découvert plusieurs choses, mais probablement la plus importante et originale d'entre elles est que **la vie se manifeste elle-même et qu'elle est structurée spontanément en cinq mouvements.** Lorsque Mamine arriva en Espagne, il était totalement convaincu que c'était vrai, mais quand il commença à partager ces convictions avec d'autres personnes, il se heurta à un immense problème qui lui fit se demander, *comment diable, est-ce que j'arriverai à transmettre ceci aux autres?* Les autres ne voyaient pas la certitude de cela comme il la voyait.

Au dojo du Japon, la méthode pour étudier et **apprendre** consistait, entre autres choses, à passer un minimum de 25 ans à **toucher différentes colonnes vertébrales,** sentant les dos des gens avec ses mains, ressentant la vie à l'intérieur des autres à travers les signaux incontestables que l'on peut retrouver sur leurs corps. Cela représentait la tâche principale pour ces disciples privilégiés qui avait été choisis. Et d'importantes conclusions furent tirées, bien sûr, elles le furent, mais... essayez d'aller à un congrès scientifique pour convaincre ces chercheurs scientifiques intellos qu'ils auront à passer plus de deux décennies à toucher la colonne vertébrale de tous les chiens et chats qu'ils rencontreront pour confirmer que la vie est structurée et qu'elle se manifeste en 5 mouvements... Ça ne fonctionnerait pas. Ça ne fonctionnerait tout simplement pas. Ce serait de la pure fantaisie. Alors, la **transmission du Seitai s'avéra quelque chose qui semblait assez impossible à l'extérieur de son petit monde personnel.**

Mamine réalisa qu'une chose d'une extrême valeur **continuerait de n'être accessible qu'à une très petite minorité.** Le Seitai était né comme culture et une culture aussi délimitée depuis sa création est destinée à disparaître. C'est à ce moment que Katsumi Mamine décida de **confronter toutes ses connaissances intuitives avec la science.** Et cela représentait une **tâche héroïque**! Ne pas savoir est la mère de l'audace et grâce au fait qu'il ne le réalisait pas, Mamine osa. Son «ignorance» est ce qui nous a apporté toutes ces découvertes. Il avait calculé qu'il lui faudrait un maximum de quatre ans pour finir son étude, mais à la fin, il lui aura fallu **quatre décennies.**

En dépit de l'erreur de calcul d'un tel tour de force, l'expérience, qu'a fait Mamine de l'ensemble de ce processus en fut une de fascination et d'étonnement continuels. Au fil de ses études, il arriva à vérifier que toutes les découvertes de Noguchi étaient corroborées quelque part dans le vaste monde de la science. **La science reflète et confirme parfaitement tout ce que Noguchi a observé.** La seule différence est que **la science ne l'a pas organisé d'une façon intégrale et le présente comme une succession de vérités partielles.** Cependant, **lorsque tout ce savoir partiel désordonné est organisé,** toute la splendeur des découvertes de Noguchi, que la **vie vit grâce à la combinaison de cinq mouvements,** y est démontrée. Il s'agit d'une **certitude scientifique** qui est non seulement expliquée théoriquement, mais qui peut aussi être observée à travers la pratique.

Je ne m'aventurerai pas dans toutes les sphères de la science que Mamine a explorées. Je lui laisserai la démonstration et la théorisation proprement dites, puisqu'après tout, il en est le père.

L'Embryologie:

Voici l'une des sciences que Katsumi Mamine a étudiées en profondeur. Que pourrait-il y avoir de mieux que de revenir à l'origine de la vie d'un être vivant pour étudier cette vie! Imaginez quand Mamine alla consulter ce premier livre sur l'embryologie, une science dont la nomenclature est très complexe, et qu'il se trouva confronté à toute cette terminologie... L'embryologie est une science relativement moderne, car elle n'a été explorée sérieusement qu'à partir du 19e siècle. La première chose que l'on doit faire si l'on souhaite approfondir son contenu est d'apprendre le nombre incalculable de noms des nombreux types de cellules qui interviennent dans le processus global de la création d'une vie aussi complexe que celle de l'être humain.

Maîtriser tous ces noms prit un an à Mamine. Mais une fois qu'il eût séparé le grain de l'ivraie, la première surprise arriva accompagnée de la **première certitude:** si on simplifiait tous ces noms et qu'on les classait selon le mouvement de la cellule, **ils seraient tous réduits à 5.**

- **5 mouvements, 5 types de cellules**

Quelle surprise colossale pour Mamine! Et ce n'est pas tout, il observa également que la vie s'acquittait toujours de sa tâche de la même façon. Comme nous parlons des êtres humains, nous faisons référence à des êtres complexes, mais tout ceci est également vrai pour d'autres animaux, particulièrement les mammifères qui sont aussi des vertébrés. Après qu'un ovule ait été fertilisé par un spermatozoïde, une division cellulaire ultrarapide commence. Dès qu'il se divise en deux, cette mitose prolifère en le multipliant en quatre, puis huit, seize, trente-deux... et en un très court laps de temps, cette **semence de vie** sera devenue des **millions de cellules.**

Enfin, ces cellules s'organisent d'une façon très concrète, qui est répétée en boucle dans toute forme de vie. Les premières cellules à apparaître sont celles qui correspondent au mouvement statique médullaire. Vous vous souvenez que nous en avons discuté plus tôt? Le **vertical** et le **central.** Le vertical et le central **composent l'axe,** qui deviendra la future colonne vertébrale surmontée du crâne et supportée par le pelvis à sa base.

Ces cellules définissent la structure médullaire de l'embryon.

Ceci se produit au début de l'existence de l'humain et au début de toute existence, peu importe sa simplicité. À partir du commencement, la vie s'organise afin que les cellules possédant une typologie **verticale**, que nous appelons les types **I** et **II**, (+ et -), soient invariablement au sommet. Celles qui possèdent une typologie **centrale**, avec un **mouvement vers le bas et vers l'intérieur**, se placeront à la **base**, même au tout premier moment. Nous désignerons ces cellules comme les types **IX** et **X**, (+ et -).

Cela vous semble familier parce que nous avons vu cette nomenclature lorsque nous avons parlé des mouvements et nous l'utiliserons à nouveau quand nous parlerons du **Taiheki** et du **Osei**.

Les **cellules I** et **II**, qui possèdent une nature **verticale**, sont celles qui sont responsables de la création de l'**axe neuronal** qui générera la future **colonne vertébrale et le cerveau.** Elles constitueront le **système nerveux**, plus concrètement, le système nerveux central, et deviendront plus tard les cellules qui développeront l'**épiderme**, qui est la fine couche de peau recouvrant notre corps, comme le papier d'emballage d'un cadeau.

Elles formeront également les **neurones** qui s'interconnecteront au moyen des synapses, ce qui veut dire qu'ils ne se toucheront pas directement entre eux. Ils établiront également une hiérarchie et organiseront tout à partir du cerveau en communiquant à travers les nerfs. Ils **contiennent** aussi l'**information** qui sera transmise aux trois groupes cellulaires qui feront leur apparition plus tard.

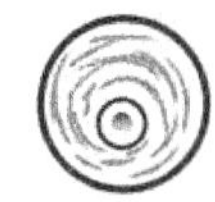

Les cellules de types **IX** et **X**, dotées d'une nature **centrale**, sont plus petites et ne possèdent pas d'ordre clair comme celles que nous venons de mentionner. Ces cellules n'ont pas peur de se toucher. Elles sont comme le plancton dans l'océan, toutes ensemble et **multidirectionnelles.** Pendant le processus embryonnaire, elles formeront le **placenta et le cordon ombilical**, qui représente le premier lien entre la mère et l'enfant. Ces cellules participeront également à la formation de tout ce qui est relié au **sexe, le système reproducteur, la dimension gravitationnelle**, etc. Ces cellules ont une grande aptitude pour la **régénération cellulaire**. Elles créeront les **fascias musculaires** et représenteront la **base des systèmes lymphatique et endocrinien.** Elles seront les cellules qui créent l'hormone sexuelle toute-puissante. Vous vous rappelez? Cette hormone sera la reine qui régnera sur ce système.

Toute cette simplicité ne semble-t-elle pas incroyable? Ce que je vous offre ici est encore davantage synthétisé que ça ne l'est réellement. Mais si vous êtes un scientifique, un médecin, un journaliste qui se spécialise en science, etc., vous serez absolument fascinés par les livres de Mamine, particulièrement ***Le Mouvement vital.***

Enfin, **tout développement embryonnaire survient grâce à un type de mouvement** et chacun de ces mouvements est ce qui crée chaque organe, tous les tissus, les muscles, la constitution osseuse, etc. Ce sont eux qui sont responsables de la configuration future des fonctions et qui prépareront la fondation pour le développement futur de l'être en entier ainsi que pour sa croissance. **La cellule,** chacune possédant son mouvement personnel particulier, son incroyable sagesse, se coordonnant aux autres, **accomplira d'extraordinaires prouesses. Les cellules** sont comme de petites fées qui détiennent le **secret de la vie**. Parlez-leur et découvrez ce qu'elles vous révéleront...

Une fois que ces deux grands groupes de cellules se sont formés, ces deux types primitifs et originels, à travers les fabuleuses transformations de la vie, les cellules possédant un caractère dynamique commencent à apparaître, trois nouveaux groupes de cellules mésodermiques qui se forment entre les cellules **verticales** et **centrales.** Et elles le font toujours de la même manière, en réponse à un ordre établi immuable: **frontal** dans les extrémités dynamiques, **latéral** dans les zones du milieu et dans les régions intermédiaires mobiles, **rotatif**.

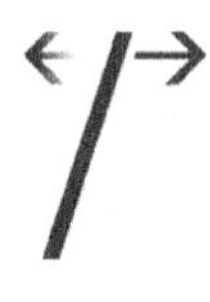

Les types **V** et **VI**, (+ et -), de nature **frontale**, formeront tout ce qui est musculaire, osseux et pulmonaire. Elles sont des cellules dont le mouvement est très performant lorsqu'on recherche la voie la plus droite et la plus directe. Il n'y a aucun détour: elles sont les **narines**, la **trachée**, la combustion, les **épaules. Elles sont des cellules rapides et fonctionnelles.**

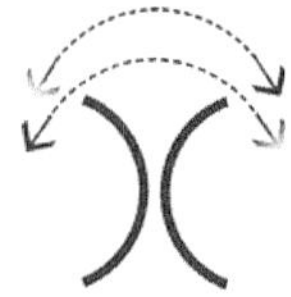

Au milieu se trouvent les cellules possédant un caractère **latéral**, que nous appellerons les cellules de type **III** et **IV**, (+ et -). Ces cellules constitueront le **système digestif** et tout ce qui a à voir avec la **circulation sanguine**. Elles créent les **vaisseaux sanguins**, c'est pourquoi elles sont des **cellules très communicatives** et reliées à toute chose. **Elles se déplacent latéralement.**

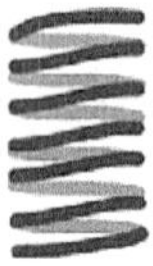

Dans la zone mobile intermédiaire, les cellules **rotatives** apparaîtront pour former les **reins**, la **vessie** et tout ce qui est relié au **système excréteur** de l'organisme. Elles sont également responsables du futur **recyclage** que l'organisme effectuera et distingueront ce qui doit être séparé de ce qui doit être intégré... Nous les appelons les **cellules VII** et **VIII**, (+ et -). Elles sont des cellules d'une **nature défensive** et leur **mouvement en spiral** leur octroie une **résistance et un contrôle à 360 degrés.**

Toute cette simplification, merveilleusement présentée dans les livres de Mamine, démontre clairement ce que Noguchi a mis de l'avant au cours du siècle dernier.

La vie est créée en 5 mouvements + et -. Cette affirmation trouve sa **confirmation dans les données scientifiques. Ces mouvements et leurs combinaisons complexes sont ce qui compose la constitution entière de chaque individu.**

Chacun des **5 groupes cellulaires** forme l'un des **5 grands systèmes organiques**, chacun exécute ses propres **activités organiques et biologiques** spécifiques, en manifestant une sagesse concrète qui peut être décrite comme la psyché cellulaire. J'aime la nommer l'**intelligence cellulaire**.

En conclusion: tous les vertébrés, poissons, reptiles, oiseaux et mammifères sont constitués de **5 groupes cellulaires embryonnaires**. Les êtres les plus simples, tels que les amibes, répondent également à ce principe de base, même si c'est à un niveau beaucoup plus simple. Tout ceci poussa Mamine à étudier une autre sphère importante de la science:

L'évolution des espèces

Mamine passa tout en revue, de la plus simple créature vivante, comme l'être unicellulaire jusqu'aux premiers êtres multicellulaires, et ensuite jusqu'aux échinodermes, aux poissons et aux amphibiens.

Subséquemment, il se rendit aux vertébrés, aux oiseaux et aux mammifères. Il parcourut chacune des étapes de l'évolution et en arriva toujours à la même conclusion: l'évolution de la vie tire son origine et sa mise en oeuvre des 5 mouvements.

Pour tout être vivant, **tout ce qui est en relation avec le système nerveux,** l'intelligence, etc., est invariablement situé dans la **partie supérieure.**

Les **cellules** de types **I** et **II, verticales,** sont toujours organisées et hiérarchisées. Elles sont les cellules qui conservent et mémorisent l'information, le **manuel d'instruction** sur comment faire les choses, d'une génération à la suivante.

Un **oeil,** peu importe à quel point sa structure est simple, se retrouvera toujours dans la **partie supérieure principale.** L'**extrémité statique.**

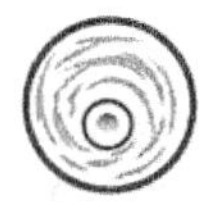

Tout ce qui est relié à la **pérennité des espèces,** à **la régénération, à la connexion,** etc., a à faire avec les cellules de types **IX** et **X.** Elles possèdent un caractère multidirectionnel et invariablement, un mouvement **central** dirigé **vers le bas et l'intérieur. Statique** et **circulaire.** Ces cellules ne viennent pas avec un manuel d'instruction comme les verticales, mais elles transportent l'essence de la vie pour la reproduction, l'instinct de survie et la connexion à ce qui est intime et à la vastitude de l'infini.

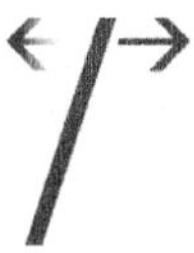

Pour arriver à **avancer et à se déplacer d'un endroit à un autre,** rapidement et de manière efficace, tous les êtres vivants utiliseront les cellules de types **V** et **VI** avec un mouvement **frontal.** Ces cellules créeront des espaces déterminés à partir des quartiers généraux **mobiles.**

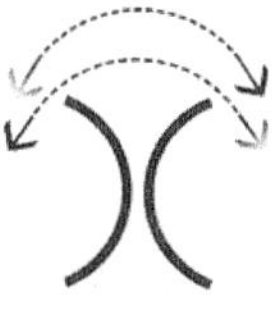

Tout ce qui a trait à la **digestion** et à la **circulation sanguine** provient des cellules de types **III** et **IV** et le mouvement est **latéral,** de **gauche** à **droite.** Elles se retrouvent toujours dans la **zone mobile** située au **milieu.**

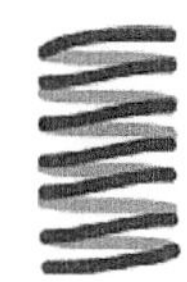

Le **rotatif** se situera à notre base mobile, produisant le mouvement **circulaire dynamique** et impliquant les cellules de types **VII** et **VIII.** Elles formeront tout ce qui concerne les fonctions **excrétrices** et **éliminatoires.** Elles sont une catégorie de cellules définitives/résolutives.

La chose suivante entreprise par Katsumi fut l'étude de l'**anatomie.** Il catégorisa méticuleusement les os, les muscles, les organes et les fonctions physiologiques dans leur mouvement correspondant, en prouvant, une fois de plus, les découvertes de Noguchi.

Je ne désire pas m'étendre sur le sujet, mais Katsumi plongea réellement en eau profonde en souhaitant découvrir **comment l'intérieur d'un organisme vivant se connectait à l'extérieur,** en particulier dans le cas des êtres humains.

C'est la raison pour laquelle il entama l'étude des **nerfs crâniens**. Chacun des systèmes organiques mentionnés précédemment possède sa fenêtre sur le monde extérieur à travers les **5 sens**. La recherche de Mamine corrobora sa théorie.

Il étudia la **composition du cerveau**, autant chez les humains que chez les animaux, et en arriva exactement aux mêmes résultats.

Tout, absolument tout, le conduisit à la même conclusion: la **science corrobore** la découverte de Noguchi que **tout dans la vie est structuré selon ces 5 mouvements**. Une invention n'est pas la même chose qu'une découverte. Une découverte fait référence à quelque chose qui est là, devant nos yeux, mais que nous ne remarquons pas jusqu'au moment où l'on nous le désigne. Colomb n'a pas inventé l'Amérique. Il a découvert l'Amérique. Probablement que d'autres étaient venus auparavant, comme les Vikings, mais ils l'avaient décrite tout simplement comme une autre île, inconscients de sa **nouveauté**. Donc, l'Amérique était là bien avant que Colomb n'arrive et de la même manière, **la structure vitale de la vie organisée en 5 mouvements existait avant la découverte de Noguchi**. Il dirigea simplement son attention sur ce phénomène et réalisa son importance. **La conquête des 5 mouvements** arrivera et sera moins sanglante que l'invasion du continent américain.

Est-ce que le jour viendra où nous conquerrons et incorporerons cette structure des **5 dimensions** à nos vies quotidiennes?

Mamine a essayé et testé sa découverte et nous avons la chance d'être là après que ce dur labeur ait été fait. **La complexité de la vie, l'immensité, se résume à une poignée de concepts solides, fondamentaux et simples.** Si vous vous rappelez, la difficulté consiste à préserver la simplicité. La simplicité n'est pas synonyme de minimum; bien au contraire. La **simplicité est l'or qui provient de la sagesse**. En arriver à cette synthèse est de la pure sagesse.

Comme je l'ai déjà mentionné, Mamine n'a rien changé de ce que Noguchi a découvert, il ne l'a qu'organisé et développé. Mais il y a une notion que Katsumi a créée et qui est exclusivement sienne: il s'agit du concept du **CVP**.

Ce soir, nous demeurons sur la planète directrice de la vie : le CVP, le lien manquant dans le savoir humain.

Le Seitai ne peut être enseigné comme une technique: le Seitai est à propos d'une vie qui communique avec une autre, dans tout état et toute forme, mais en maintenant toujours la rigueur naturelle inhérente au Katsugen Undo. Cette pratique, en apparence simple, émane de l'immense besoin que la vie possède, d'être exprimée. Notre CVP sait cela, et il sait à quel point il est important de prêter attention aussi fidèlement que possible à ce qui existe déjà en nous.

Katsumi Mamine

Quand Mamine est arrivé en Europe et qu'il commença à transmettre la pratique du Katsugen Undo, il réalisa que ses mots étaient transformés par l'esprit des Européens en des concepts qui n'avaient rien en commun avec ce qu'il avait vécu au dojo de Tokyo.

Noguchi développait constamment sa façon d'exprimer ce qu'il souhaitait transmettre et, comme nous l'avons vu, il emprunta à la psychanalyse, qui était très en vogue à l'époque, des termes comme **involontaire** et **système nerveux extrapyramidal**. Il trouvait ces mots adéquats pour exprimer ses idées.

Toutefois, lorsque Mamine arriva en Occident et commença à parler de **mouvement involontaire**, ses mots furent interprétés d'une manière différente. Quand il enseignait, ses étudiants comprenaient que pour pratiquer le Katsugen, ils devaient attendre jusqu'à ce qu'un mouvement, tout à fait étranger à leur esprit conscient, envahisse leur être tout entier. En conséquence, ce qui arriva est que ceux qui étaient pris de spasmes ou de mouvements involontaires étaient satisfaits, parce qu'ils croyaient qu'ils réussissaient le Katsugen. Pour être fidèles au Katsugen, ils imaginaient qu'il était nécessaire de s'en tenir à l'involontaire et que la volonté d'une personne ou son esprit conscient/psyché ne devrait intervenir en aucun cas. Il y eut des performances assez théâtrales et exagérées pendant que d'autres personnes restaient complètement immobiles et tendues dans l'attente d'être mues pas ce truc **involontaire**, en passant toute la séance sans même battre des cils.

Dans ces circonstances, il y avait ceux qui connectaient immédiatement avec le Katsugen et les autres, qui s'enfuyaient en courant, terrifiés. Plusieurs croyaient qu'involontaire signifiait qu'ils devaient entrer dans un **genre de transe** ou être possédés par une quelconque entité supérieure. Il s'agit d'un phénomène que Katsumi ne put observer qu'en Occident. Comme ces gens n'étaient pas d'accord à s'abandonner inconsciemment à leur essence instinctive, primitive et involontaire, elles préférèrent fuir, en ne se donnant pas la chance d'expérimenter le Katsugen. Se perdre soi-même peut être effrayant pour la plupart d'entre nous qui souhaitons tout contrôler avec notre tête qui sait tout.

Il y avait aussi ceux qui vivaient la pratique du Katsugen comme quelque chose de naturel et qui se connectait au Katsugen simplement en le pratiquant. Mais parfois, il leur fallait beaucoup de temps pour comprendre la simplicité du Katsugen Undo. Je pense que c'est peut-être ce qui est arrivé dans mon cas.

La difficulté fondamentale de transmettre le Katsugen provient des termes comme «involontaire» qui fonctionnaient au Japon, mais en Europe, distordaient la perception de ce que l'authentique Katsugen était.

Grâce au fait que Mamine fut capable de mettre en contraste son propre savoir avec celui des Européens et grâce à l'**état de doute permanent et de suspicion** qui caractérisait son tempérament, il se dévoua coeur et âme à trouver de **nouvelles approches à travers lesquelles il pourrait communiquer le Setai**. En interrogeant et en approfondissant, Mamine en arriva finalement au **terme CVP**. Étrangement, en cherchant l'Inde, il découvrit l'Amérique...

Arriver à des conclusions «par hasard» n'est pas un phénomène nouveau.

Mais ce genre d'accidents n'arrivent certainement pas à tout le monde. Les révélations ne sont présentées qu'à ceux qui se sont engagés sur la voie. À travers l'histoire, nous avons pu en observer plusieurs fois les exemples. J'imagine que vous avez entendu parler du fameux intrus de **Fleming**. Il travaillait à l'aide de son microscope lorsqu'il éternua. Il fit une pause et quand il revint et regarda par la lentille, il put observer que les fongus penicillium, sur lesquels il travaillait pour d'autres raisons, avaient créé une substance naturelle possédant des effets antibactériens. Bien sûr, il s'agit de la perception du scientifique. Vous et moi serions témoins de quelque chose du genre et n'y verrions qu'un intrus. Mais grâce à ce genre de génie, de grandes découvertes furent faites. La pénicilline, découverte accidentellement grâce à un éternuement, sauva de nombreuses vies pendant la Seconde Guerre mondiale et posa les fondations pour tous nos antibiotiques de l'ère moderne.

Le **CVP** de Mamine représente une autre grande **découverte** qui arriva tout à fait par **hasard**, alors que notre protagoniste pensait à autre chose. Pendant qu'il essayait de trouver un mot, ou plutôt, un concept qui pourrait être utilisé pour faire comprendre la pratique du Katsugen Undo en Europe, il découvrit un terme qui synthétisait autant la manière dont notre organisme est structuré que les façons dont il travaille. Ce concept comble un vide vital, dans le savoir humain qui, incroyablement, avait été négligé par la **culture orientale aussi bien qu'occidentale**. Et je peux vous assurer que lorsque vous commencez à expérimenter le Katsugen, le concept de CVP cesse d'être un concept et devient quelque chose que vous pouvez réellement sentir et remarquer dans votre vie de tous les jours. Non seulement cela, le **CVP devient une source inépuisable de connaissance de soi et d'expérience** parce qu'il recèle une dose élevée d'intelligence vitale.

Qu'y a-t-il de nouveau et d'original au sujet du terme inédit de Katsumi Mamine? Quel espace le terme CVP occupe-t-il dans la culture humaine? Eh bien, jusqu'à ce jour autant l'Est que l'Ouest, quoiqu'avec des perspectives différentes, se sont entendus sur la façon dont le corps humain est divisé en parties, soit la **tête, le tronc et les membres**. C'est ainsi qu'on l'enseigne aux enfants et c'est comme cela que nous l'avons appris. Et quelle partie est considérée comme essentielle dans tout ceci? Qui est responsable du panneau de commande? Je pense que c'est assez clair: la tête. Nous pouvons lire sur Wikipédia:

Physiologiquement, la fonction du cerveau est d'exercer le contrôle centralisé sur les autres organes du corps. Le cerveau agit sur le reste du corps autant en générant des modèles d'activités musculaires qu'en commandant la sécrétion de substances chimiques appelées les hormones. Ce contrôle centralisé permet des réactions rapides et coordonnées aux changements dans l'environnement. Certaines formes de base de la réactivité, comme les réflexes, peuvent être induites par la moelle épinière ou les ganglions périphériques, mais le contrôle sophistiqué et intentionnel du comportement basé sur une stimulation sensorielle requiert une information intégrant les facultés d'un cerveau centralisé.

Mais je dis: *Tremblez, M.Tremblay*! **Notre âme n'est pas dans notre cerveau.** Je sais que Wikipédia n'est pas l'oracle de la vérité et de la rigueur, mais je pense qu'à peu de chose près, avec quelques ajustements dans la formulation, certaines nuances ou une élaboration des faits, rares sont ceux qui seraient en total désaccord avec la définition qui y est donnée. Toutefois, cette vérité mondialement acceptée ne reflète pas la réalité. **La vie en nous ne vit pas grâce à un cerveau commandant en chef qui contrôle tout.**

Dans notre culture, nous avons octroyé un rôle principal à la tête, occupant la scène avec ses performances, réduisant nos vies à un monologue. Un blablabla intellectuel reléguant le reste des acteurs à la simple figuration. Nous faisons du cerveau le protagoniste, mais la vie ne le fait pas. La vie nous dit que **nous avons donné à notre tête un rôle qui ne lui revient pas** et également, une responsabilité qu'elle ne peut pas prendre. Nous croyons que la tête contrôle tout le reste. Que la tête donne des ordres et que le reste du corps y obéit avec soumission. Nous considérons la tête comme un genre de dieu tout puissant. Cependant, je suis désolée de vous annoncer la nouvelle: **la tête ne gouverne pas la vie.**

Alors qui occupe le rang de gouverneur de la vie? Personne? Sommes-nous sur une épave à la dérive sur l'océan? Rien de tel n'est vrai. Oui, il y a bien un gouverneur. Mais ce contrôle n'est pas assuré par une seule partie de notre être. **La VIE est une question de coordination plutôt que de dictature. La structure directrice de la vie est le CVP.** Ce CVP ne répond pas à un diktat, mais il agit plutôt d'une façon coordonnée. La tête toute puissante à elle seule n'est rien. Si la tête était autonome, nous pourrions nous la faire couper à la vertèbre C2, comme la pauvre Marie Antoinette qui fut guillotinée, et continuer à vivre seulement avec notre tête.

Mais non: si nous nous faisions couper la tête, ciao, adieu, adios, au revoir, auf wiedersehen. BYE. Notre vie s'envolerait par la fenêtre. La même chose nous arriverait si nous nous faisions trancher en deux à la taille, ou n'importe où le long du CVP. Alors qu'est-ce que le CVP?

Le CVP est le crâne, les vertèbres et le pelvis.

Le CVP réfère à la coordination entre le crâne, la colonne vertébrale et le pelvis, qui à leur tour abritent **cinq cavités: la cavité crânienne, la cavité thoracique, la cavité digestive, la cavité urinaire et la cavité pelvienne.** (voir la photo numéro 3)

À l'intérieur de ces 5 cavités, on retrouve les **5 systèmes organiques majeurs** qui assurent les 5 activités physiologiques principales et tout ceci forme 5 types de psychés spontanées qui nous permettent d'exister.

Pour vivre, cette configuration doit être **COORDONNÉE**. La tête n'est pas plus importante que le coeur et le coeur n'est pas plus important que l'estomac, etc. *Vous pourriez dire que si quelqu'un vous massacrait, vous vous retrouveriez automatiquement de l'autre côté. En fait, ce n'est pas strictement vrai.*

Quand je parle de CVP comme du gouverneur de la vie, je veux dire qu'il est essentiel à la vie des vertébrés et particulièrement à celle des êtres humains. Ces 5 cavités que j'ai mentionnées ne peuvent jamais être sectionnées. Un organe peut être retiré, mais généralement, la vie sans l'une de ces cavités disparaîtrait.

Maintenant, **fermez les yeux et imaginez...** Songez à un accident où vos deux bras et vos deux jambes doivent être amputées. Quelle est la première chose qui vous vient à l'esprit?

Exactement! Même chose ici. Quel cauchemar! Comment pourrais-je me gratter? Comment pourrais-je peigner mes cheveux? Comment pourrais-je descendre mon pantalon pour aller à la salle de bain ou m'asseoir par mes propres moyens? Oui, votre vie serait un enfer, mais une fois que les moignons seraient guéris, vous pourriez continuer à vivre jusqu'à ce que votre vie décide de vous quitter.

Donc, cette idée que la tête gouverne le tronc et que le corps doit demander la permission au grand patron avant d'agir... **est tout simplement fausse**! Cela peut vous sembler non pertinent et vous pourriez croire que ce nouveau concept ne changera pas significativement votre vie, mais il le fera. **Les idées configurent la pensée et la pensée, la réalité.** Une réalité basée sur des croyances non fondées cause la **désorientation**. J'ai l'impression que nous vivons à une époque où notre espèce, avec toute sa science, sa technologie et tout, se trouve dans un constant état de désorientation.

Il y a plusieurs raisons pour cela, mais je pense que l'une des principales est que nous croyons que notre tête peut tout faire, mais **cette pauvre tête ne peut pas faire face à autant de responsabilités.** Personne ici ne met en doute que le cerveau humain est une merveille évolutionnaire. LE CERVEAU EST EXTRÊMEMENT IMPORTANT DANS NOTRE VIE. Mais il devient important et brillant lorsqu'il travaille **en coordination avec le reste de notre être**. Quand il est bloqué, submergé, surexcité pour aucune raison extérieure particulière, lorsqu'il est dans un état d'inquiétude constante, le merveilleux cerveau devient un cerveau douloureux qui peut faire de la vie un enfer pour son propriétaire.

Par conséquent, comme ce livre traite de la VIE et non de petits malins qui souhaitent diriger tout le monde, à partir de maintenant, je parlerai de CVP. C'est un terme que j'utiliserai très souvent, parce que grâce à lui, je serai capable de vous dire des choses qui autrement auraient été difficiles à vous communiquer, pour moi. Sans ce terme, les mots Intelligence Vitale ne me seraient jamais venus à l'esprit. C'est la vie... Une chose mène à une autre... Le **CVP est l'outil que l'intelligence Vitale utilise pour s'exprimer, pour croître, pour se manifester...**

Mamine réalisa que la partie qui gouverne notre organisme est cette association dans notre CVP. C'est un terme qui, en lui-même, **crée une unité** et est tellement plus exact que la vieille croyance avec laquelle nous sommes familiers, à propos de notre tête et notre tronc. À travers la simple pratique du Seitai, l'expérience du CVP pourrait vous aider à comprendre certains enjeux plus profonds de votre vie qui jusqu'à maintenant étaient demeurés totalement incompréhensibles pour votre tête surchauffée et votre raison surévaluée.

Lorsque **notre cerveau** se sent libéré de cette pression et obtient la permission d'agir en collaboration avec le reste de notre être, il commence à nous offrir des solutions de loin meilleures à celles qu'il nous avait présentées jusqu'à présent. En ne se retrouvant pas sur la corde raide, en train de se démener en quête d'une solution objective intellectuelle, **il se réconcilie avec le reste de l'organisme.** Votre cerveau cesse d'être dans la position de résident plutôt distant d'une suite, se croyant un brin au-dessus du reste des propriétaires d'appartements, et redevient un voisin chaleureux et affable à nouveau.

Notre organisme n'est pas à l'image d'une entreprise hiérarchique où certains employés sont plus importants et les autres sont inférieurs. Il représente une entreprise dans laquelle tout le monde travaille ensemble de manière coordonnée. Un environnement collaboratif est toujours présent au sein des employés. Quand, pour une quelconque raison, cet ordre cesse de fonctionner adéquatement, certains individus commencent à agir de leur propre chef. Dorénavant incapable de gérer son personnel, le directeur se fâche et il fuit ses responsabilités. **L'IV ne fuit jamais. Ce sont les pensées rationnelles surexcitées qui fuient, s'éloignant de plus en plus de la coordination intégrale.** Le cerveau qui est en harmonie avec son équipe veille sur elle, travaillant en collaboration avec toutes les autres parties de l'organisme, utilisant son unique habilité à regarder loin devant. Il se place au service de ce qui se produit à l'intérieur du corps. La vie arrête de s'effondrer, elle cesse d'être une prison insupportable et tortueuse remplie de fantômes, de peurs et d'insécurités. ET VOILÀ! la vie VIT! De simplement réussir à vivre nos vies d'une façon plus naturelle nous procure une immense sensation de tranquillité. Avoir confiance en la vie, permettre à la vie de vivre, de circuler, de s'exprimer... Ceci a d'INIMAGINABLES conséquences.

Récupérer la tête dans son rôle de coordonnatrice signifie récupérer le CVP lui-même et sa référence à l'IV. Le cerveau appartient au CVP, qui est ce qui gouverne réellement la vie. Le cerveau entre en activité en suivant, en obéissant, même, à nos **activités vitales**, principalement **inconscientes**, interagissant dans notre CVP. En fait, chaque cerveau répond au profond désir qui surgit des cellules uniques et inimitables de chaque individu.

Et maintenant, je vais vous parler de la signification du CVP. Comme Katsumi n'a pas eu l'intention d'inventer un mot, il se servait des termes inventés par les pères de notre culture, les Grecs, qui utilisaient ces mots dans l'Antiquité. Nous restons en vie grâce à notre CVP et son IV qui agit en collaboration. Nous ne sommes pas vivants grâce à notre médecin généraliste qui nous examine régulièrement ou à cause des médicaments qui nous ont été prescrits. Nous sommes vivants grâce à la vie et à son intelligence.

Le **CVP** est tellement important parce qu'il s'agit de la **première chose qui a été formée.** À l'origine, l'axe du CVP est organisé dans l'embryon en deux groupes principaux de cellules; les verticales et les centrales, et subséquemment, de celles-ci, le reste des groupes de cellules naissent. Comment est-ce possible que la **science ait négligé** tout ceci? Si vous examinez plus en profondeur ce que je vous dis, vous serez complètement époustouflés. Par ailleurs, une fois que vous porterez attention au CVP et que vous verrez comme il est facile à toucher, à observer, à percevoir, vous vous demanderez pourquoi personne n'a réalisé plus tôt à quel point il est fondamental.

Enfin, Noguchi élabora la manière de se connecter à cette **coordination intelligente** qui n'est pas **dirigée** par le cerveau, mais plutôt par notre **respiration**.

Ne soyez pas impatients. D'ici peu, j'enchaînerai en vous parlant de Katsugen Undo et du Yuki. Mais tout d'abord, j'aimerais vous présenter le monde fascinant du **Soi spontané**.

Soirée costumée dans la salle du buffet. Le Soi habillé versus le Soi spontané. Mon avatar et moi. L'effeuillage commence.

Ceux qui possèdent une capacité mentale limitée attachent trop d'importance aux connaissances. Ils croient que sans les connaissances, rien ne peut être accompli. Toutefois, la vie se déroule selon un plan différent. L'accumulation de connaissances nous permet d'envoyer des fusées sur la lune, mais elle ne peut créer la vie. (...) La vie vécue pleinement commence lorsque les connaissances sont abandonnées.

Haruchika Noguchi

Alors est-ce que le « Je» se trouve à l'intérieur de moi ou à l'extérieur? Où suis- « je» située? De quoi est fait le Soi? Existe-t-il un « Je» ou plusieurs? Suis-je mes pensées? Suis-je ma profession? Suis-je mes propres contradictions? Est-ce que je sais qui je suis? Est-ce que je m'identifie à une chose appelée « Je»? Est-ce le « Je» que je montre ou celui que je cache? Celui qui est connu ou celui que personne ne connaît?

Qu'est-ce que le « **Je** »?

Les êtres humains ont eu tellement d'interrogations à propos d'eux-mêmes... Des questions philosophiques, religieuses, psychologiques... S'interroger sur le Soi est un phénomène ancestral et intrinsèque à l'humanité. Le « Je» est habituellement relié au verbe être. Qui suis-je? Est-ce que toi et moi (Je) sommes pareils? Est-ce que ton « Je» et mon « Je» sont différents? Qui es-tu?

Puis, est-ce que ce Soi centré sur soi, ce Soi qui fait le tour de lui-même, est réduit à néant s'il n'est relié à un état, à un être? Le « Je» peut être vu à travers plusieurs lentilles différentes: le Soi physique. Le Soi spirituel. Le Soi palpable: Je, la mère. Je, le père. Je, l'athlète. Je, la chanteuse couronnée de succès.

Je, le maire. Je, la journaliste. Je, l'intangible. Je, l'émotionnel. Je, moi-même.

Le moi qui enseigne. Je, de qui j'apprends. Le moi intelligent. Le moi capricieux. Le moi pragmatique. Je, la battante. Je, le dynamique. Je, le supérieur. Je, l'inférieur. Je, qui ressent. Je, qui souffre. Je, qui se tait. Je, qui n'en peut plus. Je, qui rêve, Je, qui aspire.

Il existe un mantra qui parle des 7 Soi. Chaque Soi se retrouve sur un plan. Certains de ces Soi interagissent. D'autres demeurent distants, incompatibles, incapables de communiquer. Il y a une philosophie approfondie du Soi. Si nous remontons aux origines de notre pensée philosophique, nous découvrons que des idées très différentes existent à propos du Soi. L'**interprétation pythagoricienne** affirme que l'âme est un élément intrinsèque de notre Soi et que nous pouvons dire qu'il s'agit de notre Soi authentique. Toutefois, l'**interprétation aristotélicienne** est bien loin de cette idée, puisqu'elle traite l'âme comme un élément matériel qui donne la vie au corps. Ainsi, l'âme comme le Soi, comme le corps, est mortelle et matérielle.

Il y a une **grammaire** du « Je»: Ich. Ego. Io. Jo. Je. Yo... Je: le pronom grâce auquel la personne qui parle ou écrit fait référence à elle-même.

La psychiatrie du Soi. On va chez le psychiatre et on dit: *Docteur, docteur, j'ai une double personnalité.* Ce à quoi le psychiatre répond: *Ne vous inquiétez pas, installez-vous confortablement et nous allons discuter tous les quatre.* C'est une vieille plaisanterie, n'est-ce pas... mais elle a toujours sa pertinence.

Et que dites-vous de la psychoanalyse? L'identité, l'égo et le surmoi, l'inconscient, le médiateur et la moralité qui juge tout. **Sigmund Freud** considérait le Soi, à tout le moins initialement, comme une sorte d'organe sensoriel spécialisé dans la perception de stimulus autant externes qu'internes. Il percevait le Soi comme un synonyme de conscience et l'opposait à l'inconscience réprimée. Il considérait également l'attention et la mémoire comme des fonctions du Soi.

L'art, la littérature, le cinéma... La créativité humaine a exploré en grande profondeur la dualité du Soi dans la légèreté insoutenable de l'être. La plupart du temps, ces Soi ont tendance à se confronter. Dans certains cas, l'un représente « le bon» et l'autre, « le mal».

Les deux entretiennent une lutte tout au long de la vie. Ils sont en guerre perpétuelle.

L'étrange cas du **Docteur Jekyll et M. Hyde**. L'irréprochable citoyen modèle et la bête sauvage. L'un coexiste avec les conventions sociales et l'autre les méprise et les détruit totalement, dans une tentative d'exprimer les instincts plus primaires du Soi. Le « bon» moi, versus le « mauvais» moi.

L'**alter égo**. L'autre moi. Le second « Je». La double personnalité. La double vie. La **seconde vie**. Qui suis-je? Moi ou mon avatar?

En ce moment, une génération a grandi en s'identifiant à une seconde vie créée à l'intérieur des ordinateurs, interagissant avec les autres grâce à un avatar, ou quelque chose du genre: une **identité virtuelle** choisie et désignée à la carte, par son propriétaire. Nos mondes virtuels et réels sont très différents. Nous avons été propulsés dans ce dernier sans qu'on nous ait demandé notre opinion. Personne ne nous a offert l'opportunité de consulter un menu et de décider ce que nous voulions. Dans le monde virtuel, vous pouvez prétendre tout ce que dont vous avez envie. Vous créez votre propre prototype. Vous pouvez être ce que vous choisissez; vous pouvez choisir la couleur de vos yeux, vos cheveux, votre taille, votre teint. Vous pouvez être gentil, dynamique et amusant. Et lequel préférez-vous? Votre Soi énergique, séduisant et qui réussit, ou votre Soi pantouflard qui prend du poids en grignotant du maïs soufflé? On peut tourner en rond en essayant de saisir qui nous sommes, mais cette question semble toujours échapper à notre compréhension. Rien ne pénétrera le coeur du problème, parce qu'une fois encore, DANS NOTRE CULTURE, NOUS SEMBLONS OUBLIER UNE CHOSE ESSENTIELLE: **L'ESSENCE DU MOI**.

Et pourquoi? Simplement parce que nous l'avons ignorée. Je ne me risquerai pas à répondre que le Seitai possède la réponse à la question du Soi. En théorie, **c'est vrai**, mais ce qui est extraordinaire c'est qu'elle **s'acquiert à travers l'expérience**.

Y a-t-il une relation entre votre SOI et votre VIE? Votre Soi est-il connecté d'une quelconque façon à votre VIE? Oui: vous avez un SOI PROFOND.

En vous vit votre **Soi Spontané**. Par ailleurs, le **Soi spontané est la source de votre existence.** Katsumi Mamine dit: « *Aussi civilisés et modernes que nous soyons, au moment de vérité, nous finissons toujours par avancer, guidés par les forces invisibles anciennes et universelles. Ces forces qui ne peuvent être quantifiées, classifiées ou domestiquées, représentent le Soi spontané.* »

Et qu'est exactement le **«Je» spontané**? Le Soi spontané, ou l'Esprit spontané **est une rigoureuse association des cellules conscientes et inconscientes.** Si vous cherchez l'expression «Je spontané» à l'extérieur du domaine du Seitai, vous ne le trouverez pas. **Elle n'existe pas.** Un poème de l'Américain, **Walt Whitman**, s'intitule *Le Moi spontané.* Mais l'approche du poète à l'égard de cette expression est très différente de celle que j'exposerai ci-dessous. Whitman identifie le Moi spontané à un acte sublime des sens et de la nature, à une rébellion contre le moment historique qu'il traversait, en l'associant aux plaisirs et à l'érotisme.

Le **Seitai**, en tant qu'**école de la vie**, reconnaît clairement l'existence des **deux Soi**: le **«Je» habillé** qui émerge de notre éducation et des conventions sociales de la société et le **«Je» spontané**, cette partie de moi qui est responsable de permettre à la vie de vivre. Ou pour être plus précise, notre gardien qui s'assure que nos désirs profonds trouvent un moyen de se manifester.

L'intelligence sociale et éduquée + l'intelligence spontanée

=

L'intelligence vitale

Voici la formule pour vivre pleinement. Lorsque les deux intelligences se saluent et **dialoguent l'une avec l'autre**, l'intelligence vitale vous émancipe et vous incite à une existence dans laquelle vous vous sentez satisfaits avec vous-mêmes. C'est-à-dire que, lorsque votre organisme est gouverné par l'intelligence vitale, vous vous sentez confortables sous cette forme qui renferme, en fait, quelque chose qui ne possède aucune forme.

L'un des Soi est créé et l'autre crée. Voilà la différence.

Le Soi spontané, ou l'Esprit spontané **est né de nos cellules**. L'Esprit habillé est le **résultat socioculturel** de ce que nous avons appris de notre environnement et ce que nous commençons à recevoir à notre naissance. Et quand l'un et l'autre sont-ils implantés? À quel moment ces deux Soi commencent-ils à coexister?

Pendant les 9 mois de gestation, le «Je» habillé n'intervient pas. Nous sommes de **purs Soi spontanés**. La formation du «Je» habillé commence à la naissance. Pendant un certain temps, nous continuons à être un «Je» spontané, mais petit à petit, notre environnement éducationnel et culturel commencera à s'immiscer dans notre être en créant le Soi habillé, qui est là, enraciné jusqu'à la fin de nos jours. Dans notre existence aérobique, **les deux Soi seront très importants et appelés à coexister ainsi qu'à coopérer**. Ce qui arrive, c'est qu'habituellement, le «Je» habillé devient fort et étouffe notre absolument essentiel «Je» spontané. Cependant, **au moment solennel de la mort**, le Soi habillé s'estompera, en disparaissant presque complètement, et le **Soi spontané** sera, une fois de plus, en contrôle absolu.

Le **«Je» habillé** créé par notre **intelligence sociale et culturelle** est la partie de nous que nous connaissons le mieux puisque nous avons tendance à **complètement nous identifier à elle**. Nous en sommes même venus à croire que ce Soi est notre seul Soi et qu'il est notre Soi réel.

Le «Je» habillé croit qu'il peut tout faire grâce à la **pure volonté**. Dans une large mesure, notre «Je» habillé nous a manipulé à croire que tout ce que nous sommes est dû à notre détermination et à notre décision consciente.

Ce que j'aime de la télé-réalité, c'est lorsque l'animateur demande des conseils à un parent ou à un ancien participant pour le nouvel occupant qui est sur le point d'entrer dans la maison de *Big Brother*. Quelque chose à dire à Amanda de Falmouth? Puis, celui qui tient la baguette magique répond invariablement: *Elle devrait être elle-même...* Et qu'est-ce qu'être soi-même? Ça semble être étroitement lié à être et se montrer nous-mêmes comme nous sommes réellement. Et comment sommes-nous réellement?

Le **«Je» habillé** est un héritage qui nous est offert par nos parents, nos professeurs, notre école, les gens du village où nous sommes nés, les langues que nous avons apprises, etc. **Il ne s'agit pas de notre Soi organique**. Le «Je» habillé est ce que nous recevons de l'école et du collège. C'est ce qui appartient à notre **vie de tous les jours**. À partir du moment où nous sommes bébés, nous absorbons tout ce qui nous entoure.

Nos parents nous l'offrent avec toute leur affection depuis le moment de notre naissance. À travers ce Soi, nous apprenons comment nous et nos pairs vivons dans cette **réalité établie**. Le «Je» habillé est le produit de plusieurs choses. Il a été créé par vos ancêtres, il a été conservé par votre famille, il est influencé par le climat, par l'environnement dans lequel vous avez été élevé, par le moment historique dans lequel vous vivez, par vos voisins, par les livres que vous avez lus, par les émissions de télé que vous avez regardées... Une cuillère est utilisée pour consommer les liquides, mais si vous êtes un homme des cavernes, cette cuillère ne fera aucun sens, parce que vous dévorerez ce mammouth avec vos dents. À Rome, faites comme le font les Romains...

Vous n'êtes pas un simple imitateur. Vous faites vôtres toutes ces données, en leur donnant votre touche personnelle: votre façon de vous revêtir, vos choix musicaux, le genre d'endroits que vous aimez fréquenter. Vous êtes un produit de ce que vous recevez et de ce que vous créez autour de vous-même. Votre association culturelle est également interreliée avec d'autres associations qui respirent le même air que vous, que ça vous plaise ou non. Si vous êtes droitier, vous êtes forcés de vivre avec des gauchers et si vous êtes un gaucher, vous devez apprendre à vivre avec les droitiers. Ceci crée des débats incroyablement enflammés. Étrangement, à la défense de ce « Je» habillé, les argumentations les plus animées surviennent souvent entre ceux qui sont extrêmement semblables. Les partisans de l'équipe de Manchester contre les partisans de l'équipe de Liverpool. Votre grand-père était un admirateur de l'équipe de Chelsea, votre père est un adepte de l'équipe de Chelsea, vous êtes de Chelsea et la première chose que vous faites porter à votre bébé naissant est un minuscule chandail de l'équipe de Chelsea. *Les partisans de l'équipe d'Arsenal sont des poules mouillées. Chelsea est la meilleure équipe, même quand elle perd. Comment pouvez-vous encourager l'équipe d'Arsenal quand il y a l'équipe de Chelsea?*

Les nationalistes anglais ne comprennent pas les nationalistes d'autres parties du Royaume-Uni qui souhaitent devenir indépendants. Les nationalistes régionaux n'arrivent pas à obtenir un accord avec les nationalistes nationaux... Dans votre maison, le rôti du dimanche est sacré. Dans une autre maison, le rôti du dimanche est considéré comme dépassé. Votre village possède les plus magnifiques fleurs, les meilleurs cafés... À ce propos, il n'y a rien de mieux que la tourte à la viande de votre mère ou votre père, n'est-ce pas?

Notre propre culture nous fait percevoir notre réalité créatrice comme authentique. Fais-le correctement... Tout est bien qui finit bien... Il y a un âge pour aller à l'école, un autre pour fréquenter l'université ou commencer à travailler. Un temps pour tout. Un âge approprié pour rencontrer quelqu'un, pour élever une famille, un âge pour acheter une maison, pour acheter un chalet à la campagne ou à l'étranger, un temps pour avoir des enfants, pour espérer la retraite et pour commencer à profiter du voyage. Il y a une façon établie de voir et de ressentir chaque étape de nos vies, mais...

Comment se fait-il que vous ayez intégré tous ces conditionnements et que pourtant, les choses aient pris cette tournure? De plus, pourquoi ce qui s'est passé comme prévu vous fait si souvent vous sentir vides? Vous cherchiez un homme bon et maintenant, vous vivez avec quelqu'un qui vous dit qu'il vous aime en vous regardant avec la même indifférence qu'une vache regardant passer un train. Et vous, ma petite chérie, n'êtes pas moins coupable: il s'est uni à vous parce que vous étiez aimable et douce et il se trouve que vous devenez complètement folle à chaque fois qu'il laisse une pauvre paire de chaussettes humides sur le canapé. Ce n'est pas vraiment juste de le traiter comme un meurtrier en série...

Combien docile avons-nous été avec toutes ces recettes qui nous ont été données! Nous les avons suivies si attentivement et pourtant la tarte a brûlé... Et savez-vous ce qui est arrivé? Eh bien, **personne ne vous a parlé de votre Soi spontané.** Personne ne l'a remarqué, personne ne s'en est soucié et personne ne l'a même vu ou écouté. Si nous prenons l'exemple typique de l'iceberg, le « Je» spontané serait la vaste masse de glace submergée et le « Je» habillé, la ridicule petite protubérance qui sort de la mer.

La pointe est importante et de la voir s'avère très intéressant, mais si vous tenez uniquement compte de la protubérance sans remarquer la masse colossale en dessous, aye, aye, une fois de plus, le Titanic! B4, touchée. B5, touchée. B6, touchée. B7, coulé!

Ce n'est pas de votre faute. Malgré toutes les choses qui vous ont été enseignées, personne n'a même mentionné la plus importante des leçons.... Les plus habillés essaient d'être **sociables, gentils et polis**. Combien de fois vous êtes-vous fait imposer l'idée de partager? Combien de fois avez-vous été forcés de laisser jouer votre voisin avec votre camion jouet préféré? Ne continuez pas de lutter contre votre Soi spontané.

Acceptez le fait que vous n'êtes pas généreux. D'ailleurs, être réellement généreux découle d'une impulsion spontanée à l'intérieur. Sinon, toutes vos actions seront faibles de coeur et fausses, sans substance.

Toutes les parties cultivées, éduquées et habillées de vous, fussent-elles notre « Je», notre intelligence ou notre volonté, changent et sont **éphémères**. Toutes les parties spontanées, notre « Je», notre Intelligence, notre désir; sont naturelles et rigoureuses et composent **notre réalité plus authentique**. Par contre, étrangement, nous n'avons pas tendance à accepter facilement ce avec quoi nous sommes nés spontanément. Nous ne nous en soucions pas et nous entrons en conflit avec **notre spontanéité**. Une fois de plus, je parle de **notre nature spontanée** et la nature spontanée qui naît naturellement de nos cellules, **est rigoureuse**. La spontanéité n'est pas synonyme de manque de contrôle. Rien ne possède davantage de contrôle que le flux spontané.

Comme le cultivé conserve sa partie la plus sauvage, il ne s'en libère jamais entièrement. Et j'utilise le terme sauvage pour faire référence à l'indomptable. En aucun cas, je ne l'utilise dans sa signification péjorative. Au contraire. Cette partie sauvage de nous circule de façon dynamique et créative, pourvu que nous n'essayions pas de la mettre en cage. Les nouvelles sont remplies d'actions spontanées qui font irruption de manière imprévisible et violente. Mais ceci n'est pas notre spontanéité pure, mais plutôt notre « Je» spontané falsifié par notre « Je» habillé qui marche seul, sans coordination, tentant de prouver qu'il est supérieur.

La spontanéité est régie par l'**intelligence cellulaire spontanée** et elle n'est pas à prendre à la légère...

Quand la spontanéité et ses nombreuses intelligences fonctionnent correctement, nous les ignorons simplement et quand la spontanéité commence à attirer notre attention, nous la faisons taire et nous prétendons que rien ne se passe. Nous ne voulons pas la voir. Toutefois, **quand la spontanéité cesse de fonctionner adéquatement, notre vie entière se retrouve piégée par cette anxiété.** Un dictionnaire définit spontané comme ceci:

Word!Reference, Dictionnaire intégral, anglais d'Amérique, Random House, 2017

spon • ta • né, adj.

1. Provenant ou résultant d'une impulsion naturelle ou d'une tendance; sans effort ou préméditation; naturel et sans contrainte; non planifié: une vague spontanée d'applaudissement.
2. (D'une personne) Portée à agir selon une impulsion soudaine.
3. (D'un phénomène naturel) Découlant de forces ou de causes internes; indépendant d'organismes externes; agissant automatiquement.
4. Botanique qui croît naturellement ou sans culture, comme les plantes et les fruits; indigènes.
5. Produit par un processus naturel.

Dans le Seitai, quand nous parlons du «Je» spontané, nous faisons référence à l'**activité naturelle et autonome de l'être humain.** Le «Je» spontané est l'**union de notre psyché et de notre organisme** qui est née de nos cellules: nous pensons, nous ressentons, nous imaginons spontanément. Ça se produit parce que nous sommes vivants et c'est radicalement différent de ce qui provient de notre Soi conditionné et intentionnel.

Le «Je» habillé ne possède aucune relation directe avec notre organisme et il a été formé par des stimulus extérieurs, influencés par l'environnement socioculturel dans lequel a vécu chaque individu tout au long de sa vie.

Le «Je» spontané est tout aussi **réel** que le «Je» habillé, ou même encore plus, et il se manifeste si nous commençons simplement à l'observer.

Et je me demande: «Qui nous a montré cette partie? PERSONNE.»

Le «Je» spontané, si FONDAMENTAL à notre vie, qui sera vivant et s'exprimera sans égard à si nous en tenons compte ou non, peut être **observé.** Pourquoi devrions-nous l'observer? Eh bien, la réponse est: pour être capable de nous comprendre un peu mieux. Pour nous rapprocher quelque peu de qui nous sommes réellement.

Pour comprendre. Enfin, nous pouvons comprendre ce qui ce passe en nous et pourquoi. Le pourquoi et le quoi de l'unique vous. Seulement vous. Le pourquoi et le quoi des autres. Les vôtres. Ceux des autres. **Apprendre du Soi spontané, c'est apprendre directement de la vie.** Apprendre de la création. Apprendre comment être ici et comment quitter. Savoir comment dire au revoir.

Vous êtes arrivés nus sur cette planète. Vous y êtes atterri grâce à votre Soi spontané.

Lorsque vous partirez, votre «Je» habillé n'aura aucune valeur. C'est votre Soi spontané qui vous guidera vers la mort. Quitter ce monde en étant en colère, en réalisant que vous avez gaspillé une vie de grande valeur, doit être d'une grande tristesse.

Mais il m'apparaît encore plus triste de rencontrer votre «Je» spontané pour la première fois au moment de votre départ.

Alors, pourquoi devons-nous observer le Soi spontané?

Je vais vous dire pourquoi: en observant le spontané, nous nous engageons dans un dialogue entre deux intelligences qui sont toujours interreliées: l'intelligence culturelle et l'intelligence spontanée, résultant en l'intelligence vitale dans sa forme la plus complète. Lorsque notre intelligence culturelle décide d'agir INTELLIGEMMENT de façon consciente et reconnaît l'existence de cette encore plus grande intelligence, elle réalise qu'elle peut s'en servir. C'est à ce moment que l' intelligence culturelle et habillée, jointe à l'intelligence vitale, fleurit.

Percevoir **le Soi spontané s'avère très important parce que cela est directement relié à tout ce qui est fondamental dans votre vie**: de vos amours, à vos clignements d'yeux, à votre respiration, à vos battements de coeur qui font circuler votre sang partout dans votre corps; à la façon que vous avez de vous connecter à vos désirs profonds, à votre intégrité, à votre relation entre le «vous» individuel et le «vous» intégré dans l'univers. Le Soi spontané est derrière vous dans vos activités culturelles et sociales: la carrière pour laquelle vous optez, votre choix de partenaire, comment vous êtes liés à vos enfants à un niveau plus profond, au-delà de la routine: «*mange ton dîner...*» **Notre spontanéité découle de notre CVP**, plus particulièrement de nos **activités cellulaires conscientes** et en fait, c'est elle qui **génère notre conscience**. Par conséquent, le Soi spontané est en **association avec le groupe de cellules conscientes et non conscientes.**

Je dis cellules conscientes et non-conscientes. Et non volontaires et involontaires. Pas plus que je ne parlerai du subconscient. J'aime toujours donner l'exemple de tomber en amour, parce que c'est si clair! Quand vous tombez en amour, vous en êtes extrêmement conscients, mais votre volonté, ou plutôt, votre esprit conscient ne peut rien faire pour arrêter ou contrôler cet état. L'amour représente la folie et les vastes passions qui l'accompagnent chamboulent la vie des amoureux. En fait, c'est le thème central le plus répandu des romans aussi bien que des films. Peu importe le contexte:

la guerre, l'histoire, la science-fiction. Ce qui est important n'est pas ce qui arrive, mais la passion que les protagonistes éprouvent. En outre, plus elle est incohérente, inopportune et tordue, mieux c'est.

Nous voulons que notre vie soit équilibrée et contrôlée et pourtant, la vie est davantage à l'image d'une série télévisée. Plus déconnectés seront le « Je» habillé et le « Je» spontané, plus amusante sera la série télé. De quel intérêt serait une série télévisée mettant en vedettes des êtres à l'intelligence vitale dont les deux Soi sont en harmonie? Les imperfections nous rendent humains et nous aimons cela, parce que tout ce qui est humain éloigne le divin. Plus cohérent vous souhaiterez être, plus de contradictions vous rencontrerez. Il s'agit du Soi spontané qui réclame votre attention.

Le Soi spontané est celui qui **est relié à votre désir d'imaginer, d'agir, d'être excité, de lutter, de vibrer avec l'immensité de la vie**. C'est le « Je» dont je vous ai parlé, que vous avez déjà connu et avec qui vous vous entendez bien.

Cette personne était celle qui était appropriée pour vous, mais vous avez choisi celle qui convenait à votre famille, adaptée à l'environnement social qui vous entourait.

Une fois encore, vous avez muselé votre Soi spontané. Il est habitué de vivre avec un bâillon. En fait, chaque fois qu'il essaie de l'enlever, vous lui passez les menottes.

S'il tente de vous rejoindre au moyen d'une **maladie**, vous lui faites prendre une bonne dose de médicament. S'il apparaît sous la forme d'un désir, vous lui offrez un bon saccage moral ou émotionnel conforme aux règles apprises. Vous possédez tellement d'outils pour le rendre silencieux! La religion, l'éthique, l'esthétisme, la famille, votre voisinage, votre ville... Tous insistent pour vous dire que la vie doit être vécue d'une certaine manière. Mais cette vie est plus têtue que l'ensemble de ce qui vous entoure et elle démolit encore et encore tout ce que vous avez construit, simplement parce qu'elle possède plus d'outils que vous.

VA-ET-VIENT, vous vous rappelez? L'un des meilleurs instruments de la vie. Tout ce qui commence, finit. Tout ce qui finit, commence. Tout ce qui se tend, à un certain point, se détendra... et tant mieux... Au cours de cette lutte quotidienne au profit de laquelle vous renoncez à votre existence, un jour, tout s'arrêtera et ce fabuleux va-et-vient cessera. Quelque chose se prépare. Mais nous parlerons de ceci plus tard, dans la section dédiée à la maladie et à la tension partielle excessive.

Je souhaite simplement préciser que le « Je» spontané ne souhaitait que fleurir, vivre avec tout ce que vous avez appris de votre culture, exprimer toute la force de vie qu'il a acquise à son origine, qui l'a catapulté en ce monde... Mais vous l'avez ignoré. Le Soi spontané n'aime pas être bâillonné.

Du tout. Admettez que vous ne l'avez pas traité correctement. Vous lui avez donné de si nombreux noms: le subconscient, l'instinct... n'est-il pas aussi vrai qu'en de nombreuses occasions, vous avez ajouté l'adjectif primaire? Les instincts primaires... primitifs, inférieurs, animaux, de base. Par pur réflexe. Il y a tant à dire sur l'inconscient et le subconscient. Ils sont tous deux des termes extraits de la psychanalyse et sont continuellement utilisés pour tenter de définir tout ce qui se trouve à l'extérieur de notre domaine du savoir conscient.

C'est un peu ingrat de votre part de traiter votre Soi spontané ainsi, puisque c'est lui qui vous a créé.

Et il l'a fait à travers l'intelligence cellulaire spontanée. Grâce à ce Soi, vous êtes ici et que ça vous plaise ou non, il est **votre «Je» le plus authentique**.

Votre «Je» habillé est tellement plus intéressant lorsqu'il interagit avec votre Soi spontané. Les deux apprécient davantage la vie quand ils peuvent s'exprimer et se respecter. Les deux **requièrent une interaction fluide**. C'est pour cette raison que le Seitai met autant d'emphase sur apprendre à connaître le Soi spontané. La culture Seitai ne comprend pas comment nous en sommes venus à **ignorer** aussi systématiquement les manifestations du Soi spontané.

Je ne pense pas qu'il s'agisse d'un nouveau concept, mais plus les sociétés deviennent développées, plus elles s'éloignent de leur vraie nature personnelle. Cette progression est souvent liée à la distanciation par rapport au naturel, ce qui est aussi incompréhensible qu'insoutenable. Tous les films futuristes ont représenté une humanité froide et cruelle, possédant un intellect survolté et vivant dans un environnement technologique dépourvu de la moindre plante. Dans cette réalité, la nature a disparu et a été remplacée par les métaux et les minéraux. Oui, tout est réellement propre, rangé, blanc et très brillant, mais... tellement triste! Dans le futur, aucune voix ne s'élèvera plus haut que les autres. Adieu la maman qui crie: *John!!!* par la fenêtre. Nous vivons un merveilleux moment historique. La technologie nous permet de communiquer avec tout le monde, où qu'il soit. La distance est devenue **intime**, mais l'intimité qui vibre en nous **est devenue distante**.

Nous pouvons nous connecter à quiconque grâce au simple clic d'une souris, mais aussi longtemps que nous ne nous connecterons pas à tout cet autre monde extraordinaire, à celui qui est encore plus vaste et fabuleux, l'être humain sera perdu.

Il s'avère nécessaire de revenir sur la piste, d'abandonner l'insubstantiel et d'épouser la **voie de la rigueur**, qui nous conduit à nous connecter directement à l'unique chose que nous possédons: la VIE. Et on ne peut avoir accès à ceci... qu'en observant le Soi spontané qui surgit de notre organisme de façon naturelle. Simplement. Nous avons vêtu notre esprit et chaque jour, nous ajoutons plus de vêtements. Alors, que l'effeuillage commence! Naniana, nianaaaa...

Noguchi affirmait que nous craignions l'extinction de notre Soi. Toutefois, l'extinction du «Je» doit se faire dans la vie, parce que quiconque le fait accomplira une vie pleinement remplie, en harmonie avec la nature. Zensei. Logiquement, il faisait référence à ce «Je» égocentrique et manipulateur qui cache le Soi qui nous a créés, nous a poussés à naître et entretient notre vie.

Il avait aussi l'habitude de dire que **la seule chose à craindre dans cette vie était notre «Je»**.

Notre existence et notre culture seraient très différentes si vous avions été **éduqués avec la connaissance que nous pouvons apprendre à communiquer avec nos cellules**, avec leur intelligence qui agit en tout temps pour nous maintenir en vie. Le temps est venu de changer de train et de prendre une nouvelle direction. Où allez-vous? Suivez-moi et vous verrez!!!

Voyage au coeur de l'intelligence vitale : le principe de la chemise mal boutonnée.

Existe-t-il une chose plus fascinante que voyager au coeur de quelque chose? Il s'agit de la différence entre le touriste typique qui suit le troupeau comme un mouton et l'explorateur curieux. Les humains se posent constamment des questions et leur désir pressant de savoir les conduit toujours à avancer, à progresser. En ce moment, des milliers de scientifiques étudient, analysent, font des recherches... Chacun d'eux, dans l'intimité de son bureau, dans son laboratoire, essayant d'élucider un mystère. Par exemple, les neurologues essaient de **comprendre comment fonctionne le cerveau**. L'esprit humain demeure toujours un hiéroglyphe. Beaucoup d'argent est investi dans le dévoilement de ces mystères. Nous allons de plus en plus en profondeur, mais... cette profondeur nous a fait perdre la perspective de la vue d'ensemble de l'extérieur.

L'évolution est partout. Et fascinante. Le génome humain a été identifié. C'est déjà une réalité et maintenant, un autre grand défi se présente: retracer les mécanismes qui activent les circuits complexes du cerveau et de ses plus d'un billion de trillions de connections. Mais cette recherche excitante est devenue une aventure épique, titanesque et épuisante pour les chercheurs. Il n'y a pas que moi qui le dise, mais aussi le professeur **Henry Markram**, directeur d'une équipe de scientifiques travaillant sur une étude ambitieuse nommée ***Le projet du cerveau humain.*** Markram affirme que sans un changement stratégique dans les règles du jeu, même les efforts des meilleurs chercheurs du monde offriront peu de résultats.

Il le présente à peu près de cette façon: *Parfois, vous devez réaliser que vous vous frappez la tête contre un mur de briques et que vous n'allez nulle part. Dans le monde de la science, nous y allons à fond, sans réellement regarder où nous allons. Personnellement, je ne pense pas que nous arriverons à comprendre le cerveau de cette manière. Nous devons changer notre façon de penser. Nous devons voir ce que nous faisons bien et* ***ce que nous faisons mal****.* Et c'est dit par un homme ayant un projet d'une telle ampleur qu'il a reçu 1200 millions d'euros des États-Unis pour produire une simulation de cerveau dans un ordinateur. À mes yeux, il s'agit d'un acte remarquable de sincérité.

Ce professeur a pris conscience du même dilemme que Noguchi a illustré comme étant le premier bouton que vous boutonnez mal. La métaphore est tellement claire, qu'il n'y a nul besoin de commenter. À un certain point, au tout début de l'évolution du savoir humain, la chemise fut mal boutonnée et depuis ce jour, tout le monde a été désaligné. Et où est la clé de ce premier bouton? Noguchi le découvrit au vingtième siècle: **observer la vie de la perspective du mouvement**. La nature de la vie est mouvement. Et ce mouvement, comme nous l'avons vu, est intelligemment organisé en **5 mouvements.**

Si la science avait pris cela en considération, tout serait rentré dans l'ordre. Il n'y aurait pas d'entrave. Il s'agit de revenir un peu en arrière et de reprendre à partir de là. Rien d'autre. Lorsque vous appliquez les connaissances des 5 mouvements vitaux et de leur parfaite organisation, dirigée par l'intelligence vitale, tout le savoir est entraîné vers l'avant.

Je ne désire pas entrer dans un pot-pourri de références anatomiques, ici, parce que je souhaite vous conserver en tant que lecteurs. Mais comme ce livre s'intitule ***L'Intelligence vitale***, je pense qu'il s'avère nécessaire de faire un petit tour de tout ce qui est relié à l'organisme et à la psyché. Alors, n'ayez crainte: ceci est toujours un texte informatif, en vue de rejoindre le monde entier. Si vous êtes un homme de science et que vous souhaitez en connaître davantage, vous retrouverez toutes ces informations parfaitement ordonnées dans les études de Katsumi Mamine. Vous pouvez le confronter avec toutes vos connaissances et je n'ai aucun doute que vous serez émerveillés. Mais nous continuerons notre promenade décontractée et laisserons la partie académique à l'académie.

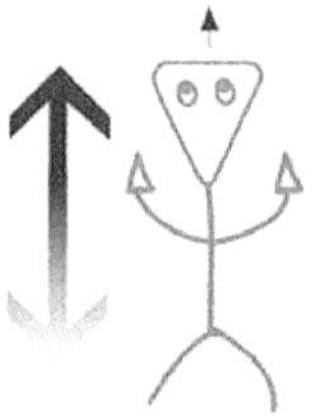

L'intelligence vitale développée par le mouvement vertical: elle est étroitement liée au **système nerveux central** (SNC). Ce mouvement de la **psyché planificatrice** a son centre dans la tête, situé dans la cavité crânienne. Le mouvement vertical provient de la tête et le CVP entier se dresse vers le haut; son expression est neuronale.

L'intelligence vitale développée par le mouvement frontal: elle est intimement liée au **système respiratoire moteur**.

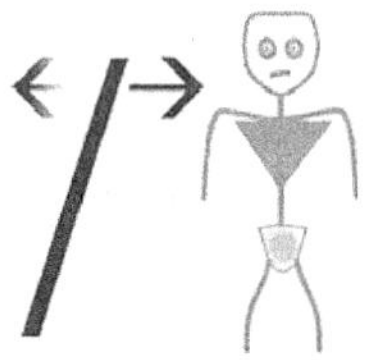

Ce mouvement de la **psyché pragmatique** a son centre dans les **épaules** et la poitrine, pour être plus précise, dans la **cavité thoracique.**

C'est la raison pour laquelle le **mouvement frontal** provient des épaules. Si les épaules avancent, le CVP entier, incluant les membres, avance. Le système nerveux central (SNC) participe également, mais son action est musculaire.

L'intelligence vitale développée par le mouvement latéral: elle est étroitement liée au **système assimilatoire-circulatoire.**

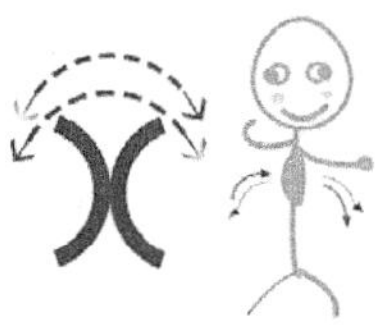

Ce mouvement de **gauche** à **droite** et de droite à gauche, de la **psyché émotionnelle,** a son centre dans le **ventre** ou la **cavité digestive.** Le mouvement **latéral** découle de cette région et est relié au coeur. Si cette zone bouge bilatéralement, le CVP entier, incluant les membres, s'incline de gauche à droite.

Son action intelligente est **émotionnelle** et digestive et elle est responsable de l'assimilation des substances essentielles et de leur distribution.

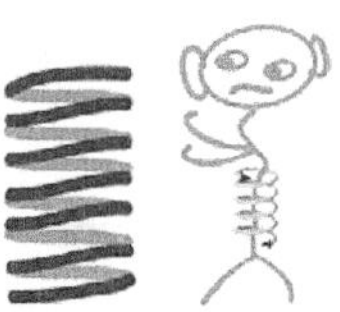

L'intelligence vitale développée par le mouvement rotatif: elle est interconnectée au **système éliminatoire et de recyclage,** et au recycleur. Ce mouvement de rotation de la **psyché défensive et combative** a son centre dans la **taille.** Si la taille **tourne,** le CVP entier, incluant les membres, tourne et fait des rotations. Non seulement il élimine les toxines, mais il recycle également la nourriture et purifie le sang. Son intelligence est exclusivement orientée vers le renouvellement et l'expulsion de tout ce qui représenterait un risque pour l'organisme et elle le fait en mobilisant l'axe complet dans un mouvement de spiral.

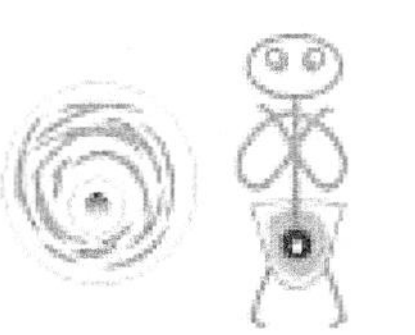

L'intelligence vitale développée par le mouvement central: elle est reliée intimement au **système reproducteur,** au **système de régénération cellulaire** et au **système conjonctif subjacent.** Ce **mouvement multidirectionnel,** qui va de l'extérieur vers le noyau cellulaire et du noyau cellulaire vers l'extérieur, est relié à la **psyché profonde** et a son centre dans le pelvis. Quand les os pelviens **se referment ou bougent vers l'intérieur,** le CVP entier, incluant les membres, se contracte et devient plus compact. Cette intelligence de concentration se détend en prenant de l'expansion, relâchant les **hanches** et s'ouvrant vers l'extérieur.

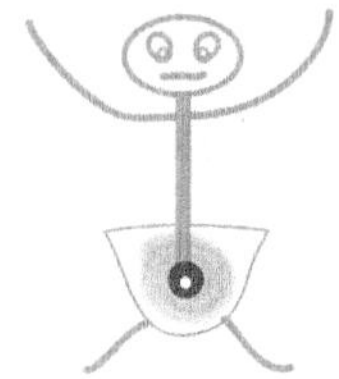

Noguchi a réalisé que ces 5 mouvements spontanés, situés dans chacune de nos 5 cavités et abritant 5 systèmes organiques majeurs, n'étaient pas uniquement reliés à notre activité biologique et énergétique, mais aussi que la **spontanéité du mouvement vital était intimement liée à la vie spontanée de notre psyché**. C'est pourquoi tout est structuré selon cet **invariable mantra du 5**.

Le cerveau est structuré en 5 parties fondamentales, dans la logique des 5 mouvements.

Toute intelligence doit être capable d'interagir et de maintenir un équilibre. Vous ne trouverez pas une intelligence vitale véritablement éveillée qui ne s'associe qu'au système nerveux central. Une vraie IV en est une qui est apte à répondre adéquatement à chacun des stimulus, autant externe qu'interne. Cette capacité de répondre adéquatement est connue, en Seitai, comme la **structure d'Osei**. (Ce terme sera expliqué un peu plus tard.) Pour l'instant, nous parlerons de la psyché issue de votre organisme.

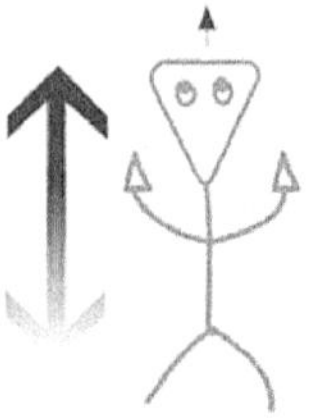

La **psyché** qui provient de votre **système nerveux central** est **contemplative**. Elle recueille des données et des informations, compare, analyse, synthétise, autant dans le monde extérieur qu'à l'intérieur de l'organisme, mais toujours de **plus haut**. Dans leur travail de discernement, les neurones ne se touchent pas entre elles, elles communiquent grâce à un système synaptique sophistiqué et ne se mélangent pas beaucoup au reste pour ne pas s'impliquer, en préservant ainsi leur objectivité organique.

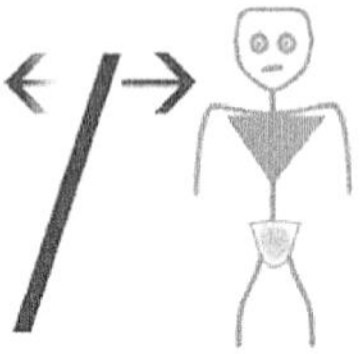

La **psyché pragmatique**, qui émerge du **système respiratoire, musculaire, et moteur**, est ce qui, à l'extérieur, nous pousse à **avancer**, en quête de la voie la plus courte et la plus rapide et, à l'intérieur, agit de façon similaire, par exemple, pour les poumons. Les voies respiratoires sont comme les autoroutes rapides à travers lesquelles l'oxygène est transporté directement dans le sang.

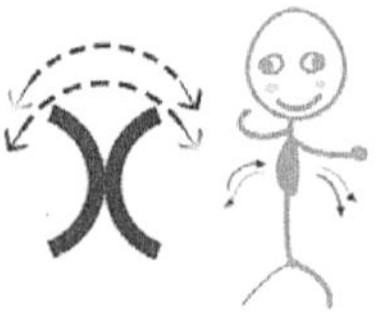

La **psyché émotionnelle** émerge du **système assimilatoire-circulatoire**. À l'extérieur, elle est constamment en contact avec les autres, sympathisant et socialisant, se sentant à l'aise ou mal à l'aise; elle agit de la même manière à l'intérieur de nous. Tout ce dont le système digestif a besoin est de temps, contrairement au système respiratoire. Le périple à travers les intestins, les veines, l'itinéraire de livraison du sang requiert du temps. Cette psyché prend toujours en considération ce qui se passe **à sa gauche et à sa droite**.

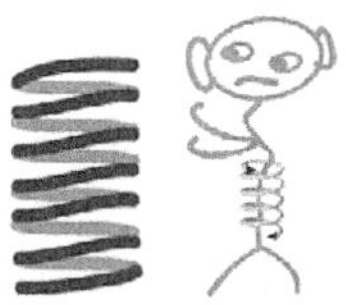

La **psyché combative** émerge du **système excréteur**. À l'extérieur, elle est dans un état permanent d'alerte, se défendant. La même chose se produit dans l'organisme. La sueur, les néphrons des reins, l'urine, tout agit à la défense de notre être, intervenant à travers la **rotation**, les mouvements en spirales. Grâce à ce type de mouvement, l'expulsion est beaucoup plus efficace. Aucun boxeur ne se défend en montrant sa poitrine ou en discutant philosophiquement avec son adversaire. En effectuant des torsions avec leur **taille**, ils protègent leur visage avec leurs poings et s'ils peuvent encaisser un coup, ils le font.

La **psyché profonde** qui émerge du **système reproducteur, conjonctif et régénérateur** agit à l'extérieur de la même façon qu'à l'intérieur. Tout ce qui est multidirectionnel dans la **nature est instinctif et évolutif**. Elle crée l'**unité**. Elle connecte le cosmique au nucléaire. Elle tend vers le compactage, se refermant vers l'intérieur et vers le bas... Profonde, intense, pénétrante... À l'**ouverture**, elle se détend.

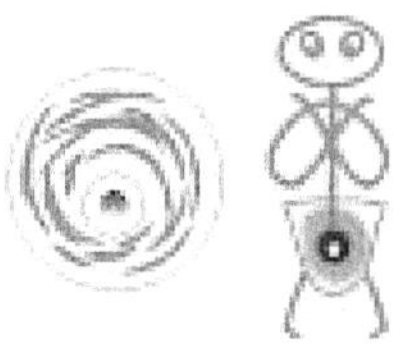

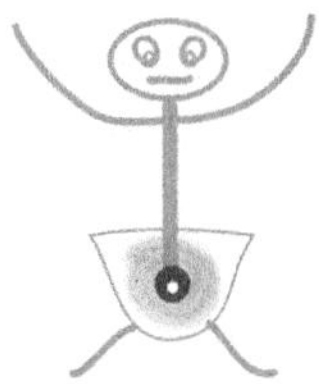

Si n'importe laquelle de ces intelligences recherche la suprématie et cesse d'agir en mode coordonné, elle entre en conflit avec les autres. Même si la personne ne sait rien à propos des 5 mouvements et de leurs contreparties, elle commence à se sentir mal au niveau cellulaire. C'est à ce moment que notre esprit global, au lieu de demeurer clair comme du cristal, devient enchevêtré. La personne devient **déconcertée**.

Une fois encore: « *Je ne sais pas ce qui m'arrive, mais quelque chose va mal...* »

Noguchi, un être extraordinaire, inégalable en matière d'intelligence vitale, arrivait à reconnaître, avec grande lucidité, que tout est entrelacé et qu'il y a une cohésion entre le biologique, l'énergétique et la psyché. Tout cela est connecté dans le continuel va-et-vient généré par le mouvement vital.

Quand on prend le mouvement en considération, **on peut tout analyser et observer**. Ensuite, on peut comprendre la fonction fondamentale de chaque système nerveux et pourquoi les nerfs ont besoin de transmettre leurs impulsions électriques et chimiques à l'organisme entier. Nous pouvons comprendre à quel point le **système nerveux central** est important dans nos vies, mais nous ne devons pas oublier l'importance vitale transcendantale du système nerveux périphérique.

Comment fonctionne le système nerveux central?

Chez les vertébrés, cet ensemble de cellules a tendance à **se situer principalement dans la partie supérieure**. Il y a des êtres prévertébrés, comme les amphibiens, qui n'ont pas de cerveau, mais possèdent une moelle épinière.

Dans les développements embryonnaire et évolutionnaire, tout ce qui est situé au **sommet**, soit le **cerveau** et la **moelle épinière**, est protégé. C'est la raison pour laquelle tout ce qui est vertical est difficile à toucher réellement. Dans le cas des humains, comme pour d'autres vertébrés, cela se trouve protégé en étant à l'intérieur de la colonne vertébrale et du crâne. De cette façon, **aucune connexion avec des cellules n'est nécessaire**, sauf en ce qui concerne les **cellules connectives**. Il s'agit d'une tâche d'ingénierie vitale qui débuta dans l'embryon et qui est le résultat de la fusion de l'**ectoderme** avec les **cellules situées au-dessous**, que nous connaissons dans le Seitai, sous le nom de cellules **multidirectionnelles**. Le système nerveux central, qui aime être seul au monde, accepte la connexion avec ces cellules, uniquement parce qu'elle doit avoir lieu quelque part.

Comme le cerveau indépendant ne peut vivre d'idées volatiles et qu'il est de ce monde, également; il doit se nourrir, uriner et évacuer, s'oxygéner... comme toutes les créatures vivantes, finalement. Il effectue ces activités à travers les vaisseaux sanguins et les cellules connectives.

Et leurs relations sociales ne vont pas plus loin. Outre cela, il n'entre en contact ou n'interagit avec personne d'autre. Il est si loin de la connexion et du toucher qu'il se distancie même des cellules de son espèce. Afin de ne pas connecter, les neurones ne se touchent pas entre elles directement. Elles exécutent, à travers les **synapses**, une forme indirecte de connexion qui est exercée au bout de chaque neurone à travers des **impulsions chimiques et électriques**.

Je serai un peu patriotique maintenant en disant que la découverte que les neurones ne représentent pas un réseau interconnecté, comme nous l'avions cru jusqu'à présent, mais sont plutôt reliés par une communication synaptique sublime et sophistiquée, a été réalisée par un scientifique et docteur navarrais, nommé **Santiago Ramón y Cajal**. Sa découverte lui a fait remporter le **prix Nobel** et la deuxième république lui a rendu hommage en imprimant son visage sur les billets de 50 pesetas. Mais, revenons à ce qui est important: les neurones n'interconnectent pas.

Autre fait étrange, elles ne **participent pas, non plus, à aucune tâche réellement vitale**. Garder ses distances est la façon subtile que le cerveau possède, ou à tout le moins, tente de posséder, pour avoir une vision d'ensemble de tout ce qui **se passe sur le plan viscéral**. Il ne participe pas, mais comme il est poli, il observe. À distance, il **reçoit l'information et la traite objectivement.** Tout ceci est accompli grâce à sa compétence pour s'élever par le **mouvement vital**

vertical. Plus d'information il obtient, mieux c'est et il excelle dans l'art de **l'entreposage, de se rappeler, de commander et de coordonner l'information** qui concerne tout ce qui arrive à l'intérieur de l'organisme. Il s'agit de la tâche interne des **cellules neuronales** et de façon générale, du SNC entier. Mais nous ne sommes pas uniquement le **SNC.** Nous sommes également le système nerveux autonome ou neurovégétatif, peu importe la façon dont vous préférez l'appeler. Pour le **Seitai**, l'observation de tout cela est déterminante afin de comprendre le fonctionnement de l'organisme et de la psyché.

Comment fonctionne le système nerveux neurovégétatif?

Ce **grand système** est composé de **deux systèmes antagonistes**: le **système nerveux sympathique** et le **système nerveux parasympathique.**

Aux yeux de la science, toute cette question est résolue en interprétant que le système neurovégétatif ou autonome est responsable des actions automatiques de notre organisme, telles que les contractions de nos pupilles, de nos intestins et ainsi de suite. Disons, de manière très générique, que ces actions sont activées par le parasympathique et sont désactivées par le sympathique.

La science traite ces questions vitales et transcendantales de nos vies comme de **simples réactions chimiques.** Mais non. Elles ne le sont pas et c'est peut-être ici que le **premier bouton a manqué la boutonnière.** Cette perspective limitée ne prend pas en considération le rôle si nécessaire et important que notre système nerveux joue dans le MOUVEMENT DE LA VIE et par conséquent, comment il est totalement interrelié à une grande extension de l'INTELLIGENCE VITALE.

Derrière toutes ces actions quotidiennes qui sont tellement importantes pour notre pérennité en ce monde se trouve le mouvement de la vie et son intelligence. Alors que le mouvement des neurones du **système nerveux central** est de **nature verticale**, celui qui accompagne le **système sympathique** est de nature **latérale** et **bilatérale** à partir des vertèbres thoraciques 6, 7, 8 et 9 et en connexion avec la vertèbre lombaire 2. Étonnamment, ces mouvements de gauche à droite se retrouvent dans la partie centrale de notre organisme et chose étrange, le **plexus solaire** et le **coeliaque** sont formés à l'intérieur de la cavité digestive. Ce plexus est un réseau neveux dense qui entoure l'aorte ventrale (génial, le coeur est impliqué également!). Le plexus solaire est responsable d'innerver les viscères intra-abdominales. Il combine des fibres nerveuses provenant des systèmes sympathiques et parasympathiques. Le dialogue, la conjonction. Tout ce qui est au centre dialogue.

Et en passant, juste par curiosité... Savez-vous où se situe la zone émotionnelle dans le cerveau? En appliquant simplement les connaissances des 5 mouvements et en sachant que l'émotionnel est au milieu... pensez, pensez...

Vous avez certainement beaucoup entendu parler des deux hémisphères et de quelle manière un côté est logiques et l'autre, auquel on attribue les sentiments et les émotions, est holistique. Mais il s'agit d'un neuro-mythe. En fait, c'est considéré comme une théorie. Cependant, plusieurs croient que c'est la **vérité absolue**. Évidemment, il est vrai que chacun des hémisphères traite des choses différentes; de cela, il n'y a aucun doute, mais que les émotions se trouvent à droite et le pragmatisme à gauche est une croyance sans réels fondements.

Voici un exemple de comment une théorie peut obtenir le statut de réalité incontestable. Des maîtrises, des diplômes et même des doctorats ont été faits sur cette théorie. Mais cette hypothèse n'est pas confirmée et bien sûr, du point de vue du savoir du Seitai, elle est entièrement jetable, parce que le véritable centre du cerveau émotionnel se situe dans la zone du centre, connue sous le nom de **zone limbique**. C'est là que les artères cérébrales se ramifient. Les artères, la communication, le sang, le système circulatoire... L'union du cortex cérébral avec le coeur. Vous voyez? Le concept des 5 mouvements rend simple ce qui est complexe, n'est-ce pas?

Si vous êtes toujours convaincus par la théorie des hémisphères, c'est très bien. Personne n'essaie de vous imposer quoi que soit, à part regarder d'autres possibilités. Mais pensez-y et vous verrez. Personne ne nie que les fonctions de l'un et l'autre des hémisphères sont différentes, mais de là à déterminer que l'un est émotionnel et l'autre pas...

Toutefois, d'autres recherches, comme les pseudosciences, commencent et sont considérées avec scepticisme, même si elles possèdent des fondements réels.

Dernièrement, on parle beaucoup, dans les médias, d'un autre cerveau situé dans notre estomac où se trouvent environ **100 millions de neurones**, bien plus que dans notre colonne vertébrale. Ce réseau de cellules permet un contact intime entre le système digestif et le cerveau à travers les nerfs vagues, en laissant savoir à notre esprit ce qui se passe en dessous. Ce mouvement latéral est un vrai commérage. Ce fait est très intéressant. L'arrivée de la nourriture dans notre estomac provoque la libération de nombreuses hormones dans notre flux sanguin.

Juste en observant la formation du système nerveux et de la moelle épinière, à son stade embryonnaire, nous pouvons clairement percevoir à quel point le **système nerveux sympathique est créé d'une manière indépendante et unique**, tout à fait à l'opposé du **système parasympathique**, qui ne démontre aucune caractéristique spéciale ou ne découle directement d'une quelconque vertèbre. **Le nerf vague**, appartenant au parasympathique, provient du bulbe rachidien, c'est-à-dire à partir du cerveau, en direction des organes. C'est la **façon parasympathique de contrecarrer l'action du système nerveux sympathique**. Il émane aussi partiellement de la zone sacrée du coccyx. L'extrémité extrême. Avec cette perspective des **régions selon le mouvement,** nous pouvons clairement constater que le système nerveux parasympathique est en f-e et est dépourvu de tout signe de latéralité. La médecine n'en tient absolument pas compte. Les médecins ne comprennent pas tout à fait le système neurovégétatif, mais si la science pouvait l'analyser du point de vue du mouvement vital, tout serait beaucoup plus limpide. Le **sympathique** travaille presque exclusivement pour accompagner le système assimilatoire-circulatoire à l'intérieur duquel tout **le mouvement est latéral, de gauche à droite**. Cependant, dans le **système parasympathique**, tout possède un mouvement de f-e; il est frontal. Va-et-vient. Je souligne ces phénomènes simplement à titre d'exemples singuliers à remarquer et pour nous aider à comprendre que souhaiter classifier et disséquer les intelligences dans de simples catégories, en disant que l'une est plus brillante que l'autre, ne fait aucun sens. **La vraie intelligence réside dans la coordination globale de tout l'organisme**, en particulier dans le **CVP** et dans son fonctionnement interne en harmonie avec le monde extérieur.

Tout ceci a à voir avec le **mouvement vital** et est déjà défini lors du processus embryonnaire. Pour vous donner un exemple, nous possédons des cellules nerveuses qui se déplacent de façon multidirectionnelle résultant dans la création de **neurones conjonctifs** et devenant plus tard responsables de la création de notre peau. **Notre peau est intelligente et sait comment faire** une chose aussi essentielle à notre existence que de détecter un feu tout près. N'est-ce pas cela, l'intelligence? Si vous ne possédiez pas ce savoir vital, vous pourriez littéralement frire, parce qu'elle est infiniment plus rapide que quoi? Le système nerveux central abrité au grenier, qui n'a pas les compétences requises pour gérer de si urgentes situations sur le champ. Je ne veux pas vous submerger d'informations. J'avais l'intention d'approfondir tout ce qui associé aux **12 paires de nerfs crâniens**, les fenêtres que possèdent notre organisme interne sur l'extérieur à travers **les sens**... Mais je pense que pour l'instant, c'est suffisant.

Tout ceci est passionnant et fera sûrement partie d'un autre livre. La chose la plus formidable à propos du Seitai n'est pas cette matière lourde, mais le fait d'apprendre à établir un **dialogue entre les cellules conscientes et inconscientes**. Pouvez-vous imaginer aller à l'école et apprendre ceci? Ça semble amusant, n'est-ce pas? Les enfants adorent apprendre. Pourquoi ne leur enseignerions-nous pas l'**intelligence vitale**, ce savoir transcendantal qui **unit la culture et la vie, le respect et l'admiration**? De nos jours, **on nomme l'ennui des enfants**, TDAH, trouble déficitaire de l'attention avec hyperactivité, et on lui donne une abréviation sophistiquée pour que ça ait l'air de quelque chose d'important. Mais pour être franche, ça ne l'est pas. Ce qui ne disperse pas du tout et au contraire, coordonne et unifie est... Accrochez-vous à votre fauteuil ou à votre siège, si vous êtes dans le métro, parce que nous arrivons à la courbe! Nous entreprenons un chapitre fondamental.

Comment pouvons-nous réinitialiser l'ensemble de notre être?

C'est facile et simple… Si vous savez comment. Grâce à ces fabuleuses **pratiques** à la portée de tous, vous pouvez tirer profit de tout le **potentiel** que la vie nous offre. Je vous ferai une brève introduction: **Katsugen Undo,** la gymnastique qui **développe le muscle du spontané.**

Yuki, l'augmentation de la sensibilité et de la communication qui **favorise le dialogue spontané avec le Ki.**

Gyoki, la gymnastique pour exercer le **muscle qui active la tendresse du Yuki envers soi-même et les autres.** Tout ceci quittera l'univers des idées dans un moment pour entrer dans le monde de l'**expérience.**

Je vais faire trempette dans la piscine et je reviens tout de suite. Si vous le souhaitez, vous pouvez continuer à lire, parce que j'imagine qu'au moment où ce livre se trouvera dans vos mains, j'aurai terminé ma baignade ainsi que son écriture.

Chapitre 5

Les activités du Seitai

Visiter l'atelier du maître Goldsmith. Pratiques du Seitai, les bijoux authentiques de la couronne.

Tout le monde doit et peut maintenir sa propre santé. Les fourmis, les souris et les chiens le font naturellement et pourtant, l'humain «moderne» trouve cela terriblement difficile. Pourquoi? Parce qu'à travers notre histoire et sans véritablement le remarquer, nous avons été persuadés que la maladie est quelque chose qui existe et que pour prendre soin de nous-mêmes, nous devons placer la préservation de notre santé entre les mains des autres. Nous considérons que la santé ne peut être atteinte qu'en utilisant certaines méthodes et non automatiquement.

Toutefois, simplement par un léger changement de notre vision, nous pouvons réaliser que la vie évolue d'une façon indépendante et spontanée.

Si vous ignorez comment prendre soin de vous, où est l'indépendance? Où est la liberté? Si votre esprit et votre organisme ne sont pas capables de répondre à une urgence, à quoi bon autant parler du concept de la liberté?

Haruchika Noguchi

Pouvons-nous être libres avec **la peur** de la maladie implantée en nous?

La peur est synonyme de paralysie. Le capitalisme vend ce qu'il a besoin de vendre, non ce dont vous avez réellement besoin. Ne croyez pas tout ce qu'on vous dit. Et en parlant de méfiance... vous pouvez abandonner tout ce que je vous ai dit depuis le début. Comme vous ne faites que lire et non réellement expérimenter ce que je vous dis, tout sera confiné dans le domaine de l'ineptie. Vous vous rappelez à quel point l'ineptie est absurde?

Le **Seitai** ne tente jamais de convaincre quiconque. Il n'essaie de convertir personne. Pratiquer ou non vous appartient. Ce qui est vraiment important dans la vie est d'apprendre spontanément. L'expérience peut être partagée, mais non transmise. C'est ce pour quoi nous vivons. Si nous pouvions accumuler toutes les expériences des autres, que nous resterait-il à faire?

Nous sommes des **créateurs d'expériences**. Ce que nous menons à bien par nous-mêmes est ce que nous percevons comme **nôtre**. L'expérience qui naît de la vie est l'un des plus précieux trésors que nous puissions **acquérir**.

La voie de l'**expérience personnelle** ne peut être parcourue par personne d'autre que nous. Elle est le produit de notre dévouement, nos soins, nos souffrances. Un professeur peut nous fournir des raccourcis. Ces secrets existent. Il s'agit des formules maîtresses qui sont transmises de génération en génération. Mais vous ne pouvez jamais offrir l'**expérience personnelle** ou en hériter. Comme le disent les mots, elle est personnelle, comme les lignes sur la paume de votre main, les labyrinthes qui s'entremêlent dans vos empreintes digitales et la carte génétique encodée dans vos chromosomes.

Nous entendons souvent: «*Cet homme d'affaires s'est construit lui-même. Il a créé un empire à partir de rien.*» On pourrait avoir l'impression qu'on fait allusion à l'argent, mais la phrase contient quelque chose de plus important, qui appartient également au subconscient collectif: cette personne est spéciale parce que pour en arriver où elle se trouve, elle a dû être capable de surmonter toutes sortes d'obstacles, ce qui implique se servir de son courage, son instinct, son intelligence, d'une perception bien affûtée... Ici, l'argent est réellement le moins important des accomplissements.

Les peuplades de plusieurs **cultures primitives cultivaient l'expérience comme une assise vitale**. Elle servait à renforcer l'individu pour le futur. Lorsqu'un adolescent atteignait un certain âge, il était abandonné dans les bois. Il s'agissait d'une expérience de vie ou de mort. S'il survivait, il était reçu dans le village comme une adulte en bonne et due forme, méritant d'appartenir à cette société. Il avait démontré son autonomie et ceci garantissait qu'il ne représenterait pas un fardeau pour la communauté. Une société juste protège ses individus, c'est un droit, mais ses membres font de leur mieux pour contribuer au bien commun. Et on nommait ces sociétés primitives?

L'expérience est un cadeau légué; c'est un outil précieux qui permet de résoudre des problèmes, qui nous empêche de trébucher sur la même roche encore et encore.

C'est le trésor de Gollum. Et savez-vous **comment on accumule l'expérience dans le Seitai**? Savez-vous de quelle façon le savoir de Noguchi est révélé? **Grâce à la pratique.**

Et comment? Voici la bonne nouvelle. Même si les pratiques représentent une source infinie d'expérience personnelle, elles sont très, **très faciles à exécuter**. Bien que je ne puisse vous enseigner comment pratiquer, je peux vous offrir quelques points de repère.

Les pratiques de Seitai ne requièrent aucun effort, ni volonté, ni horaire, ni rien d'autre, en fait. Elles ne vous placent pas dans une situation difficile. Vous n'avez pas à choisir lequel d'entre vous fera la fête. Non. Les pratiques de Seitai **ajoutent** et vous offrent un élan pour chaque facette de votre vie. Elles vous redonneront votre précieuse **respiration thoracique et abdominale**. Elles sont les chefs d'orchestre et pas votre cerveau. Pour moi, qui ai tant parlé d'un concept appelé la liberté, ce fut une véritable révélation de découvrir que la vraie liberté se trouvait dans la capacité de **respirer spontanément et profondément**. Et cette respiration est arrivée d'une façon si totalement simple dès que j'ai commencé à pratiquer.

Ces activités, qui sont si agréables, ne contiennent aucun mystère et ne requièrent aucune connaissance scientifique. Elles ne demandent aucune dextérité. **Tout le monde peut les faire**. Il n'y a aucun âge, aucun état d'être requis. Que vous soyez malade, que vous soyez sportif, que vous soyez un écrivain ou un travailleur d'usine. Vieux, jeune, enfant, enceinte...

Oh! Ne me faites pas confiance trop vite. Maintenant vient la moins belle partie. Tout ne pouvait pas être aussi facile. Il y a une chose que vous devrez faire pendant votre pratique et qui pourrait vous demander **beaucoup d'effort**. En devenant si ancré, vous pourriez trouvez cela difficile de vous arrêter.

Nous vivons dans une société où tout est lié à la rentabilité. Si je fais ceci, je reçois quelque chose en retour. **Personne ne fait rien pour rien**. Tout a un motif ultérieur. Cependant, les pratiques de Seitai **ne peuvent être réalisées dans la poursuite de buts**. Vous voyez?

Si je n'ai pas d'objectif, pourquoi pratiquer? Je savais que vous poseriez cette question.

Mais, je vous demande, qu'arrive-t-il lorsque vous vous rendez à un mariage, vous vous sentez confortables et vous dansez toute la nuit jusqu'à ce que vous soyez complètement crevés? Ou quand spontanément, dans le métro, vous ne pouvez vous retenir de devenir gaga à la vue d'un bébé dans son landau? Et lorsque vous vous lancez dans une séance de caresses avec le chiot berger allemand de votre voisin, le voisin avec qui vous n'avez pas parlé depuis des années? **La spontanéité** qui est née à l'intérieur de nous sans que nous sachions pourquoi, **est ce qui nous fait nous reconnecter à notre CVP, notre respiration et notre psyché profonde**.

Pas tout n'est relié à l'accomplissement. De plus, les choses importantes de la vie n'ont rien à voir avec les objectifs finaux, mais ont plutôt rapport avec l'habileté à profiter du voyage.

Notre vie, comme la nature, est remplie d'actions insensées: nous sommes obnubilés par la chaleur d'un feu de joie, au crépuscule. Nous contemplons un couple d'amoureux qui se regardent avec complicité. Un baiser... Nous aimons sentir, sur notre peau, la caresse de la brise chaude et parfumée d'un matin printanier. Parfois, nous pleurons sans savoir pourquoi. Nous rions sans savoir pourquoi. Nous sommes fâchés sans savoir pourquoi. Et qu'est-ce que ça changerait que nous sachions **pourquoi**? Est-ce réellement si nécessaire pour l'esprit habillé de tout savoir? L'esprit habillé ne possède pas les réponses à toutes ces questions. Savez-vous qui les possèdent? Le dialogue entre les deux esprits. **Votre esprit habillé apprend à parler et à respecter l'esprit spontané**. Maintenant, **vous connaissez le secret**.

Ce que nous aimons et désirons n'est pas toujours inconscient. Il s'agit habituellement de notre esprit spontané qui dialogue avec notre esprit habillé.

Nous réalisons. Que cela représente-t-il pour l'ensemble de votre vie de caresser une peau que vous aimez? Et est-ce si important de savoir pourquoi?

Vous la caressez et c'est tout. Une caresse accompagnée d'un but et d'une analyse cesse d'être une caresse et devient un toucher de plastique. Personne n'enfile des gants de boxe pour caresser. La vraie vie, pas celle que nous avons créée, arrive par elle-même, sans attendre un résultat. **L'intelligence vitale**.

Les objectifs sont de simples créations de l'esprit habillé. Pourquoi ne réclamons-nous pas la liberté de batifoler? Être idiots, agir par pur plaisir, sans buts, c'est se permettre de se laisser emporter par le **désir profond** né de nos cellules. Profiter. Qui nous arrête? Le plaisir entre les plaisirs. Le plaisir de se sentir en paix. Quel repos, n'est-ce pas? En plus d'être plaisant, c'est intelligent!

Les pratiques de Seitai sont faites de **pure spontanéité et elles vous reconnecteront avec votre Soi spontané**. Elles permettent un **transfert** essentiel entre l'habillé culturellement et la spontanéité née de vos cellules. Réorganiser d'une manière spontanée. Le **Seitai**. Votre organisme veut parfois pleurer, rire, transpirer, perdre des pellicules, éternuer et faire de la fièvre.

Quand le **corps** est **régulé**, il manifeste naturellement ses excès et ses déficiences à travers différents genres de phénomènes. Les observer et passer à travers calmement **reconnecte vos deux Soi**.

Comment vous sentez-vous après cette danse spontanée au mariage? La vie se manifeste, sans aucune complication, sans attente d'admiration ou de résultats. C'est de ça qu'il est question lors des pratiques de Seitai. **Être en paix avec soi-même**, en ce qui concerne le **Katsugen Undo** et l'être avec les autres, lorsque vous pratiquez le **Yuki** avec votre partenaire. La Simplicité.

La nudité. Vous souvenez-vous de *Balou* dans *Le Livre de la jungle*? *Il faut se satisfaire du nécessaire... Le nécessaire viendra à nous*. Entraînez-vous à penser que vous acquerrez quelque chose! Le rendement est catastrophique pour votre pratique.

Ce ne sera pas facile. La simplicité est devenue extrêmement compliquée à cause de notre conscience habillée, surestimée et hautaine. Elle est là à tout superviser, avec ses bijoux et ses poignées d'amour, en disant: Quoi? ... Quoi? Faire cela juste pour le plaisir?

Les pratiques de Seitai sont si simples, si faciles à faire pour quiconque qu'elles peuvent **même sembler absurdes.** Elles peuvent le sembler... mais elles ne le sont pas. Cette **absurdité** est cruciale pour la **coordination du CVP,** afin que la vie soit vivante, afin que tout à l'intérieur de nous soit bien huilé. Une telle facilité semble impossible. C'est si simple que ça semble stupide. Mais le Katsugen Undo et le Yuki sont tout, sauf stupides.

En outre, **lorsque vous commencerez, vous ne voudrez plus arrêter** et vous vous demanderez: ***comment ai-je fait pour vivre sans cela?***

Vous ne pouviez pas vivre. Vous étiez en mode survie, vous avez fait ce que vous pouviez, en vous sentant toujours lourds, surexcités intérieurement pour aucune raison apparente, submergés par de petits et même d'inexistants problèmes. Comme les petits problèmes vous submergeaient déjà, quand les gros problèmes se présentaient, ils vous écrasaient.

Se battre contre des géants requiert une **grande quantité d'énergie**: une énergie gaspillée, en fait, parce que ce sont réellement des tornades. Comme nous perdons de l'énergie **en y allant à l'aveuglette**!

En fait, tout ce qui compose ce livre est dénué de sens sans la pratique. Et c'est un autre mérite de **Noguchi. Il découvrit que votre Soi spontané et votre Soi habillé peuvent se réconcilier** et se reconnecter. La simplicité est ce qui va le plus en profondeur. Les pratiques de Seitai sont un cadeau. Elles sont vos alliées. Le simple fait d'avoir l'opportunité de les connaître fait de vous une personne vraiment privilégiée.

Vous avez accès à un essai totalement gratuit. Si vous ne les aimez pas, nous ne vous rembourserons pas, puisque les pratiques de Seitai n'ont pas de prix. Elles ne valent pas d'argent... **parce qu'elles sont inestimables.**

Avant de monter sur le chameau, vous pouvez prendre un rafraîchissement. Le Katsugen Undõ, l'étincelle de vie.

Le vent

La chose la plus importante est de bouger. Même s'il est dépourvu de forme, le vent déplace tout ce qui possède une forme et grâce au mouvement de tout ce qui possède une forme, des choses sont perçues. Lorsqu'elles sont ressenties, tout commence à frémir par sympathie. (...) Le bambou, les pentures de la porte les accompagnent de leurs voix. La poussière tourbillonne, les arbres s'agitent, les maisons tremblent et même les fils électriques se mettent à vibrer. Le ciel et la Terre sont embrassés par le vent.

La chose la plus importante est de bouger et jusqu'à ce que le vent se calme, son profond mouvement se propagera à l'infini. C'est le vent. La force qui pousse le vent à souffler est au plus profond de nous tous. Lorsque vous vous trouvez face à l'immobile, ne perdez pas espoir. Comme le mouvement est latent à l'intérieur de vous, il apparaîtra. Et une fois que vous aurez communiqué avec votre mouvement, le même mouvement propulsera les autres.

Que chacun se mette en mouvement. C'est le premier pas.

Haruchika Noguchi

Il existe peut-être quelque chose d'aussi simple que le Katsugen Undo, mais de plus simple, non.

Nous avons consacré des chapitres au va-et-vient, à la respiration thoracique-abdominale, à la coordination du CVP, aux 5 mouvements découverts par Noguchi, qui surviennent spontanément, etc. Eh bien, tous **ces concepts** prennent forme lorsqu'ils **sont transformés en expériences de vie** en pratiquant le Katsugen Undo.

Ce terme fut créé par Noguchi. Il l'inventa et le laissa intact, contrairement à d'autres découvertes dont le nom a été changé. Ce mot signifie le **mouvement à la source de la vie**. Beau, n'est-ce pas?

Le Katsugen est relié au mouvement qui nous a conduits à vivre. La vie nous meut.

Nous vivons en déplacement. Nous étions mouvement avant de naître et nous serons mouvement jusqu'au jour où **nous quitterons ce monde... Même ainsi, le mouvement continuera sans nous... Katsugen Undo... Le mouvement qui est à l'origine de la vie**... Et nous pouvons nous y réfugier quand nous le souhaitons...

Noguchi découvrit la **capacité de notre organisme d'ordonner en observant le mouvement spontané**, alors qu'il traitait une femme à l'âge vénérable. Pendant qu'il agissait sur son corps, elle bougeait. Et pas d'une manière ancienne, mais plutôt ce mouvement répondait à quelque chose de très précis. L'organisme faisait quelque chose pour lui-même et avec une grande intelligence, et la femme se servait de son habileté naturelle à récupérer sa santé à travers ce mouvement. Les mains de son thérapeute ne faisaient qu'accompagner le processus.

Oui. Nous sommes soutenus. **La vie nous place dans ce monde avec l'habilité naturelle d'entretenir la vie par nous-mêmes grâce au mouvement et cet acte spontané peut être développé et pratiqué**. Le mouvement régénératif qui est à l'origine de la vie et qui nous accompagne tout au long de notre existence peut être **perfectionné** en l'incorporant dans la pratique quotidienne du Katsugen Undo. Cela peut représenter la **décision** la plus importante, capitale et déterminante que vous ayez prise. Parce que... Pouvez-vous vivre sans prendre une douche? Définitivement. Vous le pouvez. Alors, pourquoi vous douchez-vous? Pouvez-vous vivre sans pratiquer le Katsugen? Bien sûr.

Ne pas le pratiquer est comme ne pas se laver. Si nous ne prenons jamais de douche, nous accumulerons de nombreuses couches de sécrétions sur notre peau. Nos cheveux deviendront plus gras que la friteuse de votre friterie locale. Nos ongles auront l'apparence contraire d'une manucure française. Nos yeux emmagasineront plus de sommeil que nous puissions l'imaginer dans nos rêves les plus fous et nos aisselles seront comme une éprouvette pour laquelle se battent les laboratoires. Des vêtements propres n'arriveront pas à couvrir cette réalité et il sera difficile pour les autres d'être attirés par une personne qui ne s'expose jamais à l'eau. La plupart des gens ne diront rien, mais la personne concernée vivra entourée d'une bulle invisible, qui l' engloutira petit à petit, en l'éloignant de tout. Normalement, l'intérieur reflète l'extérieur. Votre regard deviendra de plus en plus terne, vos pores deviendront obstrués et votre peau ressemblera à une toile de peinture à l'huile craquelée. Tout parle de nous: notre souffle, la couleur invisible de notre Ki, notre manque de centre, notre manque de vigueur... Un acteur ne sait que trop bien comment positionner son corps pour transmettre ce qu'il y a à l'intérieur.

Plusieurs activités utilisent le mouvement comme un allié pour améliorer l'état général de l'organisme. D'ailleurs, elles sont recommandées en tout temps: la marche, la natation, la salsa, le tango, les haltères... Il est vrai que lorsque vous bougez, des endorphines sont sécrétées et de nombreuses actions internes sont déployées, vous donnant une sensation de plénitude. Tout ceci est hautement recommandé si vous en avez envie et cela vous plaît. Le sport et la danse font bouger notre corps, mais le **mouvement ne rejoint pas tout le corps**. En réalité, ce type d'activités mobilise les **muscles** et tout ce qui a trait au système moteur et de combustion. Il y a aussi le Pilates, le yoga et le tai-chi. Certes, ils représentent tous des soupapes de sûreté.

Mais au final, toutes les disciplines requièrent une technique, un apprentissage et du temps pour que nous puissions arriver à constater leurs résultats. Le **Katsugen Undo** est totalement différent de tout le reste pour plusieurs raisons:

- **Il est complémentaire** à n'importe quelle activité. Il aide.
- **Il ne requiert aucune connaissance** technologique ou aucune condition physique particulière.
- **Il n'a pas d'objectif.** Depuis le départ, vous vous sentirez en paix. Il est agréable de vous reconnecter avec une chose en vous avec laquelle vous aviez perdu le contact depuis longtemps.
- Et par-dessus tout, votre Katsugen Undo est unique, parce qu'**il est l'expression de votre vie**, il est la voie que votre vie doit récupérer. Personne ne vous fera bouger comme votre propre organisme le fait, dans son besoin de retrouver son ordre naturel.

Maintenant que les entraîneurs personnels qui conçoivent des exercices et des stratégies particulières pour leurs clients sont tellement en vogue, nous découvrons que **nous avons notre propre entraîneur**, très spécialisé, **sage et extrêmement économique.** Le Katsugen Undo n'est pas une technique, des exercices ou même un sport. Il n'est pas une routine de gym imprimée sur une feuille laminée oubliée dans le casier. Il est VOTRE MOUVEMENT et sera tout sauf une routine. En le pratiquant, **nous nous plaçons entre les mains de la vie.** Nous ne faisons pas. Il fait. **Nous nous sentirons déplacés, inspirés et suivis par la force de la nature.** Lorsqu'il devient **automatique**, ce va- et- vient entre dans la dynamique de l'**inertie** et aura son propre rythme précis ainsi que ses zones déterminées. **Ki-Do-Ma**: Moment, intensité, synchronisation. Ce concept sera développé lorsque nous parlerons du Yuki, mais je voulais simplement vous donner un petit avant-goût.

Vous pouvez pratiquer le Katsugen debout, couché ou sur une chaise. Si vous n'avez pas de problème de mobilité, la manière la plus agréable sera en position assise sur le plancher. En seiza, qui est la façon traditionnelle japonaise de s'asseoir, mais vous pouvez également vous asseoir les jambes croisées ou même, vous étendre. L'important est d'être confortable et que votre **colonne vertébrale puisse bouger librement.** Lorsque nous pratiquons, nous ne faisons qu'une chose: **concentrer notre attention sur notre CVP.** Le CVP est composé du crâne, des vertèbres et du pelvis, et chaque élément est indépendant, même si en même temps, ils sont entièrement interreliés.

Regardez simplement autour de vous. Tellement de gens sont tendus!

Ils sont des perdants... **perdants de la mobilité de leur CVP.** Leur crâne s'est ancré dans leur cou. Leur cou rigide et immobile est une entité incapable de communiquer avec les vertèbres thoraciques. Et leur région lombaire est semblable à une planche à repasser. Maintenant, nous sommes confrontés à un exemple vivant de colonne Ionic, doric ou corinthienne et nous trouverons même des exemples de colonnes rococo.

L'état des personnes se distingue simplement en **contemplant leur immobilité**. Chez un médecin, ces personnes pourraient être traitées pour des milliers d'affections: à leurs genoux, à leur estomac, pour leur psoriasis, leur glande thyroïde... c'est peu important. Aussi longtemps que ces CVP ne récupéreront pas leur mouvement spontané et coordonné, tout représentera un travail de colmatage. Malheureusement, elles recevront plusieurs soins, mais ni les personnes malades, ni leur médecin, ni leur massothérapeute, ni personne, n'aura découvert la racine du problème. Nous avons prolongé notre espérance de vie et aussi la liste des malades chroniques. Je ne sais pas si vous avez déjà rencontré une personne souffrant de la maladie d'Alzheimer. Si c'est le cas, regardez derrière sa tête et dites-moi ce que vous voyez. Ne serait-il pas une bonne chose pour cette tête de retrouver un mouvement et une connexion avec le reste du CVP? C'est un exemple parmi des milliers.

En ce moment, ce qu'on recommande est de prendre des médicaments pour **isoler vos émotions.**

Plusieurs personnes ne veulent pas souffrir et prendront tout ce qui leur est offert, même si ça signifie qu'ils arrêteront de ressentir. Ce sont des personnes qui ont un urgent besoin d'être **dépossédées de leurs émotions**. Malheureusement, ils ne connaissent pas la pratique simple du **Katsugen Undo** et ils ignorent les **effets réels** que ces médicaments peuvent avoir dans leur corps. Si le médecin fait des prescriptions, ce doit être pour une bonne raison... Ils délèguent leur santé aux autres, sans y penser à deux fois. À coups de tranquillisants et d'antidépresseurs, ils parviennent à cerner leurs émotions survoltées. Oui. Mais cela a **un coût**: leur cou tendu demeure tendu. Chaque jour, nous rencontrons des gens au regard vitreux, ou regardant au loin d'un air absent, avec de moins en moins de réflexes. On peut les reconnaître aisément. **Mais ce qu'on ne peut voir est encore pire**. Leur corps est devenu confus. Comme elle reçoit des commandes et des lignes directrices qui ne correspondent pas à sa rigueur naturelle, leur organisation vitale commence à chercher des solutions pour faire face à cette nouvelle situation.

Est-ce que quelqu'un a informé les consommateurs des répercussions de ce genre de médicaments? Ou leur dit-on simplement de les prendre avec modération?

Maintenant qu'on peut trouver des études à propos de tout, n'existe-t-il aucun rapport à ce sujet? Et s'il en existe, pourquoi l'information n'est-elle pas diffusée massivement, comme d'autres enjeux qui font la manchette de toutes les actualités?

La plupart des patients n'ont pas été informés convenablement en ce qui concerne les sérieuses répercussions que ces médicaments pourraient avoir sur leur organisme dans le **futur**.

Bien entendu, personne n'en fait mention ni ne les relie à des défaillances physiques qui pourraient survenir dans le futur. Cependant, plusieurs maladies qui sont maintenant considérées comme spontanées, comme une défaillance naturelle du corps, ou simplement comme une opportunité, proviennent de cette consommation croissante, fortuite et effrénée. (Peut-être devrais-je dire, supposément.)

Et je me demande, ce traitement représente-t-il le problème? Ce cou, les muscles du cou qui perdent de leur mobilité, se transforme en une prison de haute sécurité. L'individu pense qu'il ou qu'elle est libre, mais ils sont prisonniers. **Prisonniers de leur propre rigidité**. Cette mauvaise utilisation des médicaments ne fait qu'ajouter des portes blindées, des serrures métalliques. Ces personnes, prétendument perturbées, s'éloignent de la lumière au bout du tunnel. Il en découle qu'ils dénoueront rarement leur noeud vital initial et par conséquent, ils généreront de nouveaux problèmes, qui seront de plus en plus compliqués à résoudre.

L'apparition de nouvelles maladies rares et de choses que nous ne pouvons expliquer est à l'ordre du jour, mais du point de vue du **Seitai**, il y a des ressources pour interpréter plusieurs de ces phénomènes courants. Est-ce que ce mécontentement général est dû à quelque chose que nous ne faisons pas bien? Je crois que tout ceci demande une profonde réflexion collective.

Vivre sans vigueur représente une incongruité qui n'arrive qu'aux humains. Lorsque la vie est perçue de cette perspective, plusieurs choses changent. Nous sommes tous plus ou moins perturbés. Néanmoins, l'étymologie de cet adjectif, qui est utilisé presque exclusivement pour faire référence à des patients qui sont malades mentalement, décrit parfaitement l'état interne altéré de la majorité des gens vivant dans nos sociétés modernes: la détresse, le trouble, l'anxiété... La société est formée d'un groupe d'individus perturbés.

Et maintenant, voici la bonne nouvelle: ce malaise de tous les jours qui est si naturellement apparu sera éradiqué par la pratique du Katsugen.

Les problèmes ne disparaissent pas. La lâcheté disparaît et est remplacée par la vigueur et la fluidité de notre colonne vertébrale. Ce ne sont pas que des mots. Ce n'est pas magique. Tout ce que je peux faire est de transmettre mon expérience et vous pouvez vivre la même chose si vous vous y mettez. **Le CVP est né pour être libre.** Si vous n'exercez pas votre droit d'être mus par la vie, par le Ki, ce CVP s'atrophiera, se desséchera et deviendra désengagé et rigide, en perdant son habilité à se tenir debout...

Les muscles essaieront par tous les moyens d'arrêter l'effondrement de l'échafaudage et **ils se raidiront**, comme les haubans d'une tente. Cette tension musculaire envahira les zones qui l'entourent: **les tissus durciront**, les **organes** deviendront **emprisonnés** également. PRESSION, PRESSION, PRESSION. L'**état défensif** de tout l'organisme augmentera. En perdant sa fluidité, l'organisme est transformé en une marmite à pression. Tout l'intérieur peut résister aux obstacles comme il le peut, mais le typhon ne s'éloigne jamais complètement. Il tournoie et tournoie sans se déplacer. Il devient égocentrique, parce qu'il s'est installé.

Les nerfs chercheront une façon de se débarrasser de certaines masses incontrôlables et savez-vous où iront plusieurs de ces **impulsions nerveuses survoltées**?

Au cerveau

Le cerveau, qui a suffisamment de choses à gérer de son côté, se trouve soudainement aux prises avec des problèmes qu'il doit résoudre et pour lesquels il n'a aucune instruction. En aucun cas, la taille de son gouvernail ne pourra maîtriser son bateau lorsque le typhon se sera installé. Incapable de gérer tout le chaos qui se trouve plus bas, nos pensées commencent à errer en prenant la forme de peurs, d'anxiété, d'agression, de dépression, de rage, d'arrogance, de désir sexuel incontrôlés... Chaque cerveau choisira sa propre issue de secours. Je suis certaine que vous voyez ce que je veux dire, parce qu'il s'agit d'une **réalité quotidienne, largement ignorée**, balayée sous le tapis et simplement inavouée. Pourquoi ne changeons-nous pas l'expression bon sens par **intelligence vitale**?

Nous considérons que tous les problèmes proviennent de l'esprit et que nous sommes incapables de les contrôler, mais ce n'est pas vrai. Ils proviennent d'un manque de coordination et parce qu'**il n'y a aucun exercice, conçu par les humains, QUI NOUS MOBILISE COMME UN ÊTRE TOUT ENTIER. Le Katsugen Undo le fait: il fait bouger les tissus, les nerfs, les organes, les tendons, les vertèbres, les cellules, l'énergie, la psyché...**

Vous possédez déjà votre **outil multifonctionnel**. Il est à vous. Utilisez-le. Pratiquez le **Katsugen Undo**.

Votre pratique sera votre alliée. D'une façon très simple et plaisante, elle **empêchera** à votre machinerie d'être affaiblie par la **grippe**. Jusqu'à présent, vous ne saviez pas exactement comment tout cela se développait à l'intérieur de vous, même si vous tentiez de l'exprimer par des mots. Cette **masse enchevêtrée** est habituellement confiée à l'appellation répandue de **malaise général ou d'inconfort**. Vous ignorez pourquoi, mais vous ne vous sentez pas tout à fait bien. Vous ne savez pas ce qui vous arrive, mais vous savez qu'il se passe quelque chose...

Si l'inconfort est ignoré, la vie vous envoie un autre signal d'alarme et le corps commence à montrer des signes que nous interprétons comme des maladies et non, des alarmes. Ensuite, les alarmes se taisent et la **vie** qui ne veut pas s'éteindre, **cesse d'émettre des signaux**. Lorsqu'ils réapparaissent, ils le font sous la forme d'une **maladie grave**.

Comprenez-vous le processus? Je pense que ça mérite un brin de réflexion et c'est une chose qui, ultimement, ne peut être faite que par chaque individu. Personne ne peut le faire pour nous.

La maladie, en fait, est une manifestation, l'expression de la **grande force de la vie qui souhaite vivre**. C'est le piquet de grève qui demande une **réparation vitale**.

Pour être honnête, en connaissant quelque chose d'aussi simple, je ressens le besoin de l'expliquer afin que tous puissent apprendre à le connaître. Nous ne pouvons continuer de vivre dans la marmite à pression sans occasionnellement ouvrir la soupape d'échappement. Maintenant, vous savez que la pression peut être transformée. En ce moment, mon énergie et mon moteur sont concentrés sur l'importance vitale qu'une pratique aussi simple peut avoir pour plusieurs personnes dans le monde qui sont **consumées par leur propre force vitale coagulée**.

La vie est beaucoup plus simple que ce que nous en faisons. J'adorerais observer les résultats des pratiques du Katsugen Undo, par exemple, chez les enfants armés et meurtriers d'Afrique, ceux qui se font enrôler dans les mêmes armées sanguinaires qui ont tué leurs parents. Quels schémas les organismes de ces enfants portent-ils? Et ces gens paralysés par la peur, effrayés par la possibilité d'être évincés de leurs maisons, terrifiés par leur situation précaire de travail?

Il y a de si nombreux événements de tous les jours qui nous font trembler! Il est nécessaire d'offrir un exutoire vital à la peur, pour libérer nos tensions.

Savoir que **plusieurs situations extrêmes auraient pu être prévenues** simplement en reconnaissant que derrière elles se trouve une TPE démesurée et qu'au moins, si elles ne peuvent être éradiquées, elles peuvent être adoucies et le fait qu'elles ne le sont pas à cause d'une simple ignorance est vraiment très triste. La simplicité. Désherber le chemin. Pouvons-nous laisser les mauvaises herbes nous empêcher de nous rendre au château de la princesse? **Cette confusion** n'a pas été créée en une seule nuit. Elle **a mijoté**, en attendant passivement qu'une tierce personne pave la voie. Attendons-nous toujours un baiser d'amour pour nous réveiller? Le Katsugen Undo existe pour nous aider à **récupérer notre confiance** en nous-mêmes. Il existe pour **éveiller notre vigueur**.

Petit à petit, toutes ces choses qui se sont infiltrées en vous et que vous avez crues, que vous croyiez là pour rester, s'**évaporeront** simplement. Sans ruse, sans faire de bruit. Pendant votre pratique, votre CVP sera redécouvert avec vos **5 mouvements authentiques** émergeant spontanément. De façon naturelle, en tendant et en étirant, en pompant et en respirant, les mouvements interagissent à nouveau et deviennent coordonnés, en permettant à tous vos besoins vitaux d'affluer, en occupant leur espace dans les 5 dimensions. Lorsque cela se produit, il est temps de se reposer et d'en profiter. Nul besoin d'analyser le mouvement qui émerge, ni comment il est constitué. Ça n'a pas d'importance, parce que le **Katsugen n'est pas l'analyse: il est l'expérience, il est le va-et-vient. Votre crâne, vos vertèbres et votre pelvis ne voudront plus quitter ce confort.** Vos tissus internes cesseront d'étouffer vos organes. Votre respiration thoracique et ventrale réapparaîtra. Votre coeur retrouvera son espace d'origine afin de pouvoir battre dans toute sa splendeur.

Vos nerfs ne seront plus écrasés et votre esprit arrivera enfin à se vouer à sa majestueuse tâche de créer, d'imaginer et de développer de nouvelles avancées.

Pendant la pratique, il n'y a aucun jugement, aucune demande. Il n'y a aucun besoin d'offrir des résultats.

Nous pratiquons le Katsugen
PARCE QUE NOUS EN AVONS ENVIE.

Quel soulagement, n'est-ce pas?! Et il s'avère que cette *chose simplette*, ce splendide acte de liberté, est entièrement reliée à comment vous avez été formés dans la matrice maternelle. C'est ainsi que vous êtes arrivés en ce monde, vous avez grandi et vous vous êtes développés. **Les 5 mouvements ont toujours été tapis au fond de tout ce que vous avez été, tout ce que vous avez ressenti, tout ce que vous avez expérimenté...**

N'est-ce pas une grande découverte, un magnifique outil avec lequel commencer une **nouvelle vie**? Pour moi, ce fut une révélation. Je me demandais comme j'avais pu vivre sans savoir ceci... Pourquoi cette chose si identifiable et si personnelle n'était pas du tout prise en compte dans notre culture?

Pouvez-vous vivre sans une douche? Oui, mais pourquoi se passer de son effet tonifiant? C,V et P se sont organisés pour gouverner la vie et grâce à eux, accompagnés de la pratique du Katsugen, vous apprendrez que **tout** dans la vie **possède une rigueur**. Noguchi l'avait réalisé.

Pendant la pratique, ces mouvements **deviennent un continuel va-et-vient** et peu à peu, ces petites oscillations trouvent leur propre élan, dans le + et le -, dans la **tension et la relaxation faites de manière naturelle**.

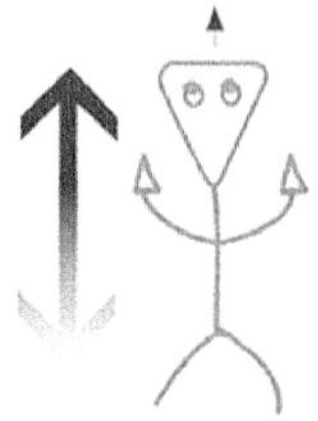

Le va-et-vient vertical: se tend **vers le haut** et se **détend vers le bas.** La pensée se tend, la pensée se détend. Les tensions du mouvement **vertical** s'étendent vers le haut, en direction de la **tête** où sont ses quartiers généraux et se distendent en redescendant. Son centre est dans le **système nerveux central** et sa **psyché** est **planificatrice.**

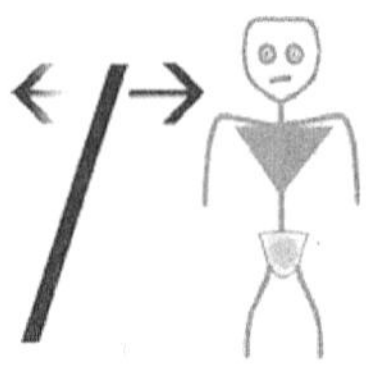

Le va-et-vient frontal: se tend vers l'**avant,** se détend vers l'**arrière.** L'action qui tend, l'action qui détend. Le mouvement frontal va vers l'avant et a son centre dans les **épaules** en combinaison avec les **articulations des hanches.** Son centre organique est dans les poumons. Le **système moteur.** Sa **psyché** est **pragmatique.**

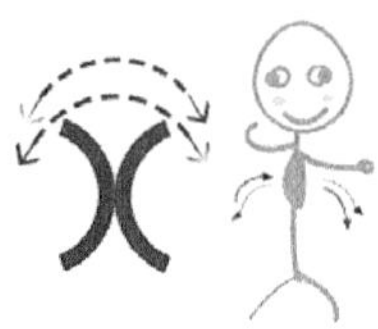

Le va-et-vient latéral: bascule latéralement de **gauche à droite. De droite à gauche.** Dans ce mouvement **latéral,** il se tend et se détend d'un côté à l'autre. Son centre organique est situé entre le **coeur** et le **ventre. Le système assimilatoire-circulatoire.** Sa **psyché** est **communicative.**

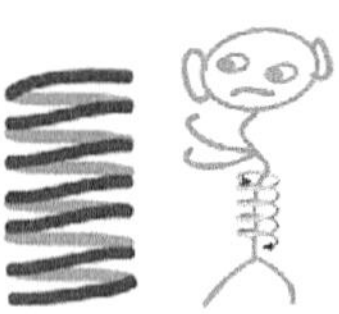

Le **va-et-vient rotatif: la taille tourne** sur elle-même de **la gauche vers la droite et de la droite vers la gauche, dans un mouvement de spiral.**

De cette façon, il se tend et se détend. Le mouvement **rotatif** a son centre dans les **reins.** Le **système excréteur.** Sa **psyché** est **défensive.**

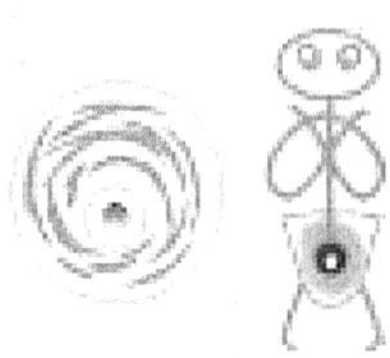

La va-et-vient central: tout se **compacte vers l'intérieur,** tout se **détend** en **s'ouvrant vers l'extérieur.** Le mouvement central a son centre dans le pelvis. Si le pelvis est fermé, tout se condense. Lorsqu'il se détend, le CVP récupère de l'altitude. Le **système reproducteur,** les **organes sexuels.** Sa **psyché** est **profonde et intégrale.**

La vie est la combinaison de tous ces mouvements qui interagissent continuellement.

Ces va- et- vient ne sont pas simplement des activités physiques, comme nous pourrions être portés à le penser. Ils impliquent des organes, des fonctions physiologiques, des psychés, des cellules et des cycles énergétiques. Tout dans notre être est entraîné dans la pratique du Katsugen: tous les tissus, toutes les vertèbres et tous les nerfs... **Puisque notre être entier participe, une intercommunication vitale est initiée, nous faisant sortir de notre rigidité et de**

notre paralysie. Il semble que la vie et le Katsugen Undo sont profondément entrelacés.

Devrions-nous mettre les mots de côté pour aller du côté de la pratique?

Tutoriel gratuit de parapente. Manœuvres de base, les pratiques du Katsugen Undō...

Haruchika Noguchi a découvert, chez les êtres humains, tout ce qui avait trait au mouvement spontané et que le mouvement spontané était quelque chose qui avait toujours été en chacun de nous, nous permettant de cultiver et d'explorer nos vies. Par conséquent, je trouve très pertinent d'utiliser le mot découverte, pour exprimer tout ce que notre maître a relevé.

Katsumi Mamine

Il y a plusieurs manières de commencer à pratiquer le **Katsugen Undo**. Vous trouverez un exemple dans l'**illustration numéro 4**, mais il ne s'agit que d'une représentation. Le Katsugen n'a rien d'intellectuel. Il est simplement une expérience. Il est **sensation** en lettres majuscules.

Noguchi inventa de nombreux **exercices de respiration** pour que le CVP puisse exprimer son mouvement spontané. Ils sont habituellement très utiles, particulièrement au début, mais ils ne sont pas essentiels. Il existe d'autres façons que je vous exposerai plus tard et encore d'autres que vous pouvez inventer vous-mêmes. Le Katsugen apparaîtra graduellement par lui-même et vous pouvez le pratiquer **en tout temps et n'importe où**, sans aucune préparation.

Le Katsugen est quelque chose qui peut être enseigné à tout le monde, à l'exception des bébés, parce qu'ils vivent le Katsugen en permanence. Par conséquent, nous remontrons aussi loin que possible, à l'origine de la vie, afin que le **Katsugen** se **manifeste spontanément de manière naturelle**.

Je vous fournirai les exercices préparatoires que Noguchi a élaborés, mais ne les reliez pas à une activité physique ou de gymnastique. Le Katsugen est l'expression ultime **de ne pas faire**, de ne pas analyser. Il est **vivre et ressentir**. Ces exercices ou cette gestuelle, que je vous décrirai plus bas, ont trois choses en commun:

- **Ils nous font provoquer une tension maximum pour atteindre la plus grande relaxation possible.** À travers la tension, nous récupérons la relaxation. Pour que la flèche atteigne sa destination, il est nécessaire de tendre la corde de l'arc le plus possible.
- Par tension, je veux dire tendre d'une façon agréable. **Ne jamais forcer** ou lutter contre soi. La clé du Katsugen est d'en jouir. La tension devrait s'en tenir à l'endroit qu'on exerce et ne pas être présente dans le reste du corps: le visage devrait être détendu, spécialement le front et la mâchoire.
- **Nous commençons en adoptant une aussi vaste et profonde respiration thoracique et abdominale** que possible.

Premièrement, placez-vous en position seiza. Si vous ne le pouvez pas, agenouillez-vous, mais sans vous asseoir sur vos talons, ou si vous le préférez, tenez-vous debout. Il est déconseillé de vous asseoir les jambes croisées. Prêts? Allons-y! Vous savez que vous pouvez trouver tout ceci sur la chaîne YouTube et sur le web: www.seitaiintelligenciavital.com

Exercice 1:
Évacuer le Ki résiduel se trouvant dans le plexus solaire

Placez doucement le bout de vos doigts **dans le creux de votre estomac**, comme dans l'illustration numéro 5, que vous pouvez trouver dans le livret d'illustrations. Vos paumes devraient être à plat et détendues, couvrant vos côtes. Pour préciser davantage, l'extrémité de vos doigts devrait reposer dans ce triangle qui apparaît au bout du sternum et où commencent les côtes flottantes. Assurez-vous que vos **aisselles** sont **relâchées** et ouvertes. Des aisselles fermées cachent la mesquinerie. Remarquez comment les gens huppés mangent, avec leurs coudes collés sur leur corps. Cet exercice est généreux en relâchement, alors il ne requiert aucune tension. Vous verrez maintenant pourquoi.

Inspirez naturellement à travers vos narines, en ouvrant votre poitrine entièrement. La partie supérieure de votre corps se penchera vers l'arrière, votre tête la suivant. Expirer par la bouche. En exhalant, la partie supérieure de votre corps se penchera vers l'avant. Votre tête devrait être détendue. Vos doigts, particulièrement l'extrémité de votre doigt du milieu, s'enfonceront à l'intérieur de votre plexus solaire. Ce n'est pas vous qui enfoncez les doigts à cet endroit, mais plutôt le poids de votre corps qui agira sur la pointe de vos doigts, en les faisant graduellement s'imprégner dans cette zone. Tout ceci se fera de façon agréable, comme si vous étiez un chiot. Nous évacuons, évacuons... Lorsque nous avons expulsé tout l'air, nous laissons notre corps relâcher complètement. Nous nous détendons totalement et respirons naturellement. Si vous avez envie d'aller directement à la prochaine respiration, parfait, mais sinon, il est bien de passer quelques instants dans cette position détendue.

La chose la plus importante à propos de cet exercice est que l'inhalation survient spontanément, lorsque nous finissons d'exhaler. Il s'agit d'une profonde inhalation qui envahit l'être entier. Cet exercice en est un de tous les jours qui augmente avec l'âge: le soupir. Le service naturel qu'offre un simple bâillement à l'ensemble de l'organisme est incroyable. Vous pouvez répéter cet exercice aussi souvent que vous le souhaitez. Personnellement, je dirais pas moins de six ou huit fois, mais comme pour tout le reste, vous devriez suivre votre propre rythme, en vous amusant.

Cet exercice **expulse le Ki résiduel** qui s'accumule dans cette zone du plexus solaire. Ses effets sont immédiats. Il est mon préféré et immédiatement, mon corps se sent délicat, comme un morceau de soie qu'on laisse tomber du plafond, et qui descend doucement sur le plancher. Il s'agit d'une sensation toute particulière. C'est être, mais sans sentir le poids de l'existence. Vous savez que le **plexus solaire** est le centre où un **grand nombre de nerfs** se rassemblent. Il est intimement lié au coeur, puisque ce dense réseau de nerfs entoure l'aorte. Il s'agit d'une zone très sensible à une respiration de mauvaise qualité, aux problèmes et aux chocs subis par notre système. Le plexus solaire ou coeliaque, comme vous le préférez, **a tendance à se tendre facilement, parce qu'il est très réceptif** et qu'il perçoit immédiatement l'état général de l'organisme. C'est la raison pour laquelle cet exercice est un joyau.

En répétant simplement ce mouvement à quelques reprises, cette zone, si souvent bloquée, commence à s'assouplir. **Il est important pour votre vie de tous les jours que votre plexus solaire ne durcisse pas.** Curieusement, il est durci chez la plupart de gens vivant dans les sociétés modernes. Pour vous donner une idée de ce que cet endroit révèle, je dirai que son état détermine le moment de la mort d'une personne. Noguchi le découvrit. Il observa comment une tension dure comme une graine apparaît invariablement dans le plexus solaire. N'essayez pas de la toucher vous-mêmes parce qu'elle est difficile à trouver. C'est le génie qu'était Noguchi. Cette rigidité annonce que la mort arrivera dans trois jours. Occupez-vous de garder cet endroit souple et vous éloignerez cette visite non désirée...

Noguchi nous offrit une référence sur l'état d'un individu **en observant trois points**: le plexus solaire que nous venons de mentionner, un autre dans le **bas-ventre**, à approximativement un pouce sous le nombril (le tanden) et **un dernier**, à la même distance au-dessus du nombril, entre le plexus solaire et le tanden. Le **plexus** devrait être **souple** et le **hara** ou tanden, **plein**. Le second point, au milieu, ne doit être ni plein ni vide. Il y a habituellement beaucoup de **vibrations et de pouls à cet endroit**.

Vérifiez-les et sentez dans quel état ils se trouvent. Notre mode de vie a tendance à conduire ces points à être à l'envers. Il est commun de trouver des plexus durcis, des tandens relâchés et des points du milieu arythmiques. Posséder un **plexus solaire flexible** est d'une grande importance. Il s'agit maintenant de votre outil simple et précieux. C'est une bonne façon de commencer à expulser le Ki contaminé et le renouveler. Il est toujours préférable de sortir les déchets et de les déposer dans le bac extérieur, plutôt que de les garder à l'intérieur. Préférable de respirer naturellement que d'être étouffé par une cravate...

Très vraisemblablement, vous **commencerez à bâiller**. Votre tête s'éclaircira bien davantage qu'en la frappant. Je n'ai jamais réussi à atteindre le vide état d'esprit, encore moins quand on me le demandait. Toutefois, grâce à cet exercice, l'esprit est lubrifié, nettoyé, plus flexible et les pensées vont et viennent sans vous déranger. Sans atteindre un esprit vide d'un blanc immaculé, il en résulte un ciel relativement clair ponctué de bébés nuages électriques.

Mouvement 2:
Tourner/tordre notre CVP successivement de gauche à droite

Nous allons tourner notre taille et avec elle, notre tête et nos épaules, comme si nous souhaitions regarder ce qui se passait derrière nous. Vous pouvez voir tout ceci dans l'illustration **numéro 6**. Au moment où nous ressentons une grande tension, alors que nous remarquons que l'exercice a un effet sur le côté de la hanche se trouvant à l'opposé du mouvement, nous lâchons prise. Puis, nous faisons la même chose dans l'autre direction. Environ 10 fois de chaque côté suffiront. Chaque fois que nous faisons une torsion, nous l'accompagnons d'une expiration par notre bouche, ainsi, avant de recommencer une torsion de l'autre côté, nous inspirons toujours. **Vous déterminez la vitesse**. Certains aiment effectuer un tour très dynamiquement et d'autres tournent lentement.

Cet exercice provoque une torsion de notre CVP qui lui donne de la **flexibilité**. Il est intimement relié à la vertèbre lombaire 3, alors votre état défensif surexcité disparaîtra sans doute entièrement.

Mouvement 3:
Soulever les épaules en séparant les premières vertèbres thoraciques

Cet exercice sert à **séparer les premières vertèbres thoraciques** qui sont reliées à l'habileté de penser et d'agir. En vous exerçant à ce mouvement, vous sentirez immédiatement que **votre esprit se détend efficacement** et tout votre être avec lui.

Comme dans l'illustration **numéro 7**. Il s'agit d'inspirer, en **soulevant les épaules**, comme si vous désiriez les faire toucher à vos oreilles. Quand vous les avez soulevées aussi haut que possible, en expirant, **faites une rotation avec vos épaules vers l'extérieur**. Ouvrez pleinement votre poitrine, comme si vos omoplates essayaient de se toucher, en ne cessant pas d'expirer par la bouche. Cet acte d'expiration doit être généreux, comme dans tous ces exercices. La bouche est grande ouverte et ressent le plaisir d'expirer, en émettant même un bruit. Quand vous êtes sûrs de vous être complètement vidés, relâchez. Clac! Comme un fouet, comme un arc. Cela laisse le corps dans un état de détente semblable à la mort. Répétez plusieurs fois.

Mouvement 4:
Secouer le bulbe rachidien

Cet exercice est celui qui **déclenchera le mouvement spontané**. Grâce à lui, vous entrerez entièrement dans le Katsugen Undo. **Placez vos pouces à l'intérieur de vos poings**. Ne serrez pas. Adoptez placidement l'attitude d'un bébé endormi. Soulevez vos bras. Inspirez et ensuite, en expirant, tirez vos coudes vers l'arrière, sans les baisser. Vous sentirez votre cou et la base de votre crâne se tendre. À la fin de l'exhalation, relâchez. Vous pouvez consulter l'**illustration numéro 8**.

Cet exercice est un autre **bijou**. En ouvrant la poitrine, nous facilitons la détente du thymus. Une abondante littérature a été écrite autour de cette glande, parce que plusieurs choses lui sont attribuées. Certains l'ont appelée *la glande du bonheur*. On lui donne même le statut de chakra. La science la considère comme une zone essentielle pour la vitalité de l'être humain pendant sa croissance. À l'âge adulte, elle s'atrophie et réduit considérablement. Lorsque nous sommes enfants, elle pèse environ trente grammes et à l'âge adulte, elle se stabilise à environ dix grammes. Cette glande est étroitement liée au **système immunitaire** et certaines études la relient à la prévention du cancer. C'est une glande associée aux glandes mammaires, c'est donc ce qui explique pourquoi le lait maternel est irremplaçable pendant l'allaitement. Si elle est active, elle **prévient le vieillissement du corps**, mais elle est affaiblie chez 95% de la race humaine.

En plus d'influer sur le thymus, ce mouvement facilite la **stimulation du lobe occipital, de la moelle épinière et particulièrement du bulbe rachidien**. L'effectuer représente une réelle secousse pour le bulbe rachidien ou la medulla oblongata.

Cet exercice est très important pour faciliter le mouvement spontané, parce qu'il est intimement lié aux battements de votre coeur et à vos **fonctions respiratoires**. Répétez plusieurs fois. Trois ou quatre suffiront.

Une fois que vous avez complété tous ces mouvements, **abandonnez-vous** au Katsugen Undo. Laissez votre corps ramollir. Permettez à votre tête de se détendre. Au début, si vous le souhaitez, relâchez dans un plaisant mouvement de va-et-vient.

Encouragez-le. Pénétrez-y et permettez à ce doux balancement de s'ancrer à votre **mouvement vital**. Ne forcez rien. **Observez** simplement. Appréciez. Si vous pensez, c'est parfait. N'y portez pas attention. **Vos pensées se coordonneront naturellement avec le reste de votre CVP**, puisque le Katsugen fait son travail.

Il ne s'agit pas de faire quelque chose de spectaculaire. Il n'est pas question de faire des arrangements floraux. Si vous pouvez accéder à l'**automatisme** grâce à ce simple va-et-vient, ce sera un bon départ. Comme la seconde aiguille d'une horloge. Grands ou petits mouvements; ça n'a pas d'importance. La chose importante est ce qui a lieu à l'intérieur de vous. Vous ne faites pas. La vie fait.

Vous ne respirez pas. **La vie vous fait respirer**. La vie respire à travers vous. Vous et la vie, profitant d'une tonifiante et apaisante séance de Katsugen Undo.

Je vous laisse. Amusez-vous bien...

Avant le décollage, pourquoi faire les exercices préparatoires?

N'utiliser aucun moyen comme moyen et aucune limitation comme limitation.

Bruce Lee

Ces si **simples exercices** n'ont pas simplement été inventés par n'importe qui. Ils ont été créés par Haruchika Noguchi, un sage parmi les sages.

Il savait comment se connecter à la vie qui palpite à l'intérieur de chaque être vivant et s'il a spécifié et synthétisé la préparation au Katsugen Undo de cette façon, il devait avoir de très bonnes raisons de le faire. J'aimerais ajouter quelques explications supplémentaires à ce qui précède.

Ces exercices procurent un moyen très simple de **se reconnecter** à notre respiration thoracique-abdominale qui a fortement tendance à être altérée. Le simple fait d'avoir l'opportunité de profiter de tels exercices de respiration est déjà un grand accomplissement. En particulier, le premier exercice qui est probablement le plus extraordinaire à cet égard. En expulsant délibérément tout Ki résiduel, ou *zyaki*, comme le disent les Japonais, **nous désirons naturellement bailler**.

Ces bâillements n'ont rien à voir avec la politesse. Ils se produiront avec une bouche ouverte et seront souvent bruyants. Cela représente déjà une manifestation du pur Katsugen.

Ne réprimez jamais ces bâillements. Ils sont de la gelée royale. Avec eux, vous laissez aller plusieurs mauvais sentiments. Avec chaque bâillement vous direz adieu à une **certaine amertume accumulée** dans votre psyché. Ils sont comme un massage fait directement sur votre cerveau, votre cou, votre visage... Vos neurones sautent de joie.

Les **larmes** sont aussi fréquentes et vous pourriez éternuer et même éructer. Il est question ici de la vie et non du protocole. Qu'elles soient polies ou non dans vos cercles sociaux, toutes ces manifestations spontanées sont incroyablement gratifiantes. Ne vous inquiétez pas... La culture Seitai ne vous rendra pas antisociable, dans votre vie de tous les jours, vous continuerez de vous comporter selon vos règles. Ceci survient pendant la pratique et est **confiné** à cet espace uniquement. Cet **espace** est **sacré** et **intime**. C'est un **espace** de liberté où le **spontané** qui naît naturellement de l'organisme **est exprimé**. Si vous ne pratiquez pas seul, mais que vous le faites avec d'autres, ils comprendront. Ils ne seront pas importunés par vous, comme vous ne serez pas importunés par eux. Éternuer, bâiller, pleurer, etc. sont l'essence, la goutte de parfum qui contient un précieux ingrédient actif appelé la **guérison**. Et que guérissez-vous? Vous-mêmes. Pas grand-chose, n'est-ce pas?

D'autre part, tous **ces exercices étirent la colonne vertébrale, la rendant flexible.** Lorsque soumise à ces tensions suivies de relaxation instantanée, la colonne acquiert de la **malléabilité**. Et ce n'est pas banal: la vie est un va-et-vient qui voyage entre la tension et la relaxation. Cette habileté de se contracter et de se détendre est essentielle pour que la vie vive.

Les exercices préliminaires, comme leur nom le suggère, **précèdent la pratique.** En aucun cas, ils ne sont la pratique. Lorsque vous êtes **en Katsugen, tout exercice, toute technique, référence, etc. est inutile.** Et je parie 2 contre 1 que vous n'avez pas encore réalisé quelque chose de très, très important. C'est la raison pour laquelle ces exercices sont radicalement différents de toute autre activité que vous fassiez dans votre vie de tous les jours.

Normalement, **inspirer** cause une **tension** et **expirer**, une **relaxation.** Essayez de soulever quelque chose de lourd, comme un canapé. Maintenant, tenez-le. Ne le laissez pas tomber.

Demeurez là. Maintenant, tentez de placer au premier plan de votre esprit quelque chose qui vous inquiète mentalement ou émotionnellement, comme l'angoisse de ne pas être capable de payer plusieurs versements hypothécaires, en ayant un ordre d'éviction en main. Dans les deux cas, observez-vous. Comment ça va? Examinez ce que ce stress vous amène à ressentir.

Quel est ce dernier édifice qui supporte toute cette pression? Votre respiration. Et comment est-elle?

EXACTEMENT. Vous inspirez et vous retenez toujours votre souffle. **Tension, tension. Inhalation, inhalation**... Vous gagnez à la loterie et vous payez. La brigade de déménagement arrive et elle déplace le canapé.

Vous lâchez prise. Que se passe-t-il? Une détente totale. Quand vous relâchez, vous expirez.

Et pouvez-vous me dire ce que nous avons fait dans ces quatre exercices préliminaires? N'avez-vous pas encore remarqué? Eh bien, ces exercices sont *anormaux*. Dans chacun d'eux, nous exhalons pendant que nous exerçons la tension et nous inhalons au moment de la relaxation. L'opposé de ce qui est naturel dans notre vie de tous les jours. C'est ce dont il est question, le fait d'occasionner quelque chose d'anormal, particulièrement dans le dernier exercice. Il implique le **medulla oblongata**, où le **centre de contrôle volontaire et involontaire est situé**. Effectuer cet exercice plutôt contre nature, en concentrant tous vos efforts sur votre nuque juste avant de relâcher et le **besoin de renouveler la compensation** entre le volontaire, et l'involontaire apparaît. Après ce moment de tension, il y a la relaxation et avec elle, une brève pause. Nous en profitons pour «confondre» notre volonté et ainsi, au lieu de continuer à régner, elle est outrepassée, et permet à la vie de s'exprimer à travers le mouvement qui naît du CVP. Nous **entretenons ce moment** pour entrer dans la pratique.

Nous nous abandonnons à cette secousse, au moment où nos parties intellectuelle et analytique fusionnent. **Le primitif et le spontané sont totalement liés à la force de la vie**. Le dialogue. Dorénavant, personne n'est le patron. La volonté et la spontanéité agissent ensemble. Les 5 dimensions sont **réajustées** pendant la pratique afin d'exprimer le **désir, l'énergie et la force vitale**. Rien d'autre n'est nécessaire. Simplement, laissez aller, laissez-vous porter.

Vous êtes maintenant prêts **à ne plus limiter votre existence** et à vous laisser porter par l'agréable et incomparable pratique du Katsugen Undo.

Quoi, conduire le bateau sans assistance? Pourquoi le Katsugen est-il différent de toutes les autres pratiques?

Tout ce que dit Noguchi est grand et est relié à votre vie.

Katsumi Mamine

Plusieurs activités existent qui unissent le corps et l'esprit et qui approfondissent la respiration: le **yoga, le tai chi, le chi kung...** D'autres sont basées sur le libre mouvement, comme la biodanse qui représente une méthode d'épanouissement personnel qui utilise les émotions provoquées par la musique. Par le mouvement, elle approfondit la conscience de soi-même. L'**anti-gymnastique** propose de retrouver l'équilibre perdu grâce à de petits mouvements très précis, sans forcer. Elle fait appel à la mobilisation de tous les muscles du corps, éveillant les zones musculaires qui sont à l'abandon. La **méthode Feldenkreis** utilise également le mouvement dans le but de créer de nouvelles connexions neuronales qui remplacent les modèles de mouvement par d'autres, plus performants. Dans certaines **danses sufis**, on tourne pour s'éloigner de l'individualisme et se fondre dans l'ensemble.

D'innombrables exemples existent, mais j'aimerais **établir clairement la différence entre le Katsugen Undo et les autres pratiques.** Ce n'est pas pour le soumettre à une valeur du meilleur ou du pire, mais pour dire que le Katsugen est une découverte **unique, incomparable et authentique.**

La pratique du Katsugen Undo représente **une nécessité vitale.** Il ne s'agit pas d'une activité complémentaire que vous choisissez parce qu'elle vous fait vous sentir bien, mais d'**une activité que la vie requiert. Le Katsugen n'est pas un exercice conçu par l'humain**, comme les autres activités.

Il s'agit d'une activité naturelle et spontanée que la vie fait pour retrouver la santé. C'est une capacité qu'a notre organisme dans son ensemble de s'autoréguler.

Le Katsugen Undo n'est pas exclusivement une activité physique. Bien sûr, il mobilise les muscles, les vertèbres, les tendons, les fibres, etc. Mais pas seulement ça. Le Katsugen Undo est un moyen de **maintenir votre énergie organique, cellulaire et vos activités physiologiques en forme.** Le Katsugen **coordonne tout ce qui est doté de mouvement à l'intérieur de vous** et ce qui est en mouvement. Ce n'est pas uniquement sur un plan physique et tangible. **Nous sommes** aussi **faits d'espaces intangibles. Le Ki a besoin de mouvement,** autant sinon plus que vos biceps. **Votre psyché** a besoin de bouger, de se tendre et de s'assouplir, en récupérant son espace sans rétrécir.

La vie requiert du mouvement, de la fluidité et de la coordination, alors le Katsugen ajoute et n'enlève pas. Le Katsugen est une activité d'intégration non exclusive. Si vous faites de la plongée, pratiquez le Katsugen. Si vous pensez, pratiquez le Katsugen. Si vous allez au gym pour soulever des poids, pratiquez le Katsugen. Si vous êtes un enseignant, un entrepreneur, un acteur, une journaliste... Eh bien, dans ce cas, pratiquez deux fois plus que pour les autres professions.

Faites ce que vous faites, pratiquez le Katsugen.

Cesseriez-vous de respirer parce que vous avez découvert à quel point vous vous sentez bien en allant dans un spa? Si vous allez au spa, pratiquez le Katsugen. Si vous faites du yoga, pratiquez. Si vous méditez...

Cesseriez-vous de prendre une douche parce que vous avez découvert le macramé? Si vous faites du macramé, pratiquez le Katsugen. Si vous faites du tai-chi, si vous vous apprêtez à démarrer une entreprise, si vous étudiez, si vous avez un rencard... **Votre être entier requiert une unité et une harmonisation interne**, ainsi qu'avec l'environnement, **pour permettre à la vie de s'exprimer**. En Seitai, l'idée du mouvement est reliée à l'expérience de **vivre dans le mouvement global**.

Les pratique de Seitai sont fortement reliées à la vie et aux mouvements qui la font vivre.

Déplacer des organes, intervenir dans la circulation sanguine, dans les fascias, dans les artères désobstruées, n'est pas une chose qui peut être faite en recevant des ordres de notre cerveau. Faire bouger les psychés, faire bouger les centres énergétiques... **Seul** le Katsugen mobilisera ces zones. Seul le Katsugen Undo coordonnera tous ces **mouvements symphoniques**. Vous ne pouvez le faire autrement. Cela, je peux vous le promettre maintenant.

Le Katsugen Undo n'est pas une technique, pas plus qu'il ne dépend d'un exercice particulier, parce qu'**il n'y a qu'un *exercice* valable: celui que votre organisme unique requiert**, à chaque moment unique.

Chaque individu possède un **mouvement précis, particulier**, relié à son essence, qui sera présent tout au long de son existence et un mouvement plus changeant, relié à la vicissitude de la vie, comme les marées, selon que vous ayez bien dormi ou non, que vous ayez faim, que vous vous soyez disputés avec votre associé, etc. N'essayez pas de vous sortir de ces méandres. Votre vie sait quoi faire. Laissez-la agir. Observez comment vous faites. C'est fascinant. Vous serez ébahis par vous-mêmes.

Si nous demandons à plusieurs individus de faire quelque chose de simple, comme de lever les bras, chacun d'eux le fera à sa propre façon particulière.

Le Katsugen ne peut être imité ou copié. Il n'existe pas une bonne ou une mauvaise façon. Il n'est ni libre, ni restreint. Il est. Il se produit. Il est fait. Il est vivant. Il est observé. Pour cette raison, il est important de **sentir que le mouvement est né du CVP et qu'il se propage à vos membres**. Non l'inverse. Les membres bougent aussi, mais la dynamique tire son origine du CVP. Lorsque vous pratiquez le Katsugen Undo, vous sentez comment **votre crâne reprend contact avec vos hanches.** Ils se remarquent enfin et même, ils s'apprécient!

Le CVP est une entité segmentée, mais à la fois, interconnectée. Quand votre organisme devient désorganisé et que chaque partie tente désespérément de se sauver elle-même, les problèmes commencent. Nous nous sentons mal. Notre santé en souffre. Le Katsugen est essentiel pour anticiper la catastrophe qui peut survenir lorsque chaque fonction commence à agir égoïstement. Le Katsugen ne recherche ni la paix intérieure, ni l'esprit suprême, ni la conscience supérieure, pas plus que l'illumination.

La première fois que j'ai pratiqué le Katsugen, je l'ai fait en attendant que le mouvement spontané s'empare de moi. Et ça m'est arrivé.

J'étais ébahie. Ne croyez pas que cela s'est produit lors de mon cours qui se tenait la fin de semaine, mais plutôt, à ma maison, le jour suivant, alors que j'étais seule. Il n'y avait personne avec moi qui aurait pu m'influencer de quelque manière. Je m'en souviens parfaitement. J'étais assise sur le plancher, regardant une vidéo que m'avait fait parvenir la personne qui avait organisé le cours à Madrid, pendant le week-end. Les images montraient un professeur skiant en Suisse. Puis, on pouvait le voir en train de dîner avec des amis et soudainement, sans crier gare, un séance de Katsugen apparut. Je ne faisais que regarder. Ce jour-là, je m'étais réveillée avec un torticolis et je soupçonnais que d'en avoir trop fait pendant le cours en était la cause. Soudainement, et sans savoir comment, tout mon CVP s'est mis à tourner, particulièrement mon cou. Je ressemblais à l'enfant dans le film *L'Exorciste*! Mon cou tournait d'un côté à l'autre sans effort. Comment était-ce possible? J'avais passé la journée à me sentir comme un bloc de bois, comme un robot des années 1960 et pourtant, la rigidité avait disparu en laissant sa place à une fluidité et un rythme qui m'ont stupéfiée.

Tout cela m'est arrivé parce qu'en fait, je ne faisais rien. Néanmoins, je ne me suis pas sentie à l'extérieur de moi-même, en perte de contrôle ou de contact avec ce qui se passait. C'est complètement l'inverse. Cette personne qui semblait possédée par une force externe était plus moi que jamais. Ce mouvement était extrêmement plaisant et je sentais que mon corps avait souhaité faire cela depuis longtemps. J'ai continué pendant quelques heures, peut-être plus. J'aurais pu arrêter si je l'avais voulu, mais je ne le voulais pas. Cette nuit-là, j'ai dormi comme un bébé et je me suis réveillée en me sentant légère, avec un esprit limpide. Je me sentais dans un état de plénitude naturelle, sans aucune fioriture. Je me sentais simplement centrée.

Depuis ce jour, quelque chose m'arrive chaque fois que je vois quelqu'un que je n'ai pas vu depuis des années. Il me dit: «*Je ne peux pas définir exactement ce que c'est, mais tu as vraiment l'air bien. Tu as quelque chose de changé.*» Et vous savez ce qu'est ce quelque chose? Le **pétillement de la vie**. La **vigueur**. La vie qui habite en moi se **sent accueillie** et elle me rend plus que je ne lui donne.

Cela ne signifie pas que je suis *Super Woman* et que je possède de super pouvoirs. Je dois composer avec les difficultés de la vie, comme vous le faites; mais quelque chose a changé. Ma spontanéité a été harmonisée avec précision et cela me fait accepter et affronter les hauts et les bas de la vie d'une manière différente. Je vis sans peur, j'ai confiance en la vie et je sais que je possède un outil dont je peux me servir lorsque je me sens accablée. Ma respiration thoracique-ventrale m'accompagne toujours et si je m'en éloigne, je sais qu'en pratiquant le Katsugen, je la retrouverai à nouveau.

Parfois, je me surprends en plein milieu d'un acte totalement spontané. Je fais la cuisine. Je vais chercher un pot d'épice sur la tablette. Comme ils sont tous très près les uns des autres, je réussis à en faire tomber plusieurs de la tablette. J'ignore comment, mais en une fraction de second, j'arrive à tous les attraper comme si j'étais une ninja expérimentée. De quelle façon? Aucune idée, mais c'est dans ces moments, que je sens qu'il y a quelque chose de lubrifié, d'alerte, d'éveillé, de vivant. Il y a une vibration.

Encore une fois, c'est intangible. Ce que vous ne voyez pas, mais que vous sentez. Cela vous donne une sensation vraiment spéciale. Le Botox ne pourra jamais remplacer la respiration thoracique-abdominale.

Les rides sont aussi mouvement. L'autre est une illusion et une torture infructueuse. Quoi que vous fassiez, un jour, vous devrez dire au revoir à ce monde.

Alors, ne serait-il pas mieux de ramer avec le courant, plutôt que contre lui?

Maintenant que vous pouvez voler, souhaitez-vous essayer la montgolfière et le parachute? D'autres façons de commencer la pratique du Katsugen Undõ.

L' unique forme que prend chaque être humain provient de quelque chose qui n'a pas de forme. Cela, qui est dépourvu d'apparence, est l'immense force de la vie. Nous ne sommes pas une forme, nous ne l'adoptons même pas. Ce que nous sommes vraiment est cette force vitale qui est née de l'intérieur et nous fait vivre. Lorsque nous pratiquons le Katsugen ou le Yuki, nous sommes connectés à cette force créatrice. Cela représente une opportunité d'observer la force grâce à laquelle nous sommes vivants.

Katsumi Mamine

La plus belle chose concernant le Katsugen est de savoir que vous avez un **espace et un temps qui vous est propre**.

Vous seuls avec votre forme et ce qui constitue votre forme... **Pendant votre pratique, connectez-vous à votre force de vie, celle qui vous a créé et vous garde vivants.**

Une chose si simple et si évidente a été oubliée. Nous nous acquittons de tellement d'obligations et pourtant, prendre soin de nous ne se trouve pas sur la liste. Nous portons attention à notre alimentation, nous faisons de l'exercice, mais nous négligeons entièrement notre respiration spontanée. Nous entendons souvent: « *Je n'ai pas le temps.* » Mais le temps le plus précieux et fructueux sera celui que vous prendrez pour **coordonner votre organisme** et avec lui, la vie en vous qui désire vivre.

Ce qui importe n'est pas les heures où vous dormez, mais plutôt la qualité de votre sommeil. Quand la qualité du sommeil est mauvaise, ça importe peu que vous ayez passé plusieurs heures à dormir. La TPE, tension partielle excessive, est installée en nous comme une tique et quoique vous fassiez, rien ne pourra vous soulager, sauf le Katsugen et le Yuki.

Le Katsugen représentera votre heure du thé. Vous pouvez incorporer des rituels, si vous préférez, mais dialoguer avec la vie n'exige pas de choses extraordinaires, d'encens et de chandelles. Il s'agit d'être à l'aise, en connectant avec votre CVP, en appréciant vos va- et- vient, en observant comment la respiration thoracique-abdominale apparaît et comment votre être entier devient aligné. À certains moments, la musique vous accompagnera. À d'autres, elle sera superflue. Parfois, vous voudrez être seuls, d'autres fois, accompagnés. C'est vrai! Je ne vous ai pas encore dit que vous pouvez pratiquer le Katsugen Undo mutuo.

La **pratique de groupe** est très agréable, parce qu'elle représente une opportunité d'échanger le **Ki et que le mouvement est transmis d'une personne à un autre**. C'est une chose que vous pouvez expérimenter et vous serez surpris. Lorsque la communication entre les deux participants se synchronise et commence en jouer en duo, c'est fantastique. Deux souffles qui deviennent soudainement un...

Comme Noguchi a découvert quelque chose d'inédit et de nouveau, il n'existait pas de terminologie pour le définir, alors il se mit en route pour trouver une manière de l'exprimer. Je vous ai dit qu'à ce moment, la psychoanalyse de Freud était très populaire, alors il utilisa les termes involontaire et système moteur extrapyramidal dans le but de pouvoir communiquer. En fait, la plupart des gens qui enseignaient le Katsugen en Europe se servent toujours de ces termes. Initialement, en entendant « involontaire», les praticiens pourraient considérer que le mouvement devrait provenir d'un lieu extérieur à leur conscience et qu'il pourrait même être incontrôlable.

« Involontaire» signifie que la volonté ne peut le contrôler. Évidemment, cela cause de la peur. Mais le **Katsugen** n'est pas réellement involontaire. **C'est un dialogue entre les cellules conscientes et inconscientes**, comme pour tout dans la vie. Rares sont les choses qui appartiennent au domaine de la conscience pure ou de l'inconscience pure. Par exemple, marcher à l'extérieur représente une activité de tous les jours à laquelle autant votre volonté que « l'involontaire» participent. Si vous dites: « Je vais faire une promenade. » Vous le faites consciemment, mais vous ne faites pas gauche, droite, comme dans l'armée. **La marche se fait par elle-même**, automatiquement, mais personne n'en a peur. Lorsque vous apprenez à conduire, le fait d'être pleinement conscient de chacune des actions que vous posez est catastrophique. La conduite sera fluide uniquement quand les actions deviendront spontanées, combinant le volontaire et le non-conscient.

Le Katsugen est lié à l'activité de la vie, alors il **se connecte au plaisir de suivre un automatisme qui émerge du CVP et profite de l'inertie** pour contacter notre partie involontaire. À cette fin, vous devez utiliser votre volonté pour poursuivre jusqu'à ce que vous atteigniez le point où le CVP prend la parole. C'est ainsi que le dialogue entre le Soi conscient- volontaire et le Soi cellulaire inconscient- involontaire retrouvent leur **coordination** naturelle. Il arrive un moment où le mouvement du CVP et de sa propre inertie commence à concevoir quelque chose de très dirigé et de très précis. Vous pourriez même commencer à ressentir un certain inconfort, mais cette sensation est précisément ce qui nous positionne vers la **guérison**.

Noguchi a dit que c**ette autonomie est ce qui amène la colonne vertébrale à être droite**.

Nous avons tendance à être à l'extérieur de nous-mêmes, ignorant le mouvement même s'il représente une authentique expression de nous-mêmes qui en dit long sur nous, bien davantage que ce qui sort de notre bouche. **Nous mentons beaucoup, mais notre corps ne ment jamais. La posture que chacun de nous adopte capte le mouvement vital et tout ce qui se passe à l'intérieur de nous.**

Nous pouvons nous sentir confortables dans notre pratique lorsque nous commençons à récupérer notre mouvement spontané et avec lui, notre perception qu'il ne fait pas seulement partie de notre Soi physique, mais de notre être dans son ensemble. Le Katsugen **compense** ce qui est non compensé dans chaque individu. Par nous-mêmes, sans l'aide de quiconque, nous **augmentons notre propre capacité de vivre**. Le reléguer exclusivement à l'involontaire serait une erreur.

Pour que le mouvement devienne spontané et automatique, vous n'avez pas besoin d'attendre que le temps passe. Certains poissons sont congelés à -5, -10 et -50 degrés, mais éventuellement, ils cesseront de n'être qu'un bloc de glace. Tôt ou tard, le mouvement spontané apparaîtra et performera son processus de décongélation. Mais pour que ce poisson commence à pratiquer le Katsugen, il ne doit pas attendre rigidement que ce moment arrive. Il y a toujours de l'espace à l'intérieur de ce bloc de glace pour être capable de bouger, permettant à ce mouvement de va-et-vient de s'établir dès le départ. **Le dialogue entre le volontaire et l'involontaire**. Finalement, quelle qu'elle soit, **votre pratique sera harmonieuse et agréable...**

Certaines personnes peuvent avoir senti que ce n'était pas pour elles. Comment le mouvement spontané de la vie peut-il ne pas être pour elles? Le Katsugen appartient à la vie, pas aux choses inanimées.

Peu importe qui commence à parler. Ce qui est important, c'est que le dialogue soit fluide, plaisant et divertissant. Quand deux personnes sont en train de bavarder, elles ne prennent pas en considération qui a débuté la conversation ou qui dit le plus de mots. L'important, c'est qu'elles se comprennent.

Vous vous demandez si c'est si utile, si vous pouvez l'emmener avec vous partout où vous allez. Oui, n'importe où.

Il y aura des moments où vous n'aurez pas le temps de préparer votre attirail. Pouvez-vous imaginer apporter un matelas au travail, vous jeter sur le sol pour commencer à expulser votre Ki résiduel? Eh bien, non.

Ces pratiques sont sérieuses et non exhibitoires. Il y a un type de Katsugen, que je m'autorise à appeler le *Katsugen express*, que vous pouvez pratiquer n'importe où.

Quand les choses dégénèrent, vous allez à la salle de bain et, comme les chiens quand ils sortent de la mer, vous vous secouez.

Puis, vous revenez, vous dites ce que vous avez à dire à votre partenaire, mais avec une coordination organique harmonisée.

Vous rappelez-vous que lorsque nous étions enfants, on nous disait de compter jusqu'à 10? Vous ne sentirez plus que la situation est trop difficile à gérer pour vous, vous serez simplement capables d'y faire face.

Jusqu'à présent, j'ai parlé de l'importance du mouvement et j'ai mentionné que le **CVP, comme vos membres, possédait une structure**, mais je n'ai pas expliqué pourquoi. La pratique du Katsugen Undo ne requiert pas de connaissances.

Mais grâce aux études rigoureuses de Katsumi Mamine, des observations empiriques peuvent maintenant être faites sur les raisons pour lesquelles la structure du mouvement se manifeste pendant la pratique.

Également, grâce à cette organisation, n'importe qui peut commencer à pratiquer le Katsugen dès le début, en devenant familier avec le va- et- vient, même avant qu'il ne devienne automatique. On essaie?

Dans le dernier wagon, des jumelles sont distribuées pour l'observation des oiseaux. L'observation des 5 mouvements dans le CVP.

Certains concepts philosophiques parlent de l'infini et de l'âme comme de quelque chose de surnaturel. Laissez-les dire ce qu'ils veulent. Ce que je dis c'est que d'aller dans l'infini, d'aller dans l'éternité, représente une chose que nos cellules font déjà.

Katsumi Mamine

Observer. Apprenez à connaître les 5 mouvements; pas comme un concept, mais comme une **expérience**. Pour ce faire, il est utile de se défaire de l'idée que la tête gouverne le tronc. Je parle de la tête appartenant au CVP et qui vit en coordination avec les composantes qui donnent forme à ce que vous êtes, mais qui en réalité, n'en possèdent aucune.

Essayer et tester l'**existence de la structure du mouvement** peut être accompli par tout le monde, même par les personnes âgées dont la mobilité s'est graduellement réduite, ou par les enfants, qui débordent d'énergie. Ce sera un jeu, pour eux, de coordonner leur CVP et ce jeu leur fournira un merveilleux outil pour leur vie future. Avant d'entrer dans la pratique, je suggère que vous essayiez et expérimentiez ces mouvements. Vous verrez. Je vous demande de vous lever.

Mouvement vertical:

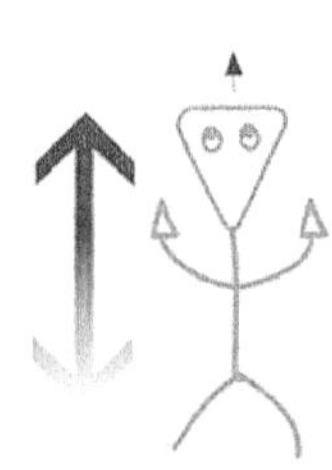

Étirez votre cou pour lever votre tête vers le haut (Illustration 9). Autant que vous le pouvez. Remarquez comment lorsque vous levez la tête, tout votre **CVP s'élève**, incluant l'**extrémité du coccyx**. La **pointe de vos orteils** sera aussi impliquée, parce que si vous levez la tête, vous finirez éventuellement sur la pointe des pieds. Le mouvement vertical communique aussi avec le bout de vos doigts. Tout ceci est relié à **l'intellect, la psyché réfléchie. Lorsque votre tête s'étire, l'IV, qui crée les idées, est activée.** Il est fascinant de constater qu'en levant la tête, le CVP en entier, incluant les membres, participe. Cela ne se produit pas si vous levez uniquement vos épaules. Vous pouvez les soulever, mais le reste de votre corps ne suivra pas automatiquement le mouvement.

Et qu'arrive-i-il si vous vous concentrez sur votre visage et votre tête? Vos yeux regardent vers le haut. Ils ont tendance à se lever et à **regarder au loin.** La même chose que pour votre visage et votre tête qui se déplacent vers le haut. Le vertical aime la planification, regarder vers l'horizon. Ce qui est tout près est sans importance. Simplement en adoptant cette posture, en étirant votre tête vers le haut, votre intérieur dans son ensemble change, la psyché change et plusieurs zones intérieures que vous ne voyez pas à l'oeil nu sont mobilisées par ce mouvement vertical.

Les gens qui possèdent une tête étroite et longue, et dont tout le corps semble se déplacer vers le haut, auront très probablement tendance à penser et à analyser. Les choses qui se trouvent sur le sol les intéresseront très peu. Avec la pratique du Katsugen, cette dynamique se coordonnera avec le reste et ils ne sembleront plus aussi détachés et distants.

Le mouvement frontal:

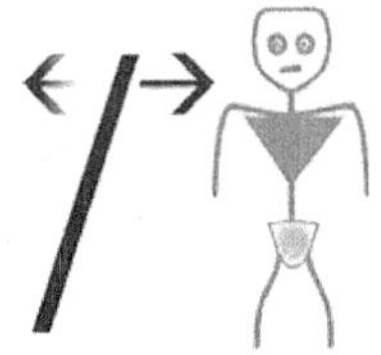

Maintenant, au lieu de lever votre tête, avancez-la. **(Illustration 10)**. Vous voyez? Le CVP ne bronche pas. Ensuite, essayez de **déplacer vos épaules vers l'avant.** Oui, aussi loin que vous en êtes capables. Qu'arrive-t-il? Vous pouvez le sentir par vous-mêmes. Automatiquement, tout le CVP, incluant la tête des fémurs, **avance.** Si vous continuez à pousser vos épaules vers l'avant, votre système locomoteur ne le supportera plus très longtemps et vous devrez agir. Comment? **En avançant.**

Si vous faites avancer vos épaules, vos jambes commenceront à marcher, parce que vous serez contraints de prendre les mesures nécessaires. Et si vous regardiez votre visage ou votre tête? Vers où sont-elles projetées? Vers l'avant, n'est-ce pas? Votre nez est ce qui se distingue le plus parce qu'il veut toujours aller de l'avant.

La poitrine émerge de la cavité thoracique. **Agir. Aller de l'avant. La combustion. La musculation. La psyché pragmatique. Quand les épaules sont déplacées vers l'avant, l'IV, qui crée l'action, est activée.**

Toute cette participation est survenue simplement en avançant les épaules. Malgré le fait que vous ne bougiez pas consciemment quoi que ce soit d'autre, éventuellement, le reste de votre être participera et sera entraîné vers l'avant par le **mouvement frontal.** Donc, il est clair que la tête et les épaules jouent respectivement un rôle très différent dans l'ensemble du CVP.

Essayez d'avancer d'autres parties de votre corps. Jetez facilement un oeil par vous-mêmes. Par exemple, poussez vos hanches vers l'avant. Non seulement vous n'avancerez pas, mais tout votre CVP sera retenu et ira vers l'arrière. Personne ne peut avancer en partant des hanches, mais nous pouvons le faire en partant des épaules. La même chose arrive avec votre visage.

Lorsque vous déplacez vos épaules vers l'avant, **vos yeux regardent immédiatement loin devant.** Ils regarderont fixement. Ils ne jetteront pas un coup d'oeil sur les côtés, distraitement. Ça n'a aucun intérêt pour ce mouvement. Et sous aucun prétexte, ils ne regarderont vers l'arrière! Il est important d'essayer tout cela par vous-mêmes. Quelqu'un vous a parlé de ceci avant? Eh bien, en réalité, c'est totalement relié à votre vie et à comment vous vivez. Si vous avez les épaules voûtées et la poitrine enfoncée, il vous sera probablement difficile d'agir. Les gens possédant des épaules et une poitrine ouvertes avancent sans faire d'effort, parce que rien ne les arrête. Leur psyché est pragmatique. Je parle d'épaules naturelles et non d'un produit du culturisme.

Le mouvement latéral:

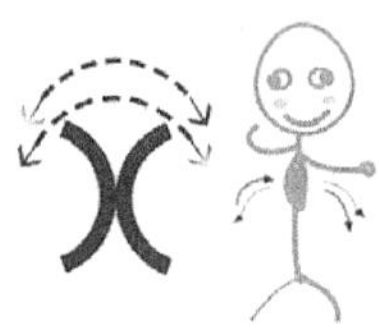

Maintenant, nous nous concentrons sur **la zone centrale de notre torse.** Si vous désirez essayer, inclinez votre tête et vos épaules latéralement et vous verrez que vous y arriverez. En le faisant, assurez-vous qu'eux seuls participent. **(Illustration 11).** Si vous n'impliquez aucune autre zone, sans doute que votre CVP ne bougera pas lui non plus. Vous serez capable de déplacer votre tête, mais vous n'arriverez pas à attirer votre CVP et encore moins vos membres. Maintenant, concentrez-vous sur la partie de votre estomac qui est en relation avec le coeur.

Essayez doucement avec une main ou l'autre, afin de mieux sentir le mouvement. Placez votre main droite au sommet de votre estomac/coeur. Si vous vous servez de votre main gauche, faites-le en relation avec l'estomac/foie. **Zone centrale** du CVP. **La bouche. La circulation sanguine. La psyché émotionnelle. Le plaisir. Le mécontentement. Lorsque la partie centrale de votre ventre s'incline de gauche à droite, l'I. est activée, ce qui crée les émotions et la sociabilité.**

Si nous déposons notre main dans cette zone et bougeons **latéralement**, à la manière des chanteurs populaires, tout le CVP sera attiré d'un côté à l'autre. Lorsque cette partie du milieu est mobilisée, le visage et les yeux seront également contaminés par le même mouvement. Les yeux papillotent ici et là, d'un côté à l'autre. Quand vous allez magasiner, vous jetez un regard latéralement aux vitrines des boutiques. Et encore plus lorsque vous apercevez une pâtisserie! Vous les contemplerez de l'une à l'autre, regardant avec gourmandise, décidant laquelle choisir: *ce biscuit, oh et ce petit gâteau, oh, oh, je n'arrive pas à me décider, j'ignore lequel prendre.*

Le latéral est indécis: tout à fait à l'opposé du **frontal**. Mais le problème avec le latéral c'est qu'il a besoin de temps, c'est un moulin à paroles. C'est un mouvement qui assimile les choses et c'est une chose qui prend du temps. Vous souvenez-vous de la torture infligée par les parents qui obligaient leurs pauvres enfants à faire une sieste après le déjeuner pour digérer leur nourriture? Ce genre de mouvement est utilisé au yoga et en gymnastique, mais ouvrir nos bras et nous étendre en forme de croix, n'existe que parce que nous ne connaissons pas le mouvement approprié qui origine du CVP. En Katsugen, ce mouvement survient et est automatique. Vous n'avez pas à mettre vos mains nulle part en particulier, mais si vous le faites, essayez de les placer sur votre poitrine, un geste qui représente un très agréable accompagnement. Quand vous vous laissez aller, tout le CVP et les organes impliqués regagnent leur fluidité.

Rappelez-vous que le Katsugen n'est pas une gymnastique, alors chaque mouvement qui émerge est directement relié à certaines fonctions physiologiques, organiques, énergétiques, psychiques, cellulaires ou autres.

Le mouvement rotatif:

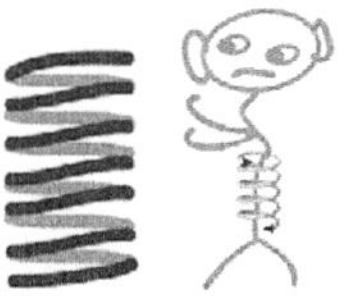

Afin de découvrir ce mouvement, essayez de tourner la tête, ou les épaules, en permettant au reste du corps de demeurer immobile. Ne bougez pas la partie inférieure. Votre CVP ne se déplacera pas.

Maintenant, **tournez** votre **taille. (Illustration 12).** Il est facile de constater que le CVP en entier, incluant les jambes, participe. Votre tête est également aspirée vers l'intérieur et se retrouve inconsciemment à faire face vers l'arrière. Vos yeux tourneront en couvrant le minimum d'espace dans lequel vous vous sentez confortable dans un 360 degrés. Quand vous tournez, vous voyez ce qui vous entoure. **Vos oreilles** remarquent et identifient l'environnement. **En faisant des rotations de la taille, tout le CVP tourne naturellement** et automatiquement. C'est la fonction de **ressort** de notre colonne vertébrale. Ce mouvement vous met en relation avec votre **système excréteur**, avec toutes les fonctions **éliminatoires** qui transpirent et aussi avec vos **reins** et votre **urine**. Ce mouvement implique la psyché **combative et défensive. Quand la taille se tord, l'IV, qui crée l'autoprotection et préserve l'intégrité de ce qui nous appartient et ce qui appartient à nos proches, est activée.**

C'est très simple de vérifier ce que je vous dis, n'est-ce pas?

Le mouvement central:

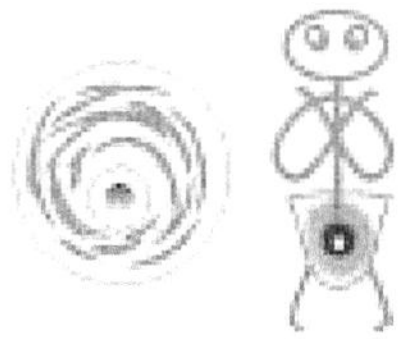

Peu importe jusqu'où vous enfoncez votre tête dans votre cou, vous ne pourrez jamais entraîner le reste de votre corps dans ce mouvement de **fermeture**. Toutefois, si vous déplacez votre **pelvis vers le bas et l'intérieur**, si vous essayez de fermer les deux crêtes iliaques de vos hanches, tout se fermera. Et si vous les ouvrez, tout s'ouvrira. **(Illustration 13)**.

C'est comme pour les étreintes. **Fermer et ouvrir**. Les embrassades sont remplies de mouvement central. Lorsque vous étreignez vraiment, avec de vrais sentiments, ce mouvement de fermeture et d'ouverture survient spontanément.

Quand vos hanches se referment, votre CVP entier est attiré vers le **bas** et vers l'**intérieur**. Tout participe, incluant votre tête qui descendra, enfonçant la C6, ce qui vous donnera l'allure d'une tortue se retirant dans sa carapace.

Maintenant que vous devenez familiers avec ces mouvements, vous pouvez les observer chez les autres. Le **mouvement de fermeture rétrécie tout le CVP** et le **mouvement d'ouverture** l'amène à **retrouver sa hauteur**.

Vérifiez par vous-mêmes. Où vos yeux regardent-ils? Et votre visage? Ils se tourneront certainement vers l'intérieur. C'est une façon de voir à la verticale qui est si différente! Le central représente l'internalisation, s'immerger dans ses profondeurs, dans les émotions, les forces invisibles. C'est **la peau, les organes génitaux, la sexualité et la conjonction. Lorsque le pelvis est fermé, l'IV qui crée l'esprit le plus intuitif et profond est activé**. Le mouvement central n'est pas un mouvement qui vient aisément lors des pratiques de Katsugen. Toutefois, si nous débutons de cette façon, peu à peu, notre organisme s'identifiera à lui et l'intégrera automatiquement de manière naturelle. Lorsque vous **mettez ces mouvements en pratique**, vous pouvez très facilement voir que ces dynamiques ne sont pas des idées boiteuses qui ont surgi de nulle part. **Vous êtes en train de vérifier, empiriquement et sans l'ombre d'un doute, comment ces 5 mouvements et leur intelligence vitale sont structurés le long de votre CVP.**

Cette structure se retrouve aussi dans vos membres, mais je ne rentrerai pas dans les détails dans ce livre, puisque le livre ***Le Mouvement vital***, de Katsumi Mamine, en fait parfaitement la preuve. Si j'ai présenté cette section, c'est simplement pour que vous puissiez avoir une idée que cette structure des 5 mouvements EXISTE. C'est quelque chose que la vie répète à maintes reprises dans chacune de ses créations.

Ce qui est surprenant c'est que cette découverte incroyablement importante ne soit pas prise en compte dans aucune culture, ni occidentale ni orientale. **LA STRUCTURE DE LA VIE**, ni plus, ni moins.

Comment est-ce possible qu'un seul être humain ne l'ait remarquée? Ce Noguchi était formidable. Il a dû se sentir comme l'enfant de ce conte, *Les nouveaux habits de l'empereur*. Maintenant, on peut le prouver. Comme nous l'avons vu, **ces mouvements affectent notre être entier**.

Juste en observant où nos yeux regardent, notre visage se trouve orienté. Nous pouvons constater comment **ce mouvement nous affecte même dans notre psyché et notre perception mentale**. La COORDINATION. Tout ceci ouvre alors une nouvelle dimension dans tous les aspects de votre vie. L'**INTELLIGENCE VITALE.** Si vous êtes un psychiatre, un neuroscientifique, un psychologue... Je présume que vous serez sidérés par cette percée sur comment l'intelligence est reliée au mouvement spontané.

Jusqu'à présent, nous l'avons essayé et testé intellectuellement. Mais le Katsugen signifie **s'abandonner au va-et-vient.** Au début, vous pouvez le faire dans le bon ordre et par la suite, vous conserverez calmement celui qui vous fait vous sentir le plus confortable. Finalement, je suis certaine que vous ne penserez plus. Le mouvement spontané fusionnera de manière naturelle.

Rappelez-vous toujours de ceci:

LE KATSUGEN UNDO N'EST PAS UNE INVENTION HUMAINE
OU UNE TECHNIQUE.
C'EST LE MOUVEMENT DE LA VIE.

C'est l'**intelligence organique et spontanée.** C'est la **psyché en coordination avec le CVP. En résumé:**

- **La tête** remonte et tout remonte. **Le vertical**. Les idées, l'imagination, l'intellect...
- **Les épaules** vont vers l'avant et tout va vers l'avant. **Le frontal**. Le pragmatisme, l'action...
- **L'estomac-coeur** va de gauche à droite et tout se déplace **latéralement**. L'émotionnel.
- **La taille** tourne et tout le reste suit. **Le rotatif**. La défense.
- **Les hanches** vont vers le bas et l'intérieur, et tout le CVP suit. **Le central**. La profondeur.

Alors maintenant, essayez de commencer la pratique avec la référence du va-et-vient.

- **Le va-et-vient vertical**: La tête remonte et tout va vers le haut. **Le vertical**. Le vertical se détend lorsque vous redescendez. Un doux mouvement de haut en bas commence. Vos talons s'élèvent légèrement du sol et retombent. Va-et-vient. Essayez de pratiquer le mouvement vertical pendant un moment.

- **Le va-et-vient des épaules**: Les épaules viennent vers l'avant et tout s'avance. **Le frontal**. Le frontal se détend en se penchant vers l'arrière. Laissez-vous guider par ce mouvement pendant un moment, vers l'avant et vers l'arrière. Toujours agréablement, sans lutter. Ne vous battez pas, gardez cela pour le travail ou pour la rue.

- **Le va-et-vient central de votre CVP**: L'estomac-coeur va de gauche à droite et tout bouge **latéralement**. D'un côté, vous êtes sous tension et de l'autre, vous relaxez. La combinaison de la tension et de la relaxation est ce qui rend le Katsugen si agréable!

- **Le va-et-vient de la taille**: Nous tournons notre taille de gauche à droite et de droite à gauche. Vos bras accompagnent aussi cette **torsion** et vos chevilles également. Laissez votre mouvement rotatif spontané affluer.

- **Le va-et-vient pelvien**: En déplaçant notre pelvis vers le bas et l'intérieur, notre CVP suit. Quand vous ouvrez, vous vous détendez. **Le central**.

Ce mouvement implique tout, incluant vos chevilles, vos yeux, votre psyché... Et maintenant, **lâchez prise**. Profitez du moment. Tenez-vous debout, assoyez-vous sur le sol ou sur un tabouret, si vous avez des problèmes de mobilité... Permettez à votre CVP d'être libre, afin que vous puissiez profiter du mouvement spontané si important pour que tout dans votre vie puisse circuler.

Connectez à votre automatisme interne.

C'est ce que Noguchi a découvert. Se laisser envahir par cette apparente ineptie. Le va-et-vient est quelque chose de si inimaginablement **ingénieux**. Désormais, vous pouvez vous concentrer sur l'observation de la façon qu'a un mouvement spontané de naître, une façon unique et inimitable pour chaque individu.

Vous ne trouverez pas deux personnes bougeant de la même manière. L'inertie peut être lente et interrompue, puis soudainement, un rythme se développe.

Le Katsugen Undo ressemble à faire l'amour, il n'y a aucune préméditation, il n'y a aucune intensité tangible... Chaque moment requiert votre toucher unique, votre propre rythme... vos caresses, votre rudesse...

Et vous savez pourquoi? Parce que chaque personne est unique et chaque moment, inimitable. **La spontanéité est un art, une admiration envers ce qui survient**, un dialogue entre la conscience et l'inconscience, le volontaire et l'involontaire. C'est l'IV... C'est le loisir de nous laisser surprendre par la vie. En Katsugen, si nous voulons prendre les commandes et diriger, tout s'effondre. Ce sera une grossière imitation. **Tout** dans le Katsugen **est vrai.**

Alors que nous commençons à constater cette réalité, nous apprenons, d'une manière simple et facile, à quel point nous sommes un ensemble et aussi, comment cet ensemble **cesse de fonctionner**. Nous respectons notre nature unique et extraordinaire.

S'il y a présence de blocages, la pratique du Katsugen nous enseigne à circuler à nouveau. En réalité, c'est une chose si simple, mais d'une telle importance! Les vertèbres retrouvent leur axe, les tissus abandonnent leur tension permanente, les organes cessent d'être emprisonnés, la respiration thoracique et abdominale coordonnée apparaît et tout circule. C'est bête. Aussi simple que cela. Tellement important.

En pratiquant le Katsugen Undo, vous aidez **la grande force de la vie à ne pas devenir nouée**. À partir de maintenant, vous n'avez qu'à pratiquer et à constater par vous-mêmes. Vous savez déjà tout. Peut-être vous rencontrerais-je personnellement dans un cours, mais le vrai professeur est la vie et vous... Tout en vous est... la vie.

Tellement de choses à voir et à faire, accordons-nous une pause au plus économique et luxueux spa dans le monde : le Yuki, une chose agréable.

Dans le Yuki, la main doit représenter l'ensemble de la perception de l'immense univers qu'est la vie. Et cette vie n'est pas n'importe laquelle, mais celle de l'être humain.

Katsumi Mamine

Il s'agit de ma pratique préférée du Seitai.

Le Yuki m'a fait vivre des moments inoubliables. Il est si exaltant de sentir **notre main entrer en contact avec le mouvement de la vie qui circule dans un organisme** et de voir comment cette action spontanée nous **guide.** C'est un phare dépourvu d'intellect, fait d'**intuition raffinée et précise** qui nous guide aux endroits où le **mouvement a coagulé, s'est durci ou a perdu sa**

tension naturelle. Et ces endroits qui peuvent être ressentis aussi précisément ne sont pas n'importe quoi. Lorsque vous placez votre main sur une chose comme celle-là, **vous vous connectez avec la plus profonde partie de l'existence de l'autre personne.** Il est si émouvant de voir comment l'**intelligence de la vie** tire profit d'un geste aussi simple que le Yuki **pour s'exprimer** et **pour circuler.**

J'adore voir les visages de ceux qui sont accompagnés par le Yuki, avant et après, spécialement ces individus qui transmettent habituellement de la tristesse ou de la colère. Je ne dirai pas que le Yuki vient de la main d'un saint, parce qu'il n'est pas du tout religieux, mais l'expression nous vient à l'esprit.

Le **Yuki est un type de communication** naturelle que nous possédons tous et que le monde développé a graduellement étouffé. Il peut être effectué **avec les autres**, mais il peut également être fait sur soi-même. Nul besoin d'être une personne extraordinaire avec de quelconques qualités particulières. **Tout le monde peut pratiquer le Yuki et développer cette habileté naturelle.**

Le Yuki est comme mettre un dispositif sous tension: vous serez l'acteur qui appuie sur l'interrupteur, mais **en aucun cas, vous ne serez la lumière.** L'électricité rejoint l'appareil par de nombreux points, répartis partout dans le pays, formant un réseau et cette énergie peut provenir de très loin. La même chose arrive pour le Yuki. Nous nous connectons par nos mains, mais la source du Ki n'est pas ces mains. **Le Ki provient de tout près de vous et de l'infini. Il nous pénètre à travers notre dos, notre ventre, notre respiration et notre CVP. Nos mains sont le dernier maillon.** Elles sont le marché de fruits qui présente les fruits. Le fruit provient d'un lieu lointain et a interagi avec le fermier, l'eau, le soleil; en étant issu d'une graine... Le marché de fruits est simplement une boutique qui fournit quelque chose qui a été **créé ailleurs.**

Le Ki n'est pas une chose mystique et mystérieuse à laquelle peu de gens ont accès. **Le Ki peut être touché et apprécié**, encore plus nettement que nous pouvons sentir l'air. Je vous enseignerai à le faire. **Le Yuki est la communication avec les cellules.** Je ne pense pas qu'il puisse s'agir d'une déclaration spirituelle. Rien n'est plus physique que les cellules, même si les **cellules** ne contiennent pas que de la matière. **Elles contiennent le mouvement, l'intelligence; elles contiennent le Ki.**

Établir la communication avec les cellules est établir la **communication avec l'origine.** Après tout, votre être entier est le produit de l'union, dans le passé, d'un spermatozoïde et d'un oeuf à partir de laquelle tout le reste fut développé. Mais c'est aussi le cas dans le **présent.** Des premières cellules qui vous ont créés, il n'y en a plus aucune et dans le **futur**, il ne s'en trouvera plus à l'intérieur de vous, parce qu'elles auront été renouvelées.

Vous êtes mouvement. Vous êtes nés et vous mourrez à chaque instant. **Vous vous détruisez vous-mêmes et vous vous reconstruisez encore et toujours. La vie est passionnante**, beaucoup plus que nos petits esprits appauvris par des schémas perçus préétablis. Lorsque notre perception diminuée reçoit l'opportunité de circuler, **tout change**. Le statique bouge. L'aride devient création. Nous récupérons ce que nous sommes à notre racine. L'essence humaine est créative. Au-dessus des nuages, il y a le vrai ciel, celui qui ne change jamais et reste **toujours bleu**.

Les nuages vont et viennent. Vos avatars vitaux vont et viennent. Va-et-vient. Mais votre réalité bleue est là, vous n'avez qu'à souffler sur les nuages et le ciel bleu les percera.

Tenshin. Shin: la psyché, le coeur ou l'esprit. **Ten**: le ciel. Noguchi faisait référence au concept du ciel. Avec son génie pour percevoir ce qui nous dépasse, il avait aussi vu qu'à l'intérieur de vous, de moi, se trouve cet **inaltérable état intérieur**.

Noguchi inventa ce mot en tenant compte d'un autre terme traditionnel utilisé dans le Zen, le Shintoïsme et le Bouddhisme, qui est **Mushin**. Il signifie psyché venue de nulle part. Esprit sans esprit. Qui est un **esprit vierge**. Conscient qu'il est difficile de l'obtenir spontanément, Noguchi ne parle pas vraiment de l'esprit vierge. Il a toujours **recherché la simplicité**, ce qui est naturel chez les humains, plutôt que le divin, alors il concevait l'esprit comme un panorama dans lequel il y a des turbulences, de la pluie, de la grêle, des nuages. Toutefois, après les turbulences, le ciel clair demeure.

Clair n'est pas la même chose que vierge, alors le concept du Tenshin diffère de celui du Mushin.

Les nuages existent, personne ne le nie, mais il y a aussi un ciel bleu clair au-dessus d'eux. **Les deux aspects constituent l'esprit**. Et c'est ce qui est vécu au cours d'une pratique de Yuki. Au début, il est commun d'expérimenter des turbulences et il est difficile de se connecter. Mais en respirant et en nous abandonnant **à ne pas faire**, à ne rien attendre, nous sentons que quelque chose se calme et nous commençons à percevoir ce ciel clair. Je ne veux pas vous faire croire qu'après un certain temps, les turbulences ne reviennent pas. Nous sommes humains et nous, les humains, sommes cela, un amas de turbulences. Nous pourrions nous surnommer *les angoissés naturels*.

Mais nous savons déjà que **la vie est en état permanent de construction et de destruction**. Tout ce que le Yuki construit, nous nous assurons de l'éliminer, mais il reste toujours un résidu, parce que la pratique nous laisse habituellement une bonne dose de respiration thoracique-abdominale. Nous croyons que nous savons tout, mais il y a beaucoup à découvrir et à réaligner. **Nous avons un besoin urgent de récupérer la spontanéité perdue**. Sans le Tenshin, les pratiques du Katsugen Undo et du Yuki ne sont pas bonnes.

Il fut difficile pour Noguchi de trouver un terme pour définir la communication spontanée qui naît de nos mains et de notre respiration. Jusqu'à 1948, Noguchi parla de **Shokishu. Shoku**, en japonais, est le toucher ou le contact. **Shu**, les mains. Par conséquent, à ses débuts, il parlait de **toucher**.

Mais quand le maître décida de détourner le Seitai de l'activité thérapeutique pour en faire une activité culturelle, il ressentit qu'il était nécessaire de faire la **différenciation**. Le contact des mains est une chose qui est utilisée sur les autres, mais ce qu'il proposait était très différent. **Ni le Yuki ni le Katsugen ne sont des inventions humaines.** Ils ne requièrent pas de dextérité ou de maîtrise particulière. Encore moins, sont-ils des cadeaux réservés à quelques-uns. Peut-être pensez-vous que c'est comme le Reiki, mais ça ne l'est pas. Le **Yuki est intuitif** et **n'a rien d'une technique**. C'est à propos **de tendre à et d'apprécier notre propre instinct naturel** qui existe dans nos mains.

Le **Seitai** possède aussi un **côté technique et professionnel**. Il est l'application du Yuki utilisant le savoir de tous les points de repère que Noguchi a découvert. Il est connu sous le nom de **Soho**. Pour réaliser le Soho, il est nécessaire de savoir comment les vertèbres sont interreliées et comment elles sont connectées à certains organes, et ce que chacun des mouvements implique dans chaque système organique concret. Malgré tout, le Soho est basé sur les mêmes principes que le Yuki. Un Soho purement technique sans toucher intuitif et spontané est plutôt affaibli. Il ne performe pas. Il est à l'image d'un mauvais acteur. La scène devient énorme, engloutissant l'acteur et ennuyant le spectateur.

Le **Yuki** est totalement **dépourvu de connaissances**. De plus, si vous en utilisez, elles gêneront l'action naturelle et empêcheront la spontanéité. Le Yuki représente s'inspirer de notre **savoir vital**, une chose dont nous sommes dotés par le simple fait d'être en vie. Être conscient de ce qui existe, le pratiquer, le développer, le polir et le raffiner n'est pas découvrir, mais **récupérer une capacité** naturelle et innée. **Dans le Seitai, tout est rétablissement**; reconnecter avec ce que nous possédons déjà. Notre éducation favorise les interférences, broyant l'authentique. Le Seitai récupère ce qui nous a conduits, ni plus ni moins, à naître: notre capacité **de ne pas faire**. Nous intervenons dans trop de choses, incluant l'essence de la vie elle-même.

Les mutations génétiques sont maintenant effectuées pour aucune autre raison que servir des intérêts économiques. Sans réfléchir, certains modifient les gènes de la nourriture, celle que nous consommons et qui entre en contact direct avec notre chimie naturelle. Sont-ils si naïfs? Personne ne peut prédire les conséquences qui en découleront et les effets sont encore à découvrir. Donner une tonne d'antibiotiques au bétail. Le fruit est couvert de pesticides et scellé par une bonne couche de maquillage. Nous le savons. Nous n'ignorons pas cette réalité, mais nous préférons être programmés à suivre aveuglément. Nous avons laissé un **héritage empoisonné** à ceux qui aujourd'hui sont nos enfants.

La planète tendra vers sa propre survie et continuera avec ou sans nous, alors que nous bafouons son sol, survolons ses cieux et envahissons ses océans...

Autour de nous, nous connaissons tous d'innombrables personnes souffrant d'un cancer. Elles ont atteint un nombre insupportable et la maladie est attaquée comme si elle était un terroriste dangereux entré par le toit. Est-ce que personne ne pense à ce qui se passe réellement? À une époque de grand progrès où l'hygiène, la prévention et l'information en santé sont des bénédictions répandues dans les sociétés opulentes, pourquoi nos patients ambulatoires débordent-ils? Pourquoi les hôpitaux sont-ils des corridors bondés envahis de civières? Sommes-nous plus en santé? Nous sentons-nous vraiment sains et remplis de vitalité? Si c'est le cas, pourquoi de plus en plus de médicaments sont-ils consommés jour après jour.

La santé est un cadeau que nous avons reçu par le simple fait **d'avoir eu la vigueur de naître**. Sauf dans le cas où un bébé hérite d'un certain problème congénital, nous sommes aux prises avec la vie, pas avec une personne malade. **La santé** ne requiert pas autant de considération.

Plus vous faites attention à votre santé, plus faibles vous devenez.

Alors, que se passe-t-il? Qu'est-ce qui ne va pas? Seul le spontané nous défendra. La seule façon de nous sauver nous-mêmes sera de retrouver notre harmonie avec la vie, sans autant d'interférences, même si cela va à l'encontre des intérêts économiques du moment. Nous pouvons créer une autre économie et pour cela, nous devons restructurer les fondations sur lesquelles nous nous tenons. **Ruiner notre capacité vitale** et la remplacer par autre chose est une grande responsabilité qui aura des répercussions qui seront **irréparables**. Comment en sommes-nous venus à la conclusion que nous pouvons enseigner à la vie davantage qu'elle peut nous enseigner?

Un enfant a des besoins de base: l'allaitement, l'hygiène, l'affection et un lieu calme et paisible, sans bruit. Les parents modernes croient désormais que l'enfant doit vivre la même vie frénétique qu'eux. Afin que le bébé s'y habitue, ils l'emmènent en vacances, prennent l'avion avec lui, lui font les accompagner au bar du coin parce qu'ils souhaitent prendre un verre avec des amis; leurs enfants deviennent surexcités. Ils se font parader dans des sacs à dos porte-bébé, dans ces lieux bondés, parce que c'est considéré comme «sympa». Ils se font lancés dans les airs et rattrapés comme s'ils étaient des singes et ce que ces parents ne savent pas, c'est que leur **bébé a besoin de silence, de tranquillité, de respiration et de vraiment beaucoup de Yuki**.

Et Noguchi, qui avait retrouvé la simplicité, après avoir pensé et repensé à ce qui était essentiel pour l'être humain, autant pendant l'enfance qu'à l'âge adulte, en est arrivé au terme **Yuki. Yu** signifie **plaisant**. Par conséquent, Yuki signifie **Ki plaisant**, tout simplement... Le fondement est de réintroduire dans notre vie, qui est devenue si mentale, **l'importance de sensibiliser notre toucher naturel**. Et il n'y a aucune relation avec la religion. Le Yuki, c'est apprécier un acte instinctif et le sensibiliser en le cultivant. **Nous en avons tous l'habileté.** Et de quelle habileté s'agit-il? Lorsque nous avons mal aux dents, nous plaçons nos mains sur nos joues. Ce n'est pas un acte prémédité ou intellectualisé, mais plutôt c'est quelque chose d'instinctif et de naturel. La vie spontanée ne fait rien sans but... Nous sentons que notre cou est tendu et sans y penser, nous le touchons. Nous touchons à notre tête, quand elle fait mal. Nous posons aussi ce geste lorsque nous **manquons d'énergie**. Comme cela provient habituellement de la partie inférieure de notre abdomen, nous positionnons instinctivement nos mains à cet endroit. Si nous nous sentons anxieux ou si nous éprouvons de la difficulté à respirer, nous déposons nos mains sur notre poitrine et nous cessons de nous sentir en détresse. Il s'agit de quelque chose que nous faisons continuellement parce que cela correspond à une intelligence très précise. Cela fait partie de notre essence la plus primitive, même si nous ne le réalisons pas. L'**intelligence vitale** est imprégnée **de sensibilité, de profondeur, d'instinct, de mémoire cellulaire**. Percevoir ses manifestations est la source d'un savoir intarissable.

Alors qu'ils étudient, plusieurs enfants tiennent leur tête dans leurs mains. Et si vous pouvez l'interpréter, ce geste parle. Ils sont en train de condenser leur **concentration mentale**. Lorsque nous rencontrons quelqu'un qui se sent déprimé et qu'instinctivement nous plaçons nos mains sur son dos, nous ne lui remontons pas simplement le moral, mais plutôt, **nous l'accompagnons**.

Nous ne faisons pas tous ces mouvements instinctifs et naturels dans le but de guérir, mais inexplicablement, ils **calment et apaisent**.

Le Yuki **revalorise** ces gestes de tous les jours, en les considérant comme une **pratique culturelle** qui mérite d'être observée. **Cultiver l'ordinaire et améliorer la vie de tous les jours résultent en la pratique raffinée du Yuki**.

Vous ne savez pas comment, mais **quelque chose se met à fonctionner**.

Sans rien faire, tout est fait. Le **Yuki agit**.

Et vous ne pouvez imaginer à quel point... Il est important que la pratique du Yuki soit accompagnée par celle du Katsugen Undo. Connecter avec une autre personne sans avoir l'habileté de **connecter avec soi** s'avère très difficile. Lorsque vous dialoguez avec votre CVP et vos cellules au cours d'une pratique de Katsugen, **peu à peu, un savoir naît** qui continuera de vous guider quand vous vous relierez à travers le Yuki.

S'occuper d'une autre vie mérite le respect. Le Yuki n'affiche pas de supériorité. Il est toujours respectueux **et aimant**. Il n'existe pas de meilleur Yuki que celui que fait une mère enceinte pour son bébé à naître, en caressant son ventre.

Lorsque vous communiquez avec une autre personne, **votre main est détendue**, le bout de vos doigts est décontracté et cela n'arrive que si votre être entier est impliqué, **quand vous vous adonnez au Yuki avec l'ensemble de votre CVP**. Donner, c'est recevoir.

Le Yuki est une pratique qui nourrit dans les deux directions. Que vous soyez l'**acteur** ou le **receveur**, il y aura un moment où le **lien** s'établit. Alors, vous serez, tous les deux, un cercle sans début et sans fin. Votre respiration sera alignée.

Ce n'est plus votre souffle et le mien. **C'est notre souffle.**

Lorsque cela arrive, **nous percevons clairement que l'UNIFICATION est née.**

Ayez votre peignoir et vos pantoufles à l'oeil. Comment donner le Yuki.

Le Yuki est, tout bonnement, l'appréciation et la culture de l'instinct que nous avons tous. De cette façon, nous arrivons à nous sensibiliser et à développer notre habileté à communiquer. Mais pour communiquer avec une autre personne, nous devons nous connecter à la vie. Sinon, nous trouverons difficile de connecter notre respiration avec celle des autres.

Katsumi Mamine

Un conseil. Soyez **attentifs**!

Plus vous serez libres et dénués d'intention, mieux ce sera. Ne vous attendez à rien. Ne souhaitez rien faire. Le Yuki possède le même but qu'une conversation décontractée de laquelle, soudainement, quelque chose d'extraordinaire apparaît et nous fait nous sentir comme si nous venions de faire l'amour. Quel était l'objectif? Il n'y en avait aucun. C'est juste arrivé et ça a coulé. C'est ça, le Yuki. Ne vous attendez à rien. **Soyez réceptifs**, ouverts à l'autre et à ce qui pourrait arriver. Si ça arrive, c'est bien. Mais sinon, c'est bien aussi.

Nous hissons le drapeau du temps perdu qui est, en fait, du temps retrouvé. Nous faisons une utilisation pragmatique de la patience, ce plat à mijoter pour lequel nous nous servons d'une casserole et d'une cuillère de bois... Le Yuki à travers les mains, avec ou sans toucher. Le Yuki avec vos yeux, le Yuki avec votre souffle...

Que ça fonctionne avec un fil ou sans fil est de la moindre importance. **Ce qui importe dans le Yuki est la concentration.** Ce qui arrive, c'est que nous aimons tous être touchés et que le toucher ou l'intimité est très agréable pour le receveur du Yuki. Grâce au contact, le receveur s'ouvrira plus rapidement.

Lorsque nous sommes touchés sur notre **colonne vertébrale**, un endroit difficile d'accès par nous-mêmes, quelque chose en nous lâche prise et abandonne. La manière simple et traditionnelle implique que la personne qui reçoit soit allongée sur le ventre et que le donneur soit placé à sa gauche. C'est ce que Noguchi a dit. La droite et la gauche ne sont pas exactement pareilles. Habituellement, **le côté gauche est plus réceptif** que le côté droit. Entre autres, pour la raison que le **coeur** y loge. De plus, dans la nature, **tout circule de gauche à droite**, comme pour la rotation et le mouvement des planètes. Les aiguilles d'une horloge ne font que reproduire ces mouvements.

Par conséquent, lorsque nous commençons, si nous nous plaçons du côté gauche, le receveur est davantage prédisposé à une réceptivité globale et c'est habituellement plus agréable.

À titre d'exemple, vous pouvez regarder l'**illustration numéro 14**.

Noguchi proposa cette position et nous l'avons respectée. Mais dans le Yuki, comme dans le Katsugen, **il n'y a aucune règle**. En réalité, il n'y a aucun côté, ni de donneur ni de receveur. Les deux bénéficient du plaisir de partager cette communication. L'important est d'**obéir à notre intuition**. Si elle nous dit de nous placer à la tête de l'autre personne ou à ses pieds, ou près de ses mains, cela importe peu que ce soit à sa gauche ou à sa droite. Une fois encore, les références sont utiles, particulièrement au début.

Vous pourriez rencontrer des gens qui trouvent difficile de s'étendre sur le ventre. L'important est que le **receveur soit confortable** et vous inventerez la façon de communiquer avec lui selon la position qu'il adoptera. Parfois, c'est très agréable que les deux personnes soient allongées sur le côté. Les deux corps devraient être détendus. Dans certains cas, les deux peuvent adopter la position seiza. Eh bien alors, qu'il en soit du seiza. Ça n'a pas d'importance. IL N'Y A PAS DE RÈGLES. IL Y A DE L'INTUITION ET DE L'ABANDON. Juste **de l'intuition et de la simplicité**.

Le Yuki n'est pas simplement physique et matériel. **Il est un dialogue à l'intérieur du CVP, il est une communication intercellulaire, il est énergie, il est esprit spontané**. Le Yuki est l'unification et se sentir à l'aise. L'organisme et l'esprit font un. Ils ne peuvent pas se déconnecter.

À travers le Yuki, nous remarquerons clairement que, peu à peu, quelque chose se fait seul, quelque chose **s'ajuste**, quelque chose est **localisé**... Le Yuki est vrai et vivant. Vous serez fascinés par les choses qui se produisent, parce que sans préméditer quoi que ce soit, **vos mains localiseront une stagnation,**

un blocage, quelque chose d'opaque, de surexcité, de terne, de dur... Et c'est ce qui est palpitant. **L'instinct lui-même**, comme s'il voulait vivre, **cherche une façon de rafraîchir, de rendre plus souple et de régénérer. Patience...** C'est la clé. L'absence de lieu et de temps. Il n'y a pas d'urgence. Il n'y a pas de cadran. Uniquement la respiration, le dévouement, l'absence d'égo.

Chaque expérience de Yuki est inimitable. Chaque personne, chaque moment avec la même personne, sera différent. C'est la raison pour laquelle le **Yuki ne peut être altéré**.

Il ne sera pas fructueux si on l'exécute avec un but. Nous ne cherchons pas à éveiller le Kundalini ou à nous calmer. Nous ne sommes pas des thérapeutes imprégnés des grandes connaissances. Ici, celle **qui sait** est **l'intuition et notre pratique est responsable d'unifier** et de rendre quelque chose d'indescriptible, mais de simple. Le Yuki **ne peut être corrompu** parce qu'il est impossible de le performer comme un exercice calculé. Si le **Kanno** n'est pas établi, si la **correspondance** n'est pas ressentie, rien n'arrivera. **Kan,** ressentir. O, répondre. Kanno, un magnifique mot japonais qui synthétise l'essence entière du Yuki.

Lorsque nous plaçons nos mains sur quelqu'un sans rien attendre, quelque chose s'établit, non seulement entre l'acteur et le receveur, mais la communication naîtra également entre les deux mains. Les deux, par leurs positions, soit sur le thorax ou la zone cervicale, connecteront avec leur zone complémentaire dans les sphères lombaires, des hanches ou du coccyx.

Nous serons surpris de constater comment ces **deux zones se mettent à intercommuniquer**. Il est très unique de ressentir d'une part comment une impulsion spécifique a son jumeau ailleurs dans le CVP. Un sentiment de surexcitation sera jumelé à un autre, une tension, quelque chose ayant perdu son tonus... Les muscles, les tendons, la vibration des nerfs, les pulsations... Tout ce qui semble noué émerge et sort des tranchées les mains levées, sereinement. Le **caché émerge** complètement naturellement... Une **absence totale d'objectif**. Nous nous laissons surprendre.

En Occident, la médecine place habituellement tous ces paris sur un seul numéro. Elle traite directement un organe, un endroit déterminé de notre anatomie sans tenir compte de l'ensemble, sans observer **où la vie a été bloquée**.

Dans le Yuki, l'attention est totale et intégrante. La partie qui se manifeste si concrètement est souvent celle qui affecte tout le reste. Et étrangement, ce point concret est rarement ou jamais pris en compte.

Le Yuki est réellement extraordinaire. **Le Yuki est un monde de toucher et de vibration.** De psyché spontanée, de Ki, de communication. Nous faisons le Yuki, le Yuki nous est fait, nous ressentons le Yuki, nous sommes le Yuki. Tout ce qui concerne le Seitai est immense.

Il n'y a aucune frontière, aucune barrière. **Le pouvoir du Yuki est infini,** parce qu'il est l'outil que la vie nous donne pour nous rendre capables de compatir et de **ressentir un autre organisme. De sentir le nôtre**. Le Yuki possède une habileté et nous apprenons d'elle. La vie sera toujours exprimée, que nous le voulions ou non.

Si la vie reste coincée, elle coagule, ce qui **nous fait nous sentir mal**. C'est une façon de capter notre attention. Elle souhaite qu'on la prenne en considération. Mais si nous appliquons le Yuki, l'inconfort disparaît en nous redonnant notre pleine respiration. Croyez-le ou non, c'est aussi simple...

... Nous intervenons et **nous nous éloignons**.

Nous observons humblement et **nous progressons**...

Les jets d'eau du spa, les sources thermales, le hammam... Par quoi commencer?

Dans la pratique du Yuki, pour que le dialogue ait lieu, la respiration doit représenter toute l'intelligence qui gouverne notre vie.

Katsumi Mamine

Avant de placer nos mains sur une autre personne, essayons le **Yuki sur nous-mêmes.** Il s'agit d'une pratique très agréable que nous pouvons faire en nous étendant paisiblement sur un lit, sur le canapé, sur le sable de la plage... L'important est que personne ne nous dérange.

Sentez-vous confortables, légers, sans responsabilité. **Ne vous attendez à rien.**

Moins vous avez d'attentes, plus grande sera la révélation. S'il vous vient l'idée d'obtenir des résultats, n'y réfléchissez pas. Laissez- la aller. Placez vos mains sur votre ventre. **Observez votre respiration.** Ne tentez pas de faire quoi que ce soit, pas même de respirer volontairement. **Suivez simplement le mouvement de votre souffle.** Tout passe par un processus. Patience. Quand vous sentirez que quelque chose s'est calmé, essayez de placer une main au sommet de votre estomac, sur cette zone spéciale où se situent le plexus solaire et l'autre main, deux centimètres sous le nombril. Pourquoi sous? Parce que c'est là que se trouve l'espace sacré du tanden. Et vous savez ce qui est là? Le **nombril originel**, celui qui vous gardait connecté à votre mère lorsque vous étiez dans son utérus. Demeurez ainsi pour un moment. Abandonnez-vous à cette sensation.

Abandonnez-vous à ce va-et-vient de la respiration. Sentez comment vos mains respirent. Le dialogue des mains avec le ventre. Peu à peu, les deux endroits intercommuniquent. L'observation. Rien d'autre. La respiration. Rien d'autre. Le Ki. Le Yuki. La communication avec vous-mêmes... La communication cellulaire. Le dialogue organique. Le plaisir et le sentiment de confort... Remplir. Se vider.

Pourquoi? Simplement parce que. Abandonnez-vous un moment sans compter.

(..)

D'accord. Comment allez-vous? Voyez comment vous vous sentiez auparavant et comment vous vous sentez maintenant. Sans faire quoi que ce soit, quelque chose a été fait. C'est le Yuki. Je parle de **sentir** comment vos mains respirent, pas de l'imaginer. Et je l'exprime de cette façon parce qu'il s'agit d'une **expérience claire et vive que tout le monde peut percevoir**.

Le temps est venu de vous proposer une pratique afin que vous puissiez sentir le Ki. **Vous allez toucher au Ki**. Le toucher physiquement. Vous serez capables de **le caresser**. Toucher l'énergie vitale et universelle?!

Ce doit être très difficile! Eh bien non, ça ne l'est pas! C'est si simple. Alors, après l'expérience qui vous attend, ne laissez personne s'approcher de vous en disant qu'ils possèdent une habileté extraordinaire dans ses mains. Vous avez la même qu'il prétend avoir. Si vous avez des interrogations, visitez mes sites internet, puisque vous y retrouverez une petite démonstration de la posture à adopter. Mais vous constaterez que ce n'est pas le moindrement compliqué.

Et si on s'y mettait? Oui, allons-y!

Les bains de vapeur décongestionnants. Le Gyoki de base pour toucher le Ki d'une manière très simple.

Parfois, c'est difficile à verbaliser, mais il est évident que nous parvenons à sentir quelque chose entre nos mains. Pour le nommer, certains l'ont appelé l'énergie vitale, l'éveil de la Kundalini, l'énergie universelle... il y a tant de mots. Mais il est clair que nous sentons quelque chose. Ce qui serait étrange serait de ne rien sentir, parce que par le simple fait que nous soyons vivants, cette énergie est là et elle circule.

Katsumi Mamine

Les pratiques du Gyoki sont utilisées pour **exercer la vitalité** et proviennent autant des exercices traditionnels chinois que japonais. On s'en sert habituellement pour la méditation, mais elles **amorcent la conversation avec le Ki** et peuvent être effectuées de plusieurs manières. En général, dans le Seitai, elles ont tendance à être utilisées pour entraîner, développer et diriger le Ki.

Il y a plusieurs personnes qui s'entraînent à maîtriser le Ki et plusieurs méthodes différentes existent. **Kiai est connu, dans les arts martiaux**, comme un cri qui prend naissance profondément dans la partie inférieure de l'abdomen. Ceux qui y sont entraînés créent différentes façons de connecter avec le Ki par la voix et les appliquent à des tâches variées. Il y a des gens qui, par un cri, réussissent à briser un verre, des briques ou à activer la corde d'un instrument de musique.

Il existe des **rituels kiais**, comme ceux effectués par des prêtes du Japon pour certaines funérailles. À la fin de la cérémonie, par une pure concentration du Ki, ils laissent échapper un cri. Ce son procure une libération à la famille du défunt. Le Kiai agit comme un baume et trace une ligne entre l'avant et l'après. À travers lui, ils peuvent évacuer la douleur qu'ils ressentent en disant au revoir à un être cher et revenir à la vie d'une manière renouvelée. Il existe des Kiais qui servent à entraîner de très jeunes personnes qui possèdent une excellente force vitale, mais qui ne parviennent pas à trouver un moyen de canaliser toute cette énergie qu'ils ont. Il y a de nombreux exemples de façons d'entraîner sa propre force de vie. Mais **en Seitai**, nous ne recherchons pas le contrôle du Ki ni la prise de possession de ses pouvoirs. **Nous ne faisons que l'écouter.** C'est un chemin différent, mais tout aussi incroyable, parce que derrière cette observation, un monde tout entier nous attend.

Je vous ai dit que le praticien en Yuki n'a besoin d'aucune qualité particulière, mais il doit avoir une chose: une **longue et profonde respiration**. Si elle est **courte et haute**, le **praticien trouvera difficile de se connecter avec les autres**. Il serait une bonne idée de vous assurer que votre **respiration** soit **juste** avant de pratiquer. Toucher la vie qui vibre en une autre personne n'est pas à prendre à la légère et mérite une grande quantité de respect et de tact. Un musicien ne s'offrirait jamais au public sans ajuster son instrument. Il serait donc sage de passer un moment à harmoniser votre respiration, à vous calmer et à lâcher prise.

Comme le Katsugen Undo, le Yuki n'est pas simplement un contact physique avec le dos, la cheville ou le crâne. La chose importante est que nous allons permettre à **deux respirations de dialoguer**. Deux mondes, qui étaient déconnectés jusqu'à ce moment, **fusionneront et deviendront un**, grâce au Yuki. Ce premier moment est très important et la personne qui donne le Yuki, en **l'espace d'une respiration, devrait pouvoir franchir plusieurs respirations de l'autre personne**. Imaginez plusieurs rubans à mesurer de longueurs différentes. Lequel choisiriez-vous? Je devine que ce serait le plus long. Avec le plus long, vous pouvez mesurer plusieurs dimensions courtes. Dans le Yuki, la même chose se produit. Et présentement, je parle du commencement, quand les rôles ont été déterminés, parce que plus tard, **les rôles de donneur et de receveur disparaîtront**. Le Yuki est une communication, pas un monologue, et les deux souffles communiqueront spontanément, en oubliant qui a commencé.

C'est la raison pour laquelle il est très bénéfique de pratiquer le Gyoki. Il en existe plusieurs types, mais ici, je vais vous suggérer une pratique très simple appelée le Gassho Gyoki. Cette manière de communiquer avec le Ki est commune au Zen, au Reiki, etc. En ce qui nous concerne, nous allons nous limiter à simplement connecter les deux parties fondamentales que sont les cellules conscientes et inconscientes.

En japonais, Gasho signifie joindre vos mains. Vous en avez probablement déjà été témoins puisqu'en Orient, il s'agit d'une manière répandue de saluer les autres et que c'est aussi une position de prière largement adoptée. **(Illustration numéro 15)**. Il est un signe de respect pour l'autre et pour soi-même, dépassant notre égo et notre sentiment d'importance personnelle. Ancestralement, il fut utilisé pour créer l'harmonie et comme une règle; placer une paume devant l'autre détient un effet calmant qui génère la paix de l'esprit.

Le Seitai adopte cette pratique, loin du concept de technique en quête d'un objectif.

En Seitai, le Gassho Gyoki est pratiqué pour **entrer en contact avec notre Ki et pour le condenser**. Il s'agira d'une connexion intuitive avec le Ki, loin d'une quelconque finalité, sauf **le plaisir de la respiration profonde qui réside dans notre abdomen inférieur et établit le contact avec lui**.

La pratique **rallonge notre respiration et condense notre énergie vitale interne**, nous permettant d'entrer en contact avec l'énergie **externe**. Sans le réaliser, nous rechargeons notre Ki.

Si c'est votre première fois, vous adorerez encore plus. En général, les **débutants sont émerveillés et emballés**, parce que le Gassho Gyoki permet de **caresser le Ki** d'une manière simplissime. Vous êtes prêts? Mettons-nous au travail!

Assoyez-vous avec le dos bien droit, sans vous appuyer sur quoi que ce soit, mais en vous sentant **détendus**. Si vous me demandez de choisir entre être détendu ou droit, je dirai: détendu. Vous pouvez vous asseoir en seiza ou avec vos jambes croisées, mais si vous trouvez cela trop ardu, assoyez-vous sur un tabouret. Facile, n'est-ce pas? Vous êtes en position.

Maintenant, **placez une paume devant l'autre**, sans les toucher. Laissez un espace entre elles. Ne les tendez pas. Détendez vos doigts, comme si l'air entre vos mains était un trésor. Faites un nid avec elles. L'attitude en est une de tendresse, comme si vous étiez en train de cueillir quelque chose de délicat, telle une mésange étant tombée de son nid.

Ce geste est répandu dans plusieurs religions. Je présume qu'à son origine, la prière aurait été intimement reliée à l'action de **communiquer avec le Ki.** Des bras détendus et des **aisselles relâchées.** Placez vos mains devant votre poitrine, à la hauteur des épaules, avec la pointe de vos doigts à la hauteur de du nez. On commence de cette façon. Puis, laissez les mains déterminer où elles sont le plus à l'aise. Si elles se déplacent vers le bas, alors, ne vous en faites pas. Gardez votre cou détendu. Je ne vous dis pas de le laisser complètement retomber, mais laissez-le se pencher légèrement vers l'avant. Maintenant, respirez. **Inspirez et expirez à travers vos paumes.** Observez l'air entre elles.

Après un moment, l'**air commencera à prendre de la densité.** Pour le sentir plus intensément, déplacer doucement vos mains de haut en bas. Bougez-les en faisant des cercles. Ne **commencez-vous pas à sentir quelque chose** dans cet espace vide? Faites le même rituel que précédemment en plaçant vos mains sur votre ventre. La première étape est de trouver le calme, en n'attendant aucun résultat.

Simplement l'observation. Plus vous lâchez prise, plus vous sentirez. Ça n'a rien d'extraordinaire. **Il serait même plus étrange de ne pas le percevoir. Si vous êtes vivants, vous êtes assurés de le remarquer**, c'est comme ça. Le Ki est là et il circule. Consacrez-y du temps. Ne vous pressez pas. Remarquez la **pointe de vos doigts également.** Vous pouvez établir un **circuit interne se reliant à votre respiration thoracique-abdominale.** Sentez votre colonne vertébrale. Au début, vous pourriez ne percevoir que le Ki entre vos paumes, mais en pratiquant, cette sensation s'étendra. Vous commencerez à sentir la **couronne de votre tête.** Le Ki condensé se répandra à la **respiration dans vos vertèbres. Les pores de votre peau** respireront aussi. Ce n'est qu'une question de temps. Peu de temps. Quand vous aurez pratiqué ceci quelques fois, cette condensation entre vos mains deviendra **globale, perceptible partout dans votre corps.** Vous sentirez vous-même, de façon claire, comme **une belle boule d'énergie** qui respire.

Il y a ceux qui veulent y voir quelque chose de magique, mais cela a autant de magie que la vie en possède.

Alors, bien sûr, ça signifie beaucoup, puisque la vie est **pure sorcellerie.** Et vous savez ce qui arrive présentement? Vous êtes **confortables avec votre ventre.** En résumé, le Yuki représente se sentir confortable avec son ventre. Quand nous sommes confortables avec notre respiration, nous nous sentons en **harmonie avec le cosmos.** Du mysticisme? Vous pouvez appeler cela ainsi, mais c'est là, **cela appartient à notre centre** et ce qui est anormal est de ne pas le sentir. Ce qui est inexplicable, c'est que personne ne nous l'enseigne à l'école; que les enfants n'apprennent pas à jouer avec leur énergie vitale. C'est si facile!

Vous l'avez déjà vécu. Personne ne vous le dit. Vous le vivez. Maintenant, il n'en tient qu'à vous de l'expérimenter. Particulièrement au début, le mieux est de vous concentrer sur cette petite **boule d'énergie** que vous percevez entre vos paumes et qui peu à peu deviendra plus grande. Profitez du moment, observez comment vous pouvez l'évaluer clairement, comment la sphère gagne ou perd de l'intensité. Essayez de séparer vos mains. Parfois, il est possible de condenser le Ki suffisamment pour sentir une balle aussi grande, ou même plus, que celles utilisées dans le Pilates.

Ne faites pas que lire. Vérifiez par vous-mêmes. Ce livre contient un merveilleux savoir qui n'est révélé que lorsque vous participez et l'expérimentez. Rien de ce que je dis n'a d'importance. Ce qui vous conduira réellement à une vie bien remplie est votre pratique et votre expérience.

Je vais vous laisser seuls, pendant un moment, avec ce que vous sentez...

(..)

N'est-ce pas fantastique?

Eh bien, nous allons continuer notre voyage dans le vaste monde du Yuki et nous tenterons l'expérience **avec une autre personne**. Nous toucherons leur Ki et nous communiquerons avec le nôtre.

Nous établirons la **communication du Yuki.**

La chose la plus importante est que le **receveur** soit **confortable**. Pour cette pratique, il serait une bonne idée que le receveur s'allonge sur le ventre. S'il éprouve de la difficulté, il peut s'étendre sur le dos ou sur le côté. Vous devrez vous adapter à sa position et non l'inverse. Imaginons que le receveur est allongé sur le ventre et vous êtes **assis à sa gauche.** Ne placez pas vos mains sur lui immédiatement. **Votre instinct et votre respiration vous guideront à le faire quand le receveur expirera.** Ce sera plus agréable que si vous le faites au moment où il inspire. C'est moins agressant. Ne mettez pas de poids sur vos mains. Gardez une petite distance entre vos mains et le receveur, simplement comme lorsque vous placiez vos paumes face à face.

Le Ki est partout. Comme nous en sommes imprégnés et que nous sommes **faits de Ki**, nous y sommes habitués et nous avons tendance à ne pas le remarquer. Respirez. Relaxez. Ne faites rien. Tout sera fait. Ayez confiance.

Au début, ne touchez pas. Quelque chose se produira. Ne jugez pas.

Personne ne juge. Ne tombez pas dans l'habitude de douter, est-ce que je le fais bien... ou mal? La personne qui n'a pas d'attente vit la joie d'apprécier la petite ou la grande mesure dans laquelle elle atteint le receveur. Le receveur et vous êtes deux souffles différents. C'est un processus et ça prendra un certain temps.

Allez-y doucement, respirez. Appréciez. Vous n'avez rien à gagner ou à perdre...

Quand vous y goûterez, la communication s'intensifiera. Sans même le réaliser, les deux vies fusionneront. L'unification.

Vous ne saurez plus de quelle respiration il s'agit, parce qu'elles seront devenues une. Où commence votre respiration et où celle de l'autre se termine?

Quelle importance? Laissez-vous aller. Abandonnez-vous. Laissez votre intuition vous guider. La vie fait. Vous ne faites pas. **Suivez le processus.** Laissez partir vos doutes. Laissez vos mains toucher l'autre doucement, ou non. Peut-être garderont-elles une distance. Ça n'a pas d'importance. Une fois établie, la communication demeurera, même si vous êtes séparés par 50 centimètres. Il n'est pas question de caresser ou de masser. Simplement de percevoir. Ressentir. Placez vos mains sur un endroit et laissez **vos paumes** décider **où elles souhaitent être placées**.

Alors que vous communiquez, **vous êtes dans un silence total**.

Le calme complet. C'est comme si vous plongiez dans un océan où vos perceptions se concentrent sur le Ki et non sur la matière. Plongez dans la vie de l'autre et demeurez là... Peu importe combien de temps.

Peut-être qu'une heure passera. Une minute... vous perdrez le compte, parce que **le temps est exprimé d'une autre façon en ce qui a trait au Yuki**. Respirer. Ki. Yuki. Communion... Plaisir... Confort... Profondeur... Éternité... Vide... Quand vous sentez que vous avez terminé, inspirez et retirez doucement vos mains. Ne le faites jamais brusquement. Si vous en avez envie maintenant, allongez-vous à côté du receveur, placez vos mains sur votre front et respirez...

Êtes-vous confortables? Je le suis vraiment...

Nous quittons le spa et allons manger... Se sentir comme à la maison. Le Yuki: le Reiki maison à la portée de quiconque est vivant.

Lorsque nous déposons nos mains sur quelqu'un, nous faisons la même chose que lorsque nous pratiquons le Katsugen: établir un dialogue avec le Soi spontané. Un dialogue avec notre CVP. Un dialogue avec notre esprit conscient spontané. Un dialogue avec l'unification de notre corps, de notre organisme et de notre esprit. Nous dialoguons et réalisons qu'il y a une stagnation, un blocage, quelque chose qui est opaque, surexcité, terni ou durci... alors, notre propre instinct, comme il veut vivre, cherche une façon de renouveler, de rendre souple et de régénérer.

Katsumi Mamine

Il y a plusieurs façons de communiquer par le Yuki. Par exemple, dans son dojo, Noguchi enseignait comment **lire la colonne vertébrale.** Actuellement, ces pratiques continuent d'être répandues parmi les praticiens du Seitai. Il s'agit de sensibiliser vos doigts et de les remplir de Ki tandis que vous sentez les **vertèbres** d'une autre personne. Le processus rachidien permet l'observation de l'état de la personne. Si les mains sont détendues et que la respiration est calme, circulant à partir de l'abdomen inférieur, vous pouvez voir, de manière évidente, si elles sont déplacées ou séparées. **Déplacées vers le haut, vers le bas, vers le côté, tournées, enfoncées, ressorties...**

Je ne vous parle pas d'intervenir ou de faire quoi que ce soit. Je vous parle simplement de sentir.

Approfondir le Yuki vous appartient. Vous pouvez apprendre, faire des recherches, contacter des gens qui peuvent vous donner davantage de points de référence ou échanger avec d'autres praticiens. Essayer sur votre chat, avec votre grand-mère. Si votre grand-mère vous dit, *encore un peu plus*, vous êtes sur la bonne voie. Si elle vous dit, *laisse-moi tranquille, lâche-moi...* Laissez-la tranquille. N'insistez pas. Le Ki plaisant, vous vous souvenez? Et avant d'enchaîner avec ce que je vous ai préparé pour la suite, je sais que vous vous demandez: *quand me dira-t-elle quelle est la différence entre le Yuki et le Reiki?* Eh bien, allons droit au but.

Jusqu'à présent, le Seitai n'a pas été présenté. Nous traitons le Seitai comme un joyau et la divulgation qui a été faite jusqu'à maintenant a été très limitée. Personne n'a essayé de diffuser le Seitai par peur qu'il soit déformé. Ceux d'entre nous, qui sont dédiés au Seitai, sont conscients que la tendance naturelle de notre société est de privatiser, d'utiliser, d'exploiter, d'éclipser, de réduire et de tout compartimenter, et cette tendance a créé du ressentiment.

Mais je pense que **c'est nécessaire.** Je crois que le temps est venu. Le **Seitai** est rempli d'expériences et de savoir fondés sur la **rigueur** et l'**impeccabilité**.

La plupart des gens que je connais, qui sont impliqués dans la **culture Seitai**, l'ont disséminée avec grandes précautions, afin qu'elle soit fidèle à sa source. Cela dit... Noguchi représente le commencement, mais **il ne devrait pas représenter la fin.** Je crois que le savoir du Seitai possède le pouvoir d'un émigrant qui a traversé l'Afrique à pied et qui, au moment où il doit concentrer toute son énergie pour sauter la clôture, perd son impulsion. **Passer de l'autre côté** requiert de l'audace. Le Seitai ne peut pas rester là, avec sa belle vision, avec ses grandes propositions, sans oser traverser la frontière. Il ne peut pas être un Pompéi qui demeure enfoui et inaltéré, protégé par une bulle de lave solidifiée. On doit prendre des risques. La couardise est anti-évolutionniste. Le **Seitai** ne peut pas et ne devrait pas s'assoupir parce qu'**il n'y aura pas de danger** et maintenant, j'en suis certaine. **Le Seitai est expérience. Il ne peut pas être disséminé.** Il est possible de l'intellectualiser, de comprendre sa réelle dimension, principalement grâce au travail de Mamine, mais sans une pratique rigoureuse et digne de confiance du Katsugen et du Yuki, rien ne sera révélé.

Il y a des années, j'ai lu quelque chose que j'ai toujours porté en moi comme l'un des plus grands enseignements que j'ai reçus. Il s'agit d'un passage de l'un des livres écrits par l'anthropologue, **Carlos Castaneda**. Je ne me rappelle pas le titre ni les mots, mais je me souviens de ce qu'il véhiculait. Castaneda avait préparé, pendant des années, une thèse de doctorat sur la mescaline et d'autres plantes hallucinogènes similaires, alors, il visitait régulièrement la région de Sonora, au Mexique. Là-bas, il était en contact avec son mentor, Don Juan Matus, un vieil Indien Yaqui qui l'avait pris comme apprenti. Son étude devint une initiation qui le poussa à devenir un chaman. Mais avant d'atteindre cette maîtrise, Castaneda, en bon Occidental et universitaire, avait l'habitude d'apprendre à travers son intellect. Il était toujours impatient et pressé d'apprendre avec son mentor. Il insistait continuellement pour que le chaman lui révèle son secret. Il désirait que le sorcier lui transmette tout son savoir par des mots. Il soupçonnait que l'Indien lui cachait des informations et qu'il ne souhaitait pas lui parler de ses méthodes.

Don Juan se moquait toujours de lui. Mais un jour, il accepta. Et il convint: « *Je te dirai quelque chose qui contient toute la sagesse. Pour bien comprendre le but ultime, le savoir suprême est quelque chose qui m'a pris une vie entière à apprendre.* » Je ne me rappelle plus exactement ce que c'était, parce que je l'ai lu il y a longtemps, mais cette vérité qui contenait tellement de sagesse était exprimée en des mots très simples. C'était si élémentaire que cette grande révélation n'était presque rien. **Le savoir traduit en mots n'est rien.** Carlos Castaneda regarda son enseignant avec déception. Puis, Don Juan a dit: « *Je viens de t'informer d'une grande vérité. Est-ce que ça t'a été d'une quelconque utilité?* » Non, parce que la sagesse ne peut être transmise par des mots. **La connaissance des faits peut être partagée et enseignée. Pas la sagesse.**

Le Seitai appartient à une culture alternative authentique. Ce livre sera lu par 10 personnes ou 10 millions, mais leur compréhension sera individuelle, parce qu'elle ne sera pas basée sur une intelligence rationnelle. Elle dépendra de la **distance** et de la **dissociation qui existe entre le Je habillé et le Je spontané de chacun**. Cette distance immesurable appartient à des paramètres de l'IV qui sont imprévisibles. C'est la raison pour laquelle je ne suis pas inquiète. Cette information est incorruptible. Il s'agit probablement du mystère qui a conduit le **Reiki** à devenir si bien connu et le Seitai si méconnu. Comme celui qui précède est si largement proclamé, il existe, à un tel point que presque toutes les pratiques associées au contact des mains sont perçues comme du Reiki.

Si nous cherchons Reiki dans Wikipédia, il est défini ainsi: *Un pouvoir spirituel, une mystérieuse atmosphère. Un mot pseudoscientifique, considéré comme pseudo-médical, qui prétend accomplir la guérison ou l'équilibrage du patient par l'imposition des mains, en canalisant une présumée énergie vitale et universelle. Il n'est pas considéré comme une religion par ses adeptes, mais comme il manque de fondement scientifique, il peut être considéré comme une croyance.*

Wikipédia prétend que ses adeptes ne le considèrent pas comme une religion, mais **l'origine du Reiki est religieuse** et c'est la différence première avec le Yuki. Le Reiki est un amalgame de thérapie et d'esprit divin qui provient de la religion Shinto, du Japon.

Dans cette croyance, le Reiki est le moyen le plus mystique, profond, et en lien le plus intime avec la nature d'exprimer le Ki. Par exemple, une personne se trouve sur une montagne encerclée de brume.

Elle se sent intégrée dans le cosmos, parce que ce qui l'entoure est plaisant et inspirant.

Donc, au Japon, on dit: *cette expérience est pleine de Reiki.* Dans le christianisme, l'équivalent du Reiki serait l'Esprit saint. En ce moment, je vous parle de son origine et non pas de ce en quoi le Reiki a évolué, d'accord? C'est comme si quelqu'un de l'Ouest avait apporté à l'Est une technique de guérison appelée Esprit saint. Ils auraient accepté ces mots même s'ils n'avaient rien signifié pour eux et il est fort probable que la technique aurait fonctionné.

Comme vous pouvez le voir, je ne dis pas qu'il n'y a rien derrière le Reiki. Je souligne uniquement que son origine est tirée d'un terme Shinto, qui signifie: Rei: universel et Ki: énergie universelle.

Comme il s'agit d'une question que tout le monde pose, j'ai cru important d'approfondir quelque peu.

Le Reiki est un technique de guérison dans laquelle des experts thérapeutes placent leurs mains sur des patients. Dans le Yuki, il n'y a pas de spécialistes, seulement des praticiens qui échangent une chose qui vient de **survenir par elle-même** et cela résulte en une intercommunication entre deux vies. Dans les deux cas, certains éléments coïncident: vous entrez dans une **profonde relaxation**, les gens peuvent ressentir des choses similaires, etc., mais en Reiki, il y a un **but** et en Yuki, aucun. Le Reiki considère le Ki comme un instrument de thérapie professionnelle et le Yuki considère le Ki comme un patrimoine culturel mondial à la portée de tous. Tout le monde peut échanger le Yuki, parce que **l'énergie est un élément vivant**. Le Reiki est une invention humaine qui utilise ce que la vie nous fournit avec un but. Le Yuki ne fait pas cela.

Le Yuki est une découverte, une démocratisation des outils naturels qui nous sont donnés et que nous méritons par le simple fait d'être vivants.

- Le **Reiki recherche la guérison.**
- **Le Yuki** entre en contact avec le besoin de toute vie de vivre, en **éveillant la force vitale.**

C'est comme souffler sur des braises. Aussi noires qu'elles puissent sembler, s'il y a du feu à l'intérieur d'elles, elles s'allumeront. **Le Yuki** est le soufflet, un simple geste, le même qui renferme le souffle qui éveille le feu. Simple? Oui, mais incommensurable. **Allumer le feu. Allumer la vie...**

D'un simple souffle, la fumée se transforme en flamme. Avec le Yuki, **une vie étouffée récupère de l'amplitude.**

Je respecte profondément le Reiki et j'admire son aptitude à se faire connaître. Il ne s'agit pas du tout de rivalité, mais le Yuki et le Reiki sont deux choses très différentes même si elles ont recours à des éléments similaires. Le baseball et le football utilisent tous les deux une balle, mais personne ne les confond.

Des expériences en laboratoire sont actuellement en cours sur des souris ayant des tumeurs. Certaines reçoivent l'application des mains, d'autres, non. Le pourcentage de guérison de celles qui reçoivent cette attention est de beaucoup supérieur à celui des souris qui ne la reçoivent pas. Ils appellent cela du Reiki parce qu'ils ne connaissent pas le Yuki. C'est tout. Je crois, et c'est personnel, que le Reiki sera toujours considéré comme plus valeureux, parce que dans notre société, nous attribuons de la valeur et accordons plus de confiance à des mains qui sont payées. Dans notre culture, l'échange est réduit à un service offert pour de l'argent, la notion d'âme à âme n'existe pas. Quoi qu'il en soit, qu'il s'agisse de Reiki ou de Yuki, appliquer des mains n'a jamais eu d'effets secondaires dangereux, contrairement à de nombreux médicaments qui sont distribués sans discernement.

Et il n'y a aucun **professionnel dévoué à offrir le Yuki**? Oui, mais ils sont très rares et hautement qualifiés. Le Yuki professionnel se nomme le Soho et il est assez compliqué. C'est la partie du Seitai qui requiert une vraie maîtrise. Le Soho pourrait être traduit, dans notre langage, par l'**observation Seitai.** Il y a plusieurs années, j'ai commencé à m'entraîner dans l'art du Soho. Au commencement, mon but n'était pas de devenir professionnel, parce que je préfère informer les gens, mais je souhaitais en connaître davantage. Et j'ai adoré ça, puisque tout ce qui est relié au Seitai ouvre indubitablement une immense fenêtre sur la connaissance.

Le **Soho requiert des connaissances**, mais il ne tient pas compte des chakras, comme dans le Reiki. Cependant, il reconnaît les **canaux d'énergie de la médecine traditionnelle chinoise**, parce qu'ils sont empiriques et démontrables, grâce aux études de Mamine. Ils correspondent avec les différentes régions découvertes par Noguchi et particulièrement, les **régions transversales de nos membres.** Mais je ne désire pas aborder ce sujet maintenant. Je souhaite simplement dire que le Soho est quand même intuitif, même si le praticien est un véritable expert. Le praticien ne se considérerait jamais comme un thérapeute, mais plutôt comme une personne possédant suffisamment de compétences pour incorporer le **savoir, l'expérience et l'intuition**.

Pour exercer le Soho, vous devez y dédier de nombreuses années de votre vie et souvent, votre vie entière, et ce n'est pas tout le monde qui possède les aptitudes et l'engagement nécessaires pour le faire. Un maître de Soho sera capable d'entrer en **contact avec votre vie** comme personne n'aura jamais pu le faire. De dialoguer avec elle et d'attiser ces braises à l'intérieur de vous d'une manière qui vous éblouira. Cette personne **connaîtra exactement comment votre organisme se déclenche, votre propre mouvement particulier, unique et inimitable en chacun de nous.** Disons-le, ils sont des experts en **IV**.

Votre posture passe sous le regard du maître Soho, comme un rayon X, comme une photographie qui peut être lue pour obtenir une quantité incroyable d'informations au sujet de votre vie. L'extérieur est comme un bas qui fait parfaitement au pied qui se trouve à l'intérieur. La forme est ce qui donne forme et n'a pas de forme... **Le Seitai Soho consiste en la participation de notre CVP et de sa structure.** Il n'est pas simplement physique, il s'agit d'une intervention qui se connectera avec votre être entier, avec vos cellules, votre énergie, votre psyché... **Le Seiatsu**, la pression Seitai: une combinaison de pression avec le Yuki (sensation intuitive).

Le Soho est l'habileté à se **situer soi-même dans la TPE**, la tension partielle excessive d'une autre personne. Comme la TPE représente un réel problème, lorsque **quelqu'un met le doigt sur elle**, votre esprit vagabond revient sur Terre et se concentre sur le problème en question qui **affecte votre existence entière.** C'est pourquoi, si vous recevez un Soho, il est fortement recommandé d'avoir d'ores et déjà intégré le Katsugen comme pratique de tous les jours. L'effet du Soho sera de loin supérieur.

Lorsque quelqu'un touche notre **TPE profonde**, c'est comme si on recevait une bonne secousse à tous les niveaux de notre être. Ce n'est pas uniquement physique. Même si l'instructeur de Seitai approche notre TPE avec des mains détendues, sans presser, nous sentirons quelque chose de très aigu qui peut être ressenti comme une douleur, mais en même temps, cette douleur sera hautement libératrice. C'est étrange, **parce qu'à l'endroit où la vie est blessée, il n'y a pas que de la matière.** Il y a de l'énergie, il y a une vibration et il y a la **psyché** à son état le plus pur. Le corps entier reconnaît automatiquement l'existence de ce lieu, qui jusqu'à présent, avait été enfoui sous la lave pendant des années et des années. Pompéi émerge... Il y a un avant et un après. Le Soho nous a rendus **conscients.** En augmentant l'intensité, en enfonçant le bâton dans la fourmilière, nous avons reconnecté avec notre être. Oui, le Soho connecte réellement. Il y a quelque chose... (pour de pas dire beaucoup de choses) qui est **rétabli.**

Et connecter signifie deux choses: la première est connectée avec la vie d'une autre personne et la seconde, **connecter avec la partie qui ne vit pas,** c'est à dire, avec la **région** qui est **bloquée.** La dextérité d'un professeur de Soho provient de sa **connaissance approfondie du mouvement et de son importance vitale.** Il sait comment établir un lien, avec grande précision, entre ces mouvements et leurs équivalences organiques, physiologiques, énergétiques, cellulaires et psychiques. C'est comme ces photographes de guerre qui sortent leur appareil photo à la vitesse de l'éclair, lorsque quelque chose se produit et se mettent à tout capturer, de la scène générale jusqu'au plus petit détail. Telle est la vision d'un instructeur de Soho.

Ceux qui s'engagent dans le **Soho** ne recherchent habituellement pas les gens qui ne pratiquent pas le Yuki et le Katsugen Undo, parce qu'**il n'est pas question de guérison**, mais de **situer la TPE et de rendre la personne impliquée consciente de cette partie de sa vie, en prenant la responsabilité et en en prenant soin.** Aucun bien-être immédiat avec un effet boomerang n'est recherché. **Le receveur doit être celui qui éveille sa propre force vitale.** Autrement dit: *on ne vous donne pas un poisson, on vous enseigne comment pêcher...*

Pour moi, il s'agit du **coeur du problème.** La personne qui reçoit le Soho ou le Yuki ne cherche pas quelqu'un d'autre pour régler tous ses **problèmes. Elle reçoit une guidance et une impulsion afin** de pouvoir provoquer sa propre guérison en **utilisant une immense force vitale** que nous possédons tous. Il **n'est pas facile** d'être né et **d'être vivant.** Vivre est un miracle. Nous sommes privilégiés d'avoir eu le numéro gagnant parmi des billions à la loterie de l'univers. Quand nous vivons avec cette conscience de **notre pouvoir intérieur**, plusieurs choses changent. **Briser la coquille oppressante** et revenir à la vie avec tout notre élan provoquent de fabuleux changements en nous et en ce qui nous entoure. Vivre à pleine vapeur, en incorporant la force de nos tripes, **exister avec confiance**, en disant: *me voici*, implique une révolution inimaginable.

C'est la raison pour laquelle nous pratiquons le Katsugen Undo et le Yuki, afin que spontanément, sans le rechercher, l'**océan infini de possibilités que la vie nous offre chaque jour germe à l'intérieur de nous**, même si nous insistons pour faire des choix désuets et stupides, encore et toujours. Le professeur de Soho vous guidera vers un lieu où vous pourrez trouver les outils dont vous avez besoin afin que vous, par **vous-mêmes**, fassiez rayonner votre vie. Cela vous reconnectera à votre **IV** d'une manière dynamique; un désir de penser, d'agir, d'attiser, de combattre et de vibrer profondément naîtra de votre vitalité spontanée, agissant en coordination avec toutes ces psychés reliées parmi lesquelles aucune ne prend les commandes. L'expert en observation Seitai vous invitera, d'une façon qui ne peut être comparable à rien de connu, à réparer ces régions si difficiles à atteindre, parce qu'elles sont cachées très profondément en nous.

Lorsqu'elle atteint ce **point tendu** qui, à votre insu, vous cause tant de souffrances, cette personne qualifiée découvrira qu'il n'est souvent que de la taille d'une graine de sésame. Comme c'est étrange! Les organes affectés, les systèmes hormonaux altérés, les tissus rétractés, les muscles tendus... Tout cela causé par une chose aussi minuscule? Vous vous rappelez le conte de la princesse qui était si sensible qu'elle ne pouvait dormir parce qu'il y avait un pois sous des centaines de couches de matelas? Et qu'en dites-vous, princesse? Aimeriez-vous savoir comment localiser votre pois?

Je pense qu'il est temps que je vous parle de TPE.

Chapitre 6

Maladie versus TPE

Les sports d'aventure. Ceux qui n'en ont pas envie, restez à vos places, avec une couverture sur vos genoux. Les tensions de la vie, TA et TPE.

Détendez les tensions surexcitées de votre corps. Le va-et-vient naturel des muscles est essentiel pour que votre vie bourgeonne. C'est une erreur de penser qu'afin de libérer l'énergie de votre organisme, il est nécessaire de tendre encore davantage vos muscles raides. Tout ce que vous avez à faire est de regarder celui qui traverse la rivière sur un tronc d'arbre ou l'autre, qui maîtrise l'art traditionnel de la calligraphie. Lorsque nous sommes contractés, nous n'arrivons pas à extérioriser notre force profonde. La contraction continuelle provoquée par les inquiétudes ou la peur ne constitue pas un état naturel chez l'être humain.

Quand cette surexcitation permanente cesse, une respiration profonde naît dans l'abdomen inférieur.

Haruchika Noguchi

Nous sommes immergés dans le stress et la hâte. Tout ce qui est nouveau vieillit rapidement. L'être humain s'est accéléré. Le temps a raccourci. La ligne d'évolution qui a conduit le primate à devenir un humanoïde a duré plusieurs millions d'années. L'ère paléolithique fut davantage étendue que l'ère mésolithique et ensuite, les époques sont devenues de plus en plus courtes, jusqu'à ce que nous en venions à l'ère actuelle. Dans cet état de chaos et de folie, nous sommes d'accord que le fléau moderne de l'être humain est la tension. La **tension** est mauvaise.

Et pourquoi, cela? Pouvez-vous imaginer des muscles relâchés, incapables de s'étirer? Sans tension, il n'y aurait aucune vigoureuse érection pour qu'un pénis puisse entrer dans un vagin en permettant ainsi aux spermatozoïdes de commencer leur voyage vertigineux en quête de l'oeuf libéré. Sans tension, n'importe qui pourrait entrer dans notre maison au milieu de la nuit, nous agresser et nous ne ferions que regarder, en proie au désespoir. **S'il n'y**

avait pas de merveilleuse tension, le monde n'existerait pas. Cette **tension essentielle à la vie** est appelée **TA**, en Seitai, **tension autonome ou autogène**, comme vous le préférez. Ce mot fut créé pour mettre en évidence les deux phases essentielles du mouvement que sont la **tension et la relaxation**. Ce va- et-vient continuel d'un côté à l'autre, cette **TA**, est la **force vitale**.

La force vitale, lorsqu'elle est bien réglée, sensible et éveillée, est capable de passer de 0 à 100 en un clin d'oeil. Il est vraiment magnifique de l'observer chez un félin. Y a-t-il un chat aux alentours?

Imaginez-le dormant paisiblement. Il n'y a rien de plus réjouissant que de regarder un chaton détendu. Toutefois, si un groupe d'enfants se précipite dans la pièce, en criant et en jouant, l'organisme de ce chaton, qui jusque-là représentait un havre de paix, se dresse et s'arque en l'espace d'une nanoseconde, les lèvres pincées, en libérant un sifflement prolongé à glacer le sang. Les enfants sortent par la porte de derrière; la chat s'étire, se lèche à quelques reprises, s'étend et tombe à nouveau endormi. De 100 à 0 en un clin d'oeil. Que s'est-il produit? Pour dire les choses simplement, la TA du chat est en parfait état de fonctionnement et fonctionnera ainsi encore et encore. Et vous savez pourquoi? Eh bien, parce que le mignon minet possède **un système de tension-relaxation parfaitement huilé pour répondre aux stimulus**. Il le fait sans effort. Cette tension permet au chat d'agir, de se défendre, de s'accoupler... Mais si par hasard, le chat qui s'est tendu est incapable de relâcher cette tension... les enfants ne sont plus dans les environs, mais *l'esprit du chat repasse sans cesse la scène: Ces foutus enfants. Si Hérode, ceci,* cela... Il se répète de cesser d'y penser... Ils ne sont que des enfants... idiots... mais des enfants... Avec tout ceci qui tourne en rond dans sa tête, le chat retourne à son coussin et s'étend, je veux dire, relaxe... en apparence...

Si nous avions un microscope pour cibler les tensions localisées à l'intérieur du chat, nous pourrions voir que certaines parties de son organisme sont devenues tendues ou bloquées. Les jours passent, les années s'écoulent... L'esprit du chat a oublié l'incident avec les enfants, **mais son organisme, non**. Quelque part à l'intérieur, **cette expérience a été scellée**. Dès lors, le chat ne sent pas immédiatement la zone rigide, cependant, il commence à percevoir que lorsqu'il se lève, il ne le fait plus avec la même aisance qu'auparavant. De plus, il souffre maintenant de fréquents maux de tête ou d'un terrible caractère... tout dépend du chat... Il n'est pas si vieux pour expérimenter un tel vieillissement, parce que... **c'est une chose d'être vieux et une autre, d'avoir vieilli prématurément**. Quelque chose ne va pas... Peu à peu, il perdra son habileté naturelle à se tendre et à se détendre. Va-et-vient. Sa sensibilité est devenue de plus en plus émoussée... Il ne remarque même plus le tramway avant qu'il ne soit sur lui.

Ce chat, c'est vous... et la plupart des humains. Et le tramway est ce qu'on appelle communément la **maladie**. La **TA** est désynchronisée.

Notre merveilleuse habileté à nous tenir debout nous a fourni un splendide esprit créatif, mais qui est couplé à un côté destructeur: **l'imagination est une épée à double tranchant.** Nous avons la capacité de générer des idées, d'améliorer notre environnement et de l'adapter à nos besoins. Nous créons, inventons, philosophons et posons des questions existentielles. Toutefois, lorsque cette créativité devient déformée, notre esprit devient surexcité et il crée un **monde imaginaire.** Nous créons et croyons nos peurs. **Nous sommes dérangés par des choses qui n'ont réellement pas d'importance.** La peur nous piège et nous immobilise. Nous sommes d'**infatigables voyageurs du temps**, du passé au futur et du futur au passé. **Et le présent?** La réalité objective se fond à notre réalité imaginée, mais vécue. Et cela appartient... au conscient et à l'inconscient? Bien sûr, la conscience ne se trouve pas très loin.

Cette conscience, qu'apparemment nous contrôlons, perd le contrôle. Et vous croyez toujours que c'est votre cerveau, le plus efficace, qui gère tout. Vous pensez qu'être conscients de votre frénésie mentale est la première étape pour la résoudre. Qu'une fois identifiée, vous réussirez à calmer cette anxiété et que tout sera résolu.

Vous blâmez immédiatement votre cerveau d'être tourmenté par des choses insignifiantes... Mais ce n'est pas cela.

Votre organisme dans son ensemble est responsable de votre esprit surexcité. Rien en nous ne fonctionne isolément. **Nous sommes activés par la vie.** La vie agit à travers nous dans son ensemble et en une constante coordination réalisée par l'**IV.** L'intelligence vitale circule librement grâce au mouvement vital jusqu'à ce que... **ce mouvement soit ralenti par un manque de va-et-vient.** Sans mouvement, la vie coagule et des amas, qui ne sont plus entraînés par le courant vital, apparaissent.

La respiration devient plus superficielle... C'est à ce moment précis que l'**IV** commence à perdre la communication et à s'altérer. Le corps ne somatise pas ce que l'esprit génère, parce que l'esprit ne détient pas tellement de pouvoir sur le corps. Pas plus que le corps sur l'esprit. Une chose est le corps-esprit et l'autre, un **organisme en tant qu'entité globale.** Qu'est-ce qui est venu en premier, la poule ou l'oeuf? Selon Darwin, l'oeuf, mais en fait, personne n'en est certain. L'organisme possède une **organisation. Nous sommes organisés,** nous sommes **un ensemble inséparable** fait d'**organes, de psyché, d'énergie, de fonctions physiologiques, de cellules...**

Organon, provient du grec et signifie instrument, outil, utile. **L'organisme vivant est l'outil utile qui permet à la vie de vivre.** L'anatomie est la science qui étudie la **structure des êtres vivants** et pourtant, il n'y a rien de plus éloigné de la vie que l'anatomie. Si je m'appuie sur l'étymologie du mot, ana veut dire au-dessus et tomos, couper. Anatomé signifie couper à travers, dissection... **Traditionnellement, la vie a été étudiée en examinant des cadavres.** Étrange, n'est-ce pas?

En revenant au chat, à la TPE et à toute cette masse mentale née **de l'organisme**, vous vous souvenez de cette belle phrase: *L'esprit supérieur domine l'esprit inférieur?* Je la changerais pour: *L'organisme coordonné est dominé par un fouillis dissocié.* Souvent, je plains les pauvres personnes qui prennent soin de la santé des autres. Nous leur donnons toute la responsabilité et nous exigeons des réponses. Mais habilement et avec raison, elles nous les rendent. Pourquoi croyez-vous qu'elles nous font signer chacune des opérations qu'elles effectuent? Nous insistons pour avoir une réponse: *C'est entièrement psychologique. C'est un virus. C'est une maladie rare. Seule une personne sur un grand nombre en souffre. C'est pour la vie, habituez-vous à vivre comme un patient souffrant d'une maladie chronique. Les allergies viennent et vont et c'est tout. Notre style de vie nous conduit à ces choses. Chaque période a ses maladies...*

Il est rassurant d'avoir un **diagnostic**, même si nous ne savons quoi en faire. Nous avons besoin d'une explication pour ce qui nous arrive. Ainsi, nous pouvons communiquer à notre entourage ce que nous ne pouvions expliquer précédemment. Tout le monde nous comprend, parce qu'**il y a un diagnostic**. Mais la plupart du temps, nous sommes toujours passablement dans le brouillard. **Le rapiéçage ne dissimule pas la cause réelle** qui est très, très enfouie. La princesse du conte ne savait pas que le pois était caché sous les matelas. Et quand sa souffrance prit-elle fin? À l'instant où elle **découvrit** que ce minuscule légume avait été placé là.

Savoir est important, mais savoir que nous avons atteint la bonne cible l'est encore plus. Ou ce qui se retrouve sous le tapis nous importe-t-il peu? Nous aimons posséder une voiture de luxe, une maison, mais quand il est question d'inconfort, nous ne désirons pas être uniques ou avoir quelque chose d'unique. **Nous voulons faire partie d'un tout.** Cette chose nous arrive et arrive à d'autres. Cela nous console... Camoufler les symptômes ne signifie pas guérir, mais cela nous importe peu. Les yeux qui ne voient pas... La balle est en zone interdite. Parfois, la balle est attrapée par le psychiatre de la zone interdite et la maladie de la personne n'est plus considérée comme physique, mais elle devient mentale. Quant aux autres, leurs problèmes de santé sont classés dans la sphère confuse des maladies rares...Toujours morcelés, sans envisager l'ensemble de l'être. Cependant, de nombreuses maladies, même certaines considérées sérieuses, seraient résolues en localisant la **TPE**. Si on le savait, on verrait que ces affections proviennent d'**un problème réel**, même chose en ce qui concerne cette énorme quantité de maladies considérées psychosomatiques.

Personne n'invente son agression, sa violence, ses peurs en apparence non fondées, son anxiété, sa tristesse, sans une **cause objective**. Personne ne souffre de brûlements d'estomac, d'ulcères, de tachycardie et de migraines sans une cause réelle... Personne ne souffre de trouble de la thyroïde, de diabète, ni d'hypertension, pour le plaisir. **Une vie qui est née saine perd sa santé et son habileté à réagir parce que son action naturelle de tension et**

de relaxation a été restreinte. Vous voyez? Un nom: *Syndrome d'insuffisance du mouvement vital dans l'organisme.* Nous avons un diagnostic. Quand le fantôme de l'anxiété, de l'apathie, de la tristesse de l'agressivité, etc. prend le contrôle de notre vie, **quelque chose de RÉEL se produit.** Ce n'est pas une invention, tout comme la princesse n'a pas inventé ses bleus causés par le pois qui jouait à cache-cache.

La psyché est née de l'organisme. L'organisme global, pas un composé de compartiments séparés. **Lorsque nous sentons que nous ne pouvons pas affronter notre vie, c'est que nous avons perdu notre va-et-vient; la capacité vitale de tendre et relaxer.** Nos battements de coeur sont altérés et notre **respiration raccourcie.** Il y a un manque de mouvement. Un manque de mouvement vital, de coordination. L'**IV** est manquante.

Si quelqu'un n'arrive pas à uriner, nous ne pouvons lui demander de faire preuve de gentillesse. Si nous souffrons de constipation, ne nous demandez pas d'être patients. Cette perte de mouvement dans les intestins, ce manque de capacité de contracter ces muscles pour expulser nos matières fécales est une question vitale, non seulement pour le corps, mais pour la psyché. Ne pas être capable d'évacuer **bousille notre vie entière.** Un simple manque de contraction et d'extension des muscles appropriés dans les parois de notre côlon. Sans l'ombre d'un doute. S'il était connu que le côté gauche de la deuxième vertèbre lombaire est durcie chez ces personnes et que le Katsugen et le Yuki pourraient rendre cette région plus souple, leur permettant ainsi d'être capable de déféquer parfaitement normalement, les choses changeraient, n'est-ce pas? Lorsque vous pratiquez, de grands problèmes de tous les jours disparaissent tout simplement. D'un seul coup. Et qu'est-il arrivé au diagnostic?

Combien de fois êtes-vous arrivés au spa en ne sachant plus quoi faire de vous-même et après la vapeur et les massages, tous vos maux et vos inquiétudes s'étaient volatilisés? Penser est une chose appartenant à l'esprit, oui, **mais votre état d'esprit est né de l'organisme dans son ensemble**, ce qui implique également vos cellules, votre activité physiologique, vos organes et votre psyché... Vous pouvez gagner à la loterie, avoir une sortie avec une personne que vous aimez secrètement depuis très longtemps et qui vous remarque enfin... Si le nerf insignifiant, se trouvant dans votre dent, vous cause de la douleur, où sera votre esprit? En train de penser à ce que vous porterez pour le grand soir? À réfléchir au moment idéal pour donner le premier baiser à cette personne extraordinaire? Il vous sera impossible de penser. Votre être entier sera concentré sur cet infime endroit, insignifiant pour l'univers, mais le centre du cosmos pour vous. Et si vous essayiez et que vous vous concentriez sur ce qui vous fait vraiment souffrir... vos pieds? Votre estomac? La dissociation. Ignorer le fichu petit nerf. Vous pouvez essayer, mais vous **ne serez pas capable.** Est-ce que cette malheureuse petite chose, insignifiante dans votre organisme, est en train de ruiner cette opportunité unique? Le fichu pois qui torture la princesse!

La même chose se produit dans l'autre sens. Vous recevez de mauvaises nouvelles imprévues et votre être entier se bloque. Le nouveau panorama prend le dessus. L'anxiété et l'impuissance ne sont pas que des idées, ils sont des états d'esprit. Votre organisme, dans son ensemble, a réagi à ce stimulus externe. En entendant la même nouvelle, chaque être humain réagira à sa façon et cela ajoutera un **supplément de TPE** qui s'accumulera sur sa pile vitale personnelle préexistante. Le problème peut être le même, mais les façons de lui faire face seront infinies. Autant qu'il y a d'humains habitant sur Terre. **En Seitai, nous appelons les manières de réagir, Osei. Comment nous réagissons spontanément à différentes situations** s'avère extrêmement intéressant et cela devrait être investigué plus en profondeur et rendu public afin de clarifier plusieurs choses pour lesquelles il n'existe actuellement aucune explication. Il s'agit de l'**une des plus importantes sphères** pour lesquelles le **Seitai** peut fournir de nouvelles avenues à explorer.

La vie se **sert toujours de l'organisme pour agir et réagir au stimulus**. Si quelque chose sort de l'ordinaire, la règle voudrait que nos cellules commencent à émettre des signaux d'alarme. Plus fluide sera notre organisme, mieux il réagira. Les **cellules conjonctives** sont habituellement les plus déterminées en matière d'urgence et celles qui devraient prendre les choses en main. Elles appartiennent au **mouvement central** et sont très efficaces dans les tranchées, contractant l'organisme entier afin de résister à l'attaque. Mais, dépendamment de la situation, un **Osei** ou un autre **se mettra en action**.

Cette concentration, cette habileté à condenser, cette tension sont fondamentales pour faire face à de terribles nouvelles. En revanche... le corps sera-t-il capable de **retrouver son va-et-vient**? S'il n'est pas bien huilé, ces horribles nouvelles peuvent affecter l'individu pour la vie. Juste une milliseconde peut influencer le reste de vos jours. **Le Seitai: l'organisme ordonné.** Et qui sera votre meilleure alliée? Une **coordination thoracique-abdominale** nous défendra de tout dommage. Il y a des gens qui entrent dans un labyrinthe émotionnel et douloureux et **ne parviennent jamais à en ressortir. La TPE étouffe, paralyse,** vous rend incapables d'agir ou vous incite à agir trop rapidement, sans coordination.

Elle perturbe l'équilibre naturel du corps et conduit à une activité mentale terne, grise, inquiète et craintive... Elle se transforme en fatigue générale et en douleur, ou pire encore, en absence totale de douleur. Elle limite et diminue le mouvement du corps. La TPE peut vous rendre **totalement rigides** ou pire encore, **mous** et flasques.

Cette **surexcitation inexplicable** qui n'a aucune cause réelle et apparente, cette attaque généralisée, cette flaccidité a une véritable racine cachée, **appelée TPE**. La TPE, la tension partielle excessive est un **phare immobile**; un lieu où le **mouvement ne circule pas**. Elle est comme une eau stagnante. Une eau vigoureuse et fluide fait bouger la vie. La stagnation sent mauvais:

elle empeste. L'eau des marécages fera pourrir la vie, même s'il y aura des insectes, qui souhaitent aussi vivre, comme vous, et ils se sentiront très confortables dans ces eaux nauséabondes et **immobiles** de votre TPE.

Ces virus et bactéries, qui ont toujours été là, mais qui ne vous ont jamais dérangés parce que vous étiez plus forts qu'eux, se sentiront soudainement à la maison dans les espaces calmes générés par votre TPE et ils décideront de s'y installer. Les bestioles y éliront leur domicile. Elles ont découvert leur république indépendante. Elles y sont arrivées. **La famille toxique croît** et croît en érigeant sa nouvelle demeure, vous aliénant complètement. Lorsqu'il n'y a aucun va-et-vient, il n'y a pas de pompage; il n'y a pas de tremblements de terre qui démolit les édifices. C'est leur maison de rêve. Ils l'adorent. Cette saleté représente leur paradis dans les Caraïbes... **La TPE est à la racine** de tous vos problèmes et ne peut être interprétée comme un simple problème physique. La médecine se concentre toujours sur un organe, sur un disque intervertébral, sur le fonctionnement anormal d'une glande, sur un problème mental spécifique... Mais la **TPE affecte l'ensemble.** Un organe endommagé a une connexion particulière avec une vertèbre particulière, des fonctions physiologiques particulières et une toute aussi particulière surexcitation dans la psyché.

Aucun organe ne peut défaillir alors que la psyché est accordée à une respiration thoracique-abdominale vigoureuse et naturelle. **Quand une de ses parties ne fonctionne pas adéquatement, l'organisme entier en est affecté: les fonctions organiques, physiologiques, cellulaires, énergétiques et mentales.** La vie active est tout ce mécanisme intelligent et structuré qui résiste au déséquilibre. Il tente de trouver un équilibre dans ce déséquilibre. Peu importe que vous le réalisiez ou non. Cela arrive. Cela se fait tout seul, sans que votre planification et votre organisation intelligente soient capables d'y faire quoi que ce soit. Si elle est mal coordonnée, votre magnifique intelligence se fait expulser de **la fête par cette masse vitale de tension** et elle devient complètement folle. La **TPE** est impitoyable. **Elle ne se calme jamais,** même quand vous dormez. Elle s'insinue silencieusement et détruit votre paix et votre tranquillité.

Et sans réaliser son existence, vous commencez à vivre avec elle et à l'intégrer comme **une des pièces du casse-tête.** Vous apprenez à **vivre avec l'ennemi.**

Il y a deux types de **TPE**:

- **La TPE épuisée**
- **La TPE inhibée**

La **TPE inhibée** est la plus nocive. Mais avant d'aborder la TPE, je vous parlerai un peu de la tension **A du Taiheki**, comme il s'agit de celle que vous apportez en ce monde à votre **naissance.**

La tension du Taiheki

Ce type de tension partielle excessive est celui avec lequel vous êtes **nés.** Il est de la génétique pure et dure. Il provient des graines qui ont été semées par tous vos ancêtres et qui ont fait de vous cet unique et inimitable individu que vous êtes. **Vous en avez hérité.**

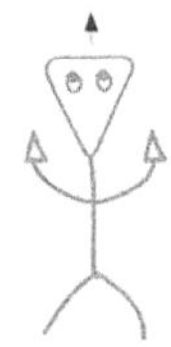

Vous pouvez être nés avec une **grande propension à penser**, aux idées. Alors, votre corps aura aussi des caractéristiques similaires, ce qui veut dire que vous aurez toujours la **tête** dans les nuages, à **projeter et à imaginer**.

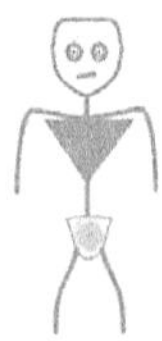

Peut-être êtes-vous l'un de ceux qui sont nés avec des **épaules puissantes**, que, dès le départ, tout le monde perçoit, comme une âme infatigable, courant partout et **accomplissant** toujours quelque chose, ne perdant jamais un moment, et étant constamment **pragmatique**.

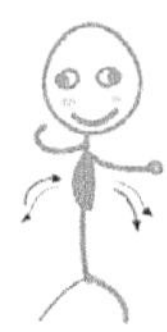

Vous pourriez également être un gastronome qui rit angéliquement, mais en revanche, peut tout aussi facilement pleurer ou faire une crise de colère intégrale accaparant l'attention de tous. Existe-t-il quelque chose de mieux que de communiquer avec les autres? Votre système digestif et vos **émotions** représenteront ce qui gouvernera votre vie.

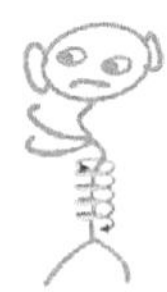

Vous pourriez trouver facile de tordre votre corps et d'être constamment **alerte.** La vigueur de votre **taille** et de tout ce qui concerne le système urinaire vous incitera à marquer votre territoire, prêts à vous **battre** et à **défendre tout ce que vous considérez vôtre.**

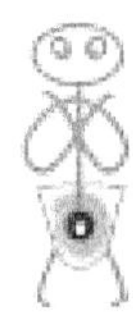

Ou, qui sait? Il est possible que vous soyez quelqu'un qui passe des heures à observer le travail des fourmis défilant ici et là, faisant preuve d'une incroyable habileté à vous c**ondenser énergétiquement. Le sexe, la psyché profonde, la vibration, une connexion avec l'intangible** seront vos flambeaux.

Cependant, cette question n'est pas aussi évidente que le portrait que j'en fais, puisque le Taiheki, **la branche génétique du Seitai**, est souvent combiné à l'intérieur d'une même personne à un niveau extrêmement complexe. Des gens ont dû y dédier leur vie entière pour devenir des experts en la matière. Mais en général, j'aimerais mentionner que ce type de tension autonome présentera une certaine tendance, tout simplement parce que nous avons été propulsés en ce monde avec des caractéristiques précises. **Ces tensions**

particulières et individuelles nous ferons voir la vie d'une façon unique. Elles représenteront l'étoile Polaire qui nous guide, mais aussi notre talon d'Achille, cette pierre tranchante sur laquelle nous allons toujours trébucher, peu importe à quel point nous nous répétons, *plus jamais*... Disons que la **TA du Taiheki est ce qui fait de nous qui nous sommes** et ce qui nous pousse à réussir et à échouer, dans certaines sphères de notre vie, encore et toujours.

Au départ, Noguchi essaya d'expliquer cette chose que représente le **Taiheki, en se servant des animaux.** Selon des caractéristiques biologiques et génétiques spécifiques, **chaque animal réagit psychologiquement d'une façon qui est commune à toute son espèce.**

Un chat n'est pas né avec la psyché d'un chien, pas plus qu'un chien, avec celle d'un chat. On retrouve une psyché cellulaire unique dans chaque genre animal. C'est la raison pour laquelle il disait souvent des gens dont il s'occupait qu'ils possédaient les caractéristiques d'un animal en particulier: cette femme qui a une tendance de type blaireau, cet homme avec une tendance de type girafe, etc.

Ainsi, il en vint à nommer **98 types d'individus,** mais toujours en respectant le caractère unique de chaque être humain. Il s'agit d'une ligne directrice avec laquelle il essaya d'exprimer tout ce que son oeil expert percevait. Toutefois, au cours de la généralisation faite dans le but de définir des caractéristiques concrètes, les choses devinrent beaucoup trop compliquées. Mais ce ne fut pas en vain.

Cette origine zoologique de l'observation du mouvement vital chez les humains a donné lieu à l'**une des plus grandes découvertes de Noguchi.**

Examiner autant de colonnes vertébrales et de **mouvement spécialisé de chacune des vertèbres** l'a conduit à observer la goutte d'essence vitale et à **synthétiser la vie en 5 mouvements + et -.**

Et c'est de cette façon qu'il s'est retrouvé à définir, le monde complexe du **conditionnement génétique** qu'il nomma **Taiheki**, en **6 groupes**, résultant en 12 types génétiques.

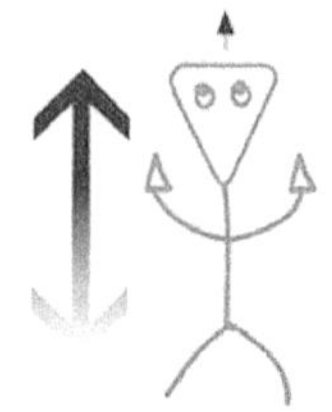

• Groupe ascendant et descendant, de types **I** et II. Sa TPE a tendance à se matérialiser dans sa tête et dans tout ce qui a trait à l'activité cérébrale. Ce qui impliquera également les vertèbres, les organes ainsi que les activités cellulaires et physiologiques caractéristiques au **mouvement vertical**.

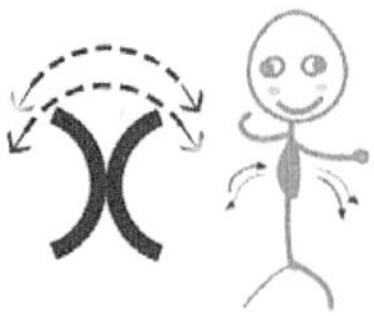

• Le groupe gauche-droite, de types **III** et IV. Sa TPE a tendance à se matérialiser dans la **zone digestive** et dans tout ce qui concerne les actions associées à ce système. Ce qui impliquera également les vertèbres, les organes ainsi que les activités cellulaires et physiologiques caractéristiques au **mouvement latéral**.

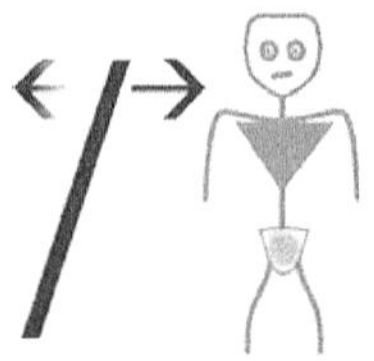

• Le groupe avant et arrière, de types **V** et VI. Sa TPE a tendance à se matérialiser dans les **poumons**, dans les **muscles** qui font partie du **système moteur** et dans tout ce qui est relié aux actions qui nous font avancer. Les vertèbres, les organes ainsi que les activités cellulaires et physiologiques caractéristiques au **mouvement frontal**.

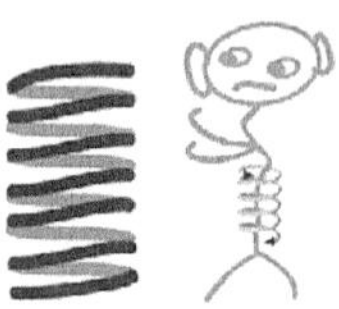

• Le groupe rotatif, de types **VII** et VIII. Sa TPE tend à se matérialiser dans le **système urinaire et excréteur**. Ce qui impliquera aussi les vertèbres, les organes, tout comme les activités cellulaires et physiologiques caractéristiques au **mouvement rotatif**.

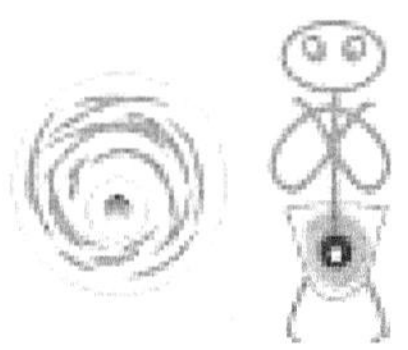

• Le groupe ouverture et fermeture, de types **IX** et X. Sa TPE tend à se matérialiser dans la zone du pelvis et dans tout ce qui est relié à l'action régénératrice et sexuelle de l'individu. Ce qui impliquera également les vertèbres, les organes ainsi que les activités cellulaires et physiologiques caractéristiques au **mouvement central**.

Il y a deux groupes de plus qui sont très particuliers et dont on parle à peine, bien que je sois à même de constater que l'être humain s'engage assez dangereusement dans cette direction.

• Le groupe **hypersensible** dans lequel aucun Taiheki spécifique ne prédomine, mais plutôt tous **les Taihekis agissent hyperactivement** à tous moments. Il s'agit du type **XI**. La TPE de ces individus est extrême parce que **leur sensibilité excessive leur faire produire une TPE planétaire**.

- Le groupe **hyposensible**. Rien n'agit concrètement. Il présente une **apathie générale** et on ne sait jamais ce qui est exprimé. Il s'agit du type XII. La TPE de ces gens, qui sont **particulièrement insensibles**, ne leur permet pas de percevoir les dangers qui les entourent avant qu'il ne soit trop tard.

J'ai écrit les nombres impairs en caractères gras par opposition aux nombres pairs, pour faire la distinction fondamentale qu'il y a plus de Taihekis actifs que de Taihekis passifs.

- Nombres impairs +. Actifs. La **dispersion énergétique** prédomine.
- Nombres pairs -. Passifs. La **concentration énergétique** prédomine.

Le **groupe d'ouverture et de fermeture** est légèrement différent, parce que même si le chiffre impair est actif et que le nombre pair demeure passif, le nombre pair est extraverti.

Katsumi Mamine appelle le Taiheki, l'**Osei du Taiheki**.

La TPE de l'usure normale du métier

Comme son nom l'implique, cette tension partielle excessive est ce que nous obtenons de la **surutilisation**.

En toute logique, un athlète, champion au lancer du javelot, souffrira d'un type différent de TPE qu'un employé de bureau assis toute la journée devant son ordinateur.

Les deux ont une TPE, mais les façons dont ils la **créent** et l'**accumulent** seront très différentes. Les épicondylites ainsi que les nombreuses blessures du ménisque subies par un joueur de football, la faiblesse cervicale d'un infographiste et l'inconfort vertébral d'un travailleur de livraison qui doit lever de lourdes boîtes, en découlent. Disons qu'il s'agit d'une TPE résultant de votre métier.

La TPE de l'inhibition: la frustration du désir vital

La TPE susmentionnée est facile à comprendre. Si vous êtes coiffeur et passez toute la journée à brosser des cheveux, vous vous plaindrez probablement d'une douleur dans votre main. Cette douleur provient de la tentative des tissus affectés de retrouver leur fluidité et leur mouvement. Je parlerai de la douleur un peu plus tard.

Mais il y a un **type de TPE qui est encore ignoré**. Lorsque nous ignorons quelque chose, c'est parce que nous nous y sommes habitués et avons appris à vivre en sa compagnie. Nous ne voyons plus ce qui est évident pour le spectateur.

La personne affectée est habituellement la dernière à voir ce qui est flagrant: exactement comme quelqu'un qui se fait tromper est souvent le dernier à le découvrir. Le pauvre! Et si nous ne sommes pas aveugles, nous avons tous le ***syndrome vital de Diogène.*** Ceux qui vivent entourés d'ordures cessent de les voir, elles deviennent une partie de leur décor et ils croient normal de vivre parmi les déchets... Mais ce n'est pas normal du tout. **Cette TPE ne fait peut-être même pas souffrir**, mais ça ne veut pas dire qu'elle n'existe pas. Elle est latente, agitée. Dans les films d'horreur, les méchants les plus dangereux sont ceux qu'on ne voit pas venir. Aussi cachée qu'elle soit. **Votre TPE ressortira** tôt ou tard. Cela prendra des années, des décennies même, mais elle le fera; et vous savez comment?

Sous la forme d'un PROBLÈME SÉRIEUX.

Ce problème sera sérieux parce qu'il sera devenu très complexe. Je vous présente la TPE de l'inhibition.

La tension partielle excessive de l'inhibition n'est pas produite par un excès d'action, mais par un **manque** d'action.

Un exemple léger et non alarmant de TPE de l'inhibition est lorsqu'un enfant ne peut sortir de la fin de semaine parce qu'il pleut des cordes. Il devient agité et excité, il se fait gronder et par conséquent, il fait des bêtises. Les esprits s'échauffent. Et l'intelligence, que dit-elle? Et les livres sur la parentalité? Ce jour-là, vous en profitiez pour faire du ménage et vous voulez étrangler la petite terreur. Soudainement, le texte de Noguchi sur la parentalité tombe entre vos mains et vous lisez que les enfants ont besoin de courir et de se libérer. Ne vous inquiétez pas à propos du tonnerre et des éclairs. Le désir de dissiper son énergie est si grand qu'il n'aura froid d'aucune façon. Vous ouvrez la porte et l'enfant s'enfuit de terreur. Il va et vient. Court, crie, profite du moment... Maintenant, faites-le rentrer. Comment est-il? C'est un miracle.

Que s'est-il produit?

Purement et simplement, sa **tension A +**, qui auparavant était coagulée et à risque de devenir de la TPE (TPE superficielle, mais TPE, en fin de compte), a été libérée et l'enfant, de retour à la maison, est sage comme une image. Vous avez également libéré la vôtre et vous vous êtes déposé sur le canapé. Maintenant, vous ne voulez plus l'étrangler. Maintenant, vous êtes heureux de le voir ramper sur le sol pour jouer à l'espion.

Une autre chose qui provoque un état intense de TPE chez un enfant est l'indifférence ou le manque d'attention... Et cette TPE est beaucoup plus difficile que la précédente. Le petit a un besoin vital de l'attention de ses parents. S'il ne l'obtient pas, la **tension A -**, qui requiert de l'attention, est bloquée et devient de la tension partielle excessive.

Je vous ai donné deux exemples simples de **tension A** qui peut être + ou -. Cette tension est votre propre **vitalité**. C'est ce qui donne naissance, dans certaines régions et cellules du CVP, à **notre désir. Ce désir, ou cette commande, naît d'un besoin de disperser ou de concentrer l'énergie**. Lorsqu'il est réprimé, inhibé ou contenu, il **stagne** et cette stagnation apparaît sous la forme d'une **surexcitation permanente** localisée. Une fois encore, je vous parle d'un désir, ou d'une commande, naturel et non d'un caprice. *Voyons si j'ai gagné le tirage au sort pour un séjour au bord de la mer, dans les Îles Canaries.*

Lorsque la TPE est profondément inhibée, elle devient un problème et habituellement, elle se manifeste des façons suivantes:

- **Un déséquilibre apparaît** entre la région impliquée et les autres. Quand une partie spécifique est ralentie ou surexcitée, elle **cesse de se coordonner** au reste de l'organisme, conduisant les autres systèmes, vertèbres, régions et cellules qui n'étaient pas affectés, à **soudainement exercer leurs fonctions d'une manière inhabituelle** ou à cesser de fonctionner. La partie coupable vole la vedette.

Souvenez-vous que nous sommes un tout et que lorsqu'une partie est affectée par quelque chose, le reste est entraîné. Dans une ligne de production, si l'un des travailleurs fait plus ou moins sa part, le reste de l'équipe de production en souffrira, en devant faire du travail supplémentaire ou en ayant des ennuis avec les patrons pour ne pas avoir gardé le rythme.

- **La fatigue et la faiblesse s'installent.** Il y a toujours une zone récurrente à propos de laquelle vous vous plaignez souvent et qui semble particulièrement vulnérable. Pourquoi un orteil particulier est-il douloureux lorsque vous portez des talons? Pourquoi faites-vous toujours des migraines? Vous allez chez le médecin pour vous faire examiner, mais il n'arrive pas à trouver la cause de votre problème. Il vous dit que votre malaise est psychosomatique, mais ne le croyez pas. En arrière-plan, votre TPE agit de manière invisible. Elle est comme une **conscience ennuyeuse**.

- **Vous pouvez sentir un durcissement localisé** qui devient mou et engourdi, lorsqu'il atteint sa limite. Comme l'élasticité d'un bas qui n'arrive plus à le maintenir vers le haut une fois qu'il est usé.

- Il y a une **accumulation de substances dangereuses** dans les cellules et dans les espaces intercellulaires de la région affectée. Le mouvement cellulaire vigoureux, qui cause un va- et- vient naturel, né de la tension et de la relaxation échoue à travailler convenablement. En ne bénéficiant pas d'un pompage adéquat. Toutes ces **substances** ne peuvent être expulsées et deviennent **hautement toxiques** et dangereuses pour votre santé.

Lorsque ces problèmes s'aggravent, devenant plus intenses et compliqués, nous passons à un autre stade de la TPE. Il s'agit du moment où l'organisme, en tentant toujours de retrouver son **équilibre**, cherche à compenser, quoique d'une manière violente.

Votre corps n'abandonne jamais et **trouve toujours un moyen** de réorganiser son équilibre naturel, même s'il doit utiliser ses dernières munitions. Dans le Seitai, nous appelons ces munitions spéciales les ***Ressources compensatoires du seuil de tolérance.*** Et vous pourriez me demander: **«** ***Comment puis-je éviter d'atteindre ces états internes complexes?*** **»**

Vous le savez déjà. Vous connaissez le **Katsugen Undo**. Vous l'avez expérimenté. Mais il n'est pas suffisant de juste le connaître. Il est nécessaire de le **pratiquer**. Si vous ne consacrez pas un peu de temps au Katsugen, à ce plaisir d'être avec vous-mêmes, **vous permettez à votre TPE de se renforcer. Vous devenez faibles.** Il y a une limite pour toute chose. Tendu, tendu, tendu et... Paf!!! La bande élastique claque. Quand les limites de l'assistance fournie par ces ressources compensatoires sont dépassées, elles deviennent aussi **capturées par cette stagnation**. C'est comme si un groupe de pompiers était entouré par le feu et ne pouvait plus s'enfuir. *Au secours...*

Finalement, vous vous êtes rendus là! Vous êtes rendus au point où le **Soi spontané est dissocié** et où la manière naturelle et individuelle d'agir de l'ensemble est détruite. Le physique et l'organique, le psychique et le mental, les cellules conscientes et inconscientes commencent à agir isolément pour leur propre **survie**. Il n'y a plus de travail d'équipe. Chaque partie prend soin d'elle-même sans écouter les autres ou participer avec elles. L'IV s'est endormie et est tombée en chute libre. Je dois vous dire une chose: vous avez sombré. Jusqu'à présent, votre esprit conscient vivait la *dolce vita*, ignorant totalement toute cette **masse interne coagulée**. Mais quand le tout ne peut pas retrouver son équilibre, il exige l'**attention de votre conscience** et vous savez comment il le fait. Lorsque l'organisme a besoin de faire cesser ce rythme frénétique et perturbé auquel vous l'avez soumis, il le fera à n'importe quel prix: étourdissements, vision trouble, migraines, anxiété, fatigue chronique, calculs rénaux.

Ajoutez tous les exemples que vous voulez. Ils sont **infinis**. Et **pourquoi**? Pourquoi **n'avez-vous pas agi** avant d'en arriver là?

Vous faites maintenant partie de ces privilégiés qui connaissent la pratique du **Katsugen Undo**. Si vous pratiquez, vous ne le verrez pas. Les humains sont ainsi. Quand **les choses vont bien**, nous ne les apprécions pas. Nous ne les remarquons que lorsqu'elles commencent à aller mal. Le Katsugen vous permettra de vivre **une vie beaucoup plus fluide**, parce que c'est elle qui fera le travail. En vous et sans aucun effort, il **calmera doucement votre TPE**. Dans certains cas, les maladies diagnostiquées comme étant incurables et que nous reconnaissons comme **TPE** disparaîtront complètement. **Rien à perdre. Beaucoup à gagner.** Comment pouvons-nous l'expliquer? **Quelque chose s'éveille**: une **vivacité d'esprit**, une **sensibilité**, un je ne sais quoi qui vous libère de l'indifférence et de l'apathie. D'une certaine façon, vous commencez à participer, à apprécier et à reconnaître tous les **processus vitaux et naturels qui vous habitent, en les respectant et en les accompagnant.** En les acceptant, vous en **assumez la responsabilité.**

Voilà, je peux vous assurer que ce qui est fait d'une façon aussi simple, à travers les pratiques, **transformera votre vie entière.** Prêtez attention au fait que jusqu'à maintenant, je ne vous ai rien promis, parce que le Seitai ne tente jamais de convaincre. Rien ne vous sera donné si vous ne prenez pas **l'initiative.** Mais c'est ainsi. Cela dit, je ne me prononcerai pas sur le sujet.

Le Katsugen représente le moyen le plus simple et agréable de retrouver la **respiration thoracique-abdominale qui est si vitale et essentielle à notre existence.** Il entraînera tous vos tissus et vos cellules sur le plancher de danse pour valser avec le prince charmant, d'un mouvement naturel... et ils vécurent... Cette histoire s'appelle la **COORDINATION VITALE. L'INTELLIGENCE VITALE.**

En résumé, **deux types de tension existent,** comme pour le cholestérol. Ne disons-nous pas mauvais cholestérol et bon cholestérol? La **TA** est excellente. Alors, commencez une **vie de création, d'action, de communication, de lutte afin de préserver votre cercle, en vibrant avec les profondeurs.** Vivez votre TA avec joie et réduisez votre TPE, en la calmant à travers la PRATIQUE! En Seitai, le yogourt qui élimine le cholestérol est appelé le KATSUGEN UNDO.

Combien de maladies sont en réalité une TPE?

Saviez-vous qu'en s'y attaquant par des moyens artificiels, elles ne disparaîtront pas, mais plutôt, elles se transformeront? Quand on arrive à interpréter, tout devient naturel. Vous vivez naturellement les hauts et les bas de la vie, ses turbulences. Le savoir tue l'ignorance. Et sans l'ignorance, il n'y a PAS DE PEUR. C'est pourquoi je souhaite vous présenter brièvement le monde palpitant du **langage du TPE.**

Êtes-vous désireux d'apprendre, de parler, de comprendre et d'interpréter un nouveau langage?

Préparez vos passeports, car nous traversons la frontière. Le langage de la TPE.

Une fois que le Ki a durci, qu'il s'est solidifié, la personne concernée perd l'habileté de contrôler ce déséquilibre énergétique. Par conséquent, plusieurs parties de son corps perdent leur potentiel et avec lui, leurs facultés vitales.

C'est la raison pour laquelle j'ai commencé à enseigner le Katsugen Undo.

Haruchika Noguchi

La vie possède son propre langage. Comme nous ne le connaissons pas, nous l'entendons, mais nous en faisons abstraction. Pour nous, il ne s'agit de rien de plus qu'une succession de « sons» dénués de sens. En bien, le temps est venu d'apprendre d'autres langues que les traditionnelles. Oui, je sais que plusieurs d'entre vous ont passé des années à apprendre d'autres langues. Mais il ne s'agit pas de n'importe quel langage.

Que diriez-vous que nous revenions à la connaissance du langage vital?

Il serait bien de récupérer votre langue maternelle, même si vous ne l'avez pas parlé depuis l'enfance. Les manuels scolaires ne sont pas nécessaires, **parce que l'information est imprimée dans votre organisme**.

L'inconnu peut effrayer. C'est clair. Et il semble que de nombreux intérêts sont créés pour nous soumettre à la voie continuelle et opposée à celle de la **liberté**. C'est probablement la raison principale pour laquelle **nous considérons de plus en plus les maux comme des maladies, quand en réalité, ils n'en sont pas**. La peur est contagieuse. La détonation de la peur. Boum!!! Crash!!! Je tente, sans succès je crois, d'utiliser des onomatopées pour décrire le son du tonnerre au milieu de la nuit. Nous obtenons la peur et ensuite, on nous offre les remèdes.

Ces remèdes, sous la forme de pilules à saveur sucrée, contiennent habituellement des drogues qui tentent de régler une chose en nuisant à une autre. Pourquoi croyez-vous que les instructions d'utilisation et les effets secondaires sont écrits en aussi petits caractères? Les lire est terrifiant. Et vous pensez que ces informations, camouflées dans des caractères « fourmi 6», se soucient de ce qui est bon pour nous?

Même s'ils sont forcés de nous dire ce qu'ils contiennent et également, de nous avertir des effets secondaires, pour eux, il est préférable que l'on ne s'y attarde pas.

Quand j'étais enfant, je me souviens que ces informations étaient soigneusement évaluées, mais de nos jours, presque personne n'y prête attention. Si les médecins les prescrivent, ils doivent bien avoir leurs raisons. Les pauvres dépliants! Ils sont à l'abandon, comme les bouillottes dans le lit, ou les cendriers dans les espaces publics.

C'est assez incroyable. Nous sommes si soucieux de la sécurité en ce qui concerne tellement de choses, pourtant avec les médicaments, nous sommes totalement naïfs. Certaines personnes en prennent tout un cocktail. Ils seraient plus attrayants servis dans un verre à grand col, avec des pailles et une ombrelle en papier. Nous avons avalé leur hameçon, leur ligne et leur bouée.

Tout a été **fabulé**. Les médias sont largement responsables du traitement de ce type d'information et les spots publicitaires sont remplis d'annonces de substances chimiques qui promettent le paradis. De nos jours, il est suffisant de consulter le pharmacien. La publicité est très puissante. Elle crée un monde idéal. Elle est faite de mensonges pour nous séduire et pour nous bercer jusqu'à nous faire croire. Elle nous vend ce qu'elle a besoin de vendre, pas ce que nous avons besoin d'acheter. Malgré tout, nous avons espoir qu'en enduisant notre visage de crème, nous serons rajeunis, que la cuisinière en céramique de verre se nettoiera sans avoir à bouger un doigt et que nous aimerions tous le dernier modèle de telle ou telle voiture.

Nos **codes de croyance**s sont appris au cours de notre plus tendre enfance. Nous sommes des enfants qui ont **grandi en croyant** au père Noël.

Nous nous faisons vendre le succès, la gloire, la jeunesse, le bonheur, la beauté, le naturel, la vitalité et assez curieusement... nous nous en éloignons de plus en plus. Plus nous possédons, plus de besoins nous nous créons et moins nous sommes libres. Nous avons des piles de camelote inutile. Et cela affecte non seulement nos maisons bourrées d'objets, mais aussi notre **santé**. Chaque petite chose requiert un remède. Si vous n'arrivez pas à dormir, prenez telle ou telle chose, si vos jambes vous font souffrir, faites ceci et cela. Si vous transpirez excessivement, si vous avez des taches de soleil, si vous n'êtes pas suffisamment joyeux... vous demandez gentiment à cette lampe magique, qu'est l'industrie pharmaceutique, si elle peut faire quelque chose pour vous. Vous n'avez plus à prendre soin de vous. Maintenant, il y a des gens qui veillent sur votre bien-être.

Malheureusement, la vie n'a rien à faire des ventes. Vous devez faire face au danger seuls. Vous êtes destinés à mourir.

Alors, **pourquoi vivre en mourant** à chaque instant?

En commençant à reconnaître plusieurs de ces **maux** comme des alliés, vous ne serez plus constamment inquiets. Vous les remercierez même. **Vous existerez chaque jour de votre vie et vous ne mourrez qu'au dernier**. Un jour pour mourir. Des milliers pour vivre. Notre société nous vend continuellement le concept de la LIBERTÉ, mais tout semble destiné à nous isoler dans des donjons inexistants. La peur... Nous existons dans l'expérience de l'aseptisé. Ohhh! Je pense que ça m'ennuie plus que ça ne me fait peur.

Il n'y a pas de plus grande liberté que de vivre en faisant confiance à la vie. La liberté...

Peut-elle exister en vivant grâce à une trousse de médicaments? Plus dépendants nous sommes, plus difficile ce sera de nous émanciper. À quoi ressemble la nouvelle langue dont je vous parle? Elle est très séductrice... Peu à peu, vos frontières s'élargiront et **occuperont** votre désir de liberté. Française pour l'amour, anglaise pour la guerre, italienne pour la séduction, castillane pour parler à Dieu et Seitai pour parler à la vie, toujours libertine et séductrice... Et allemande? Carlos Ier disait que c'était pour communiquer avec son cheval. Que voulait-il dire?

La TPE utilise son propre langage pour attirer VOTRE attention. Mais comme vous ne le savez pas, vous l'écrasez chaque fois qu'elle s'exprime, comme s'il s'agissait d'un moustique bourdonnant qui vient gâcher votre sieste estivale. Pour la première fois, vous commencez à sentir **que ce n'est pas le cas** et qu'il peut valoir la peine de prendre cet inconfort en considération.

La TPE requiert de l'attention pour être **surmontée**. Comme elle représente quelque chose d'inconfortable pour notre existence, elle devient de plus en plus insupportable. Il ne s'agit pas d'un langage barbare sans mélodie, mais comme nous n'avons pas écouté ses douces instructions, il commence à hurler et à crier. En élevant la voix, il réclame d'être entendu.

Cette voix affolante est simplement la manifestation naturelle de votre TPE, que vous finirez par **aimer**. Je ne prétends pas qu'elle est belle, mais uniquement, qu'elle est nécessaire et qu'elle requiert une approche différente. Ne craignez rien. Nous continuerons comme avant. Nous ne souhaitons pas que quelque chose d'inconnu nous arrive. Cette chose majestueuse s'appelle l'instinct de survie. Nous ne sommes pas masochistes. L'autoprotection est l'instinct le plus fondamental de chaque être vivant. Mais...

... Nous arrivons à exprimer notre vraie nature grâce à des millions d'intelligences qui interagissent constamment. Et **ces intelligences**, que ça vous plaise ou non, ont parfois **besoin** de faire quelque chose de désagréable, mais de **vital**. La douleur, la toux, le reflux, les vomissements, les pellicules, les étourdissements, la fièvre, les rhumes... Il y a de nombreuses manifestations qui tentent de nous dire des choses! Elles sont toutes des **mots** remplis de sens dans notre langage particulier de la TPE. Elles en sont l'alphabet. Elles sont des **messages** dans une bouteille lancée à la mer, par notre TPE, qui attendent que nous les lisions. Ces formes encodées de communication **sont les fonctions vitales** qui émergent, aussi importantes que les fonctions internes que nous ne voyons pas, mais qui existent aussi.

Même si le ciel bleu se transforme quand il y a de la pluie et des éclairs, au-dessus d'eux, il demeure bleu. Nous ne lui diagnostiquons pas une maladie quand il y a un changement. Ça passera. Dans les deux cas, le ciel est toujours le ciel. Vous êtes vous, avec vos altérations et sans elles.

Pourquoi vous considérez-vous en santé à certains moments et malades à d'autres? En vous basant uniquement sur quelques symptômes vitaux? Apprendre à traverser des moments de transformation, les hauts et les bas de la vie, forge le caractère et nous aide à grandir et à nous développer. Notre société, particulièrement dans les 150 dernières années, a remplacé notre savoir naturel et intuitif par la chimie. Ces signes transformateurs, qui n'avaient rien de mystérieux pour nos ancêtres, ont été abordés chaque fois que notre organisme nous parle, et par pure ignorance, nous prenons la tapette à mouches et paf! Un ennui de moins. *Va-t'en, moustique!*

Étant donné qu'il n'observe pas ou qu'il écrase toute manifestation, n**otre organisme se fragilise.** Il s'agit du langage de la CULTURE DE LA PEUR. Nous ne lui accordons pas la moindre pensée.

Confrontés à des circonstances indésirables, nous nous mettons entre les mains des autres.

Cette attitude nous a fait nous accrocher à une série de minuscules béquilles qui semblent faussement nous soutenir.

Ignorer la vie, éteindre la vie. Nos gênes **s'affaiblissent.** Le sperme devient paresseux et ressemble à une armée déchue. *Pourquoi sortir à des heures indues pour fertiliser des ovules si je peux paresser dans le scrotum?* n'a jamais été mieux dit.

Notre organisme, qui a évolué pendant des milliers de générations grâce à des ancêtres qui ont séparé les ingrédients vitaux vigoureux des mauvaises herbes, vient d'entrer sur un chemin sans issue.

La nature entrevoyait qu'il y avait **du mouvement, du dynamisme, un va-et-vient qui entraînait tout avec lui**.

Mais si à tout incident, nous cachons notre tête sous le sable, l'ennemi deviendra de plus en plus fort jusqu'à ce que la vie, en suivant la théorie de la sélection naturelle, renonce à notre espèce. Si vous avez le choix entre une petite bactérie forte et costaude et une mauvaise herbe flasque et géante, vous opteriez pour la première. Et ce n'est pas moi qui le dis. L'OMS nous avertit depuis des années.

Les **microbes** sont progressivement devenus **résistants aux antibiotiques**. Ils ont été capables de s'adapter. **LA SURVIE.**

L'INTELLIGENCE VITALE. Nous paierons chèrement pour avoir fait s'éteindre tout **l'instinct vital** que nous avons développé. C'est l'**héritage regrettable** que nous laisserons à nos enfants. Nous leur donnons une montage de **béquilles inutiles**, nous les sauvons de la moindre difficulté, nous intervenons dans tous les processus de leur croissance. Nous en savons tellement! Et pourtant, nous leur arrachons les outils fondamentaux, **les ressources que la nature a offerts à chacun de nous afin que nous puissions connaître notre nature véritable**.

Nos enfants grandissent en étant convaincus qu'ils doivent subir des bilans de santé périodiques, comme une voiture. Cela fera partie de leur code de croyances, élaboré exclusivement par leur **Soi habillé.** Mais lorsqu'ils ont besoin du courage que la vie requiert et qui se trouve uniquement dans le **fluide Soi spontané**, ils ne l'auront pas, parce qu'ils auront seulement **appris à demander de l'aide.** Que feront-ils s'ils n'en ont pas? Vous n'êtes pas à blâmer. Vous donnez à vos enfants ce que vous croyez être le meilleur pour eux et vous n'avez pas les ressources non plus, la peur que quelque chose puisse leur arriver s'empare de vous et vous aurez recours à n'importe quoi. Normal et naturel.

Quoi qu'il en soit, quand ça fonctionne, c'est attribué à l'intervention.

Et quand ça ne fonctionne pas?

C'est très difficile de savoir quelle partie de la guérison est attribuable à l'intervention et quelle partie ne l'est pas.

La vie requiert de la **joie et du courage. Prendre des risques nous redonne notre vigueur naturelle.** Nous sommes responsables de ce que nous faisons de l'évolution humaine, particulièrement dans les sociétés que nous appelons développées. Il n'est pas surprenant que les gens du futur soient représentés comme des extraterrestres avec des têtes volumineuses et des corps presque inexistants, intégrés dans un environnement aseptisé de métal et de plastique.

Plus nous stérilisons notre société, **moins nous nous adaptons**. Les allergies sont en augmentation, les cancers attaquent des personnes de plus en plus jeunes, plusieurs enfants naissent avec des cellules de croissance déjà désorganisées et personne ne demande pourquoi?

Nous sommes **piégés dans les tranchées** et pourtant, nous souffrons de plus en plus d'affections. Nous produirons davantage de remèdes, nous éradiquerons de plus en plus de maladies et pourtant, **la vie en inventera de nouvelles, parce que ce qui n'est pas traité sérieusement, c'est la TPE interne qui les génère.** Si vous vous accroupissez en attendant que la vague passe au-dessus de vous, elle va très probablement vous engloutir. Dans les films, la différence entre le héros et le lâche réside uniquement dans la façon qu'a chacun d'eux de gérer ses peurs. L'autoprotection extrême **ne nous défend pas. La vitalité balaie nos peurs enracinées,** dégageant notre voie.

À quoi sert une longue espérance de vie, s'il n'y a aucun espoir de vivre la vie pleinement?

Naître, vivre et mourir naturellement. À force d'intervention, nous détruisons ces êtres complexes fonctionnant admirablement. Est-ce que les remèdes viendront remplacer l'intelligence vitale qui fait elle-même tout ce que nous faisons?

Et que ferons-nous quand l'amnésie vitale sera introduite dans notre code génétique?

Face à un tsunami, un camion qui vous renverse, une bagarre de rue... Dans ces cas, l'assistance est vitale. **L'intervention sauvera votre vie.**

Mais nous continuons d'aller chez le médecin pour voir ce qu'il en pense... Il ne s'agit pas d'être un héros, mais ça ne nous ferait pas de mal de **donner une chance à notre existence**. Fusionner. **Récupérer nos connaissances ancestrales et instinctives**, et les combiner à ce merveilleux moment scientifique imbattable qui peut guérir des maladies auparavant fatales et sauver des vies incalculables.

Pourquoi ne pas **réconcilier ces deux prodiges** plutôt que de les confronter?

Je suggère d'être une **bombe vitale** et pour cela, il est nécessaire de commencer à avoir recours à la **force vitale**, les oseis; avec leurs réponses naturelles à nos besoins, et d'avoir un **CVP coordonné** qui agit spontanément. Observer, connaître, pratiquer le Katsugen... **Voilà le secret**, qui n'a rien d'encodé, puisqu'il vous parle.

Notre langue est remplie de références à propos de l'importance de notre santé; on lui lève notre verre à la veille du Nouvel An... Nous sommes conscients de l'importance de la santé pour accomplir n'importe laquelle de nos activités quotidiennes: travailler, accompagner nos êtres chers, profiter de nos temps de loisir, nous occuper de notre côté artistique... Nous souhaitons être en santé et nous sommes terrifiés si elle est perturbée. Nous craignons la maladie à un point tel que si nous apprenons que quelque chose ne va pas, nous paniquons. Soudainement, nous nous sentons complètement impuissants, comme si la solution était entièrement hors de notre portée. Nous sommes dépassés par une immensité qui nous dévore.

Nous devenons anxieux. Nous ne savons pas comment gérer la situation. Mais avant d'en arriver à cet **état définitif** supposément irréversible, sûrement que notre organisme nous a envoyé d'**innombrables signaux**? Souvenez-vous de ces **rhumes** ennuyeux dont vous vous êtes débarrassés à coups de pilules blanches effervescentes. Rappelez-vous ces **crampes** qui vous réveillaient parce qu'elles envahissaient votre mollet au milieu de la nuit. Souvenez-vous de cet **étourdissement** qui vous avait effrayés. Et ces éternuements que vous aviez associés à des allergies, personne ne semblait savoir s'ils en étaient la cause, ou l'élément déclencheur?

Tous sont des exemples de **comment votre TPE vous a parlé**.

Pourquoi ne sommes-nous pas éduqués dans l'**art** de faire la **distinction entre une maladie et une altération**?

Pourquoi est-ce que personne ne nous a appris à **tirer profit de la maladie**?

Ce que je dis est-il étrange?

Un enfant en santé est toujours en santé, qu'il court le long de la plage ou qu'il ait un rhume. Il s'agit d'un **symptôme de sensibilité** et du fait que ses ressources sont activées et fonctionnent parfaitement, afin que son organisme futur puisse répondre aux diverses difficultés auxquelles il aura à faire face ultérieurement.

Ce rhume, comme la plupart des maladies de l'enfance, représente ses fondations. Par exemple, les oreillons, reliés étroitement au développement sexuel et génital, la rougeole, etc. Il y a un principe légal qui est pertinent: ne pas connaître les lois ne nous exemptent pas de la responsabilité de nous y conformer.

Élever un enfant comporte des responsabilités et ne pas savoir ne nous rend pas innocents. Interférer constamment apportera des problèmes additionnels à ceux qui sont déjà intrinsèques. L'enfant souffrira des conséquences qui ne lui appartenaient pas, parce que tout dans la vie est sujet à la relation de cause à effet. Elles ne seront pas toujours majeures, mais à d'autres moments, elles le seront. **Nous ne savons pas dans quelle mesure nos actions passées et présentes affecteront notre futur.**

La vie est remplie de difficultés.

Naître est déjà une expérience ardue en elle-même. Nous avons peur de la mort, mais vivre l'expérience d'une éviction après avoir vécu pendant neuf mois à flotter, libres de la gravité, dans l'environnement aquatique de l'utérus de notre mère... Traverser ce tunnel étroit, regarder la lumière vive qui nous illumine, entendre des cris, se sentir tordus par des mains étranges... bref... les choses sont devenues compliquées dès notre naissance. Après tout ce tumulte, passer à travers quelques processus comme les maladies peut même sembler rassurant.

Les processus vont et viennent. **Va-et-vient**.

Et la douleur? Qu'en est-il de cette **douleur** «inutile» qui nous fait tellement souffrir?

Le rejet de la douleur est une autre erreur tragique de notre culture, puisque **cette douleur** détestée et persécutée **est notre alliée**, car elle représente le **début de notre guérison**. Elle est le langage de nos **tissus qui se contractent et relâchent, en regagnant du mouvement et de la fluidité**.

Ces maux et douleurs ont à voir avec être en vie. Un jour viendra où rien ne vous fera plus mal. Douleur, décédé, défunt. Vous, décédé, défunt. Si vous observez les douleurs sans intervenir avec des analgésiques, vous constaterez qu'elles se déplacent et que parfois, elles font mal et parfois, non.

Comme les piments Chili. Les **douleurs de la vie**, logiquement. Je ne parle pas de la douleur provenant de l'abstraction d'une dent, pour laquelle une bonne dose d'antidouleur nous empêchera d'agoniser pendant des heures.

La médecine fait du bon travail en ce qui concerne les **morts évitables**. La science a accompli des choses incroyables ces dernières années et la découverte de la pénicilline a ouvert de nouveaux horizons, particulièrement pour ce qui est des blessés de guerre, d'accidents de la circulation, etc. L'intervention dans ce genre d'événement est assez formidable.

Mais en général, le corps est aussi **préparé pour la vie** qu'il l'est pour la mort.

Tout comme il a vécu quand il a décidé de vivre, il mourra quand il décidera de mourir. Personne ne peut faire cesser ce processus. Le corps trouvera un moyen de le faire, quand bien même nous essayons de le rafistoler.

Si vous faites un traitement, ayez confiance. Ne devenez pas une personne malade, mais quelqu'un qui traverse une période difficile.

Ne laissez pas la maladie devenir centrale. Vivez: avancez vers la vie et commencez à pratiquer le Katsugen.

Donnez-vous à fond dans la vie. Donnez-vous à fond dans le Katsugen. Ce sera positif, c'est une situation gagnant-gagnant et votre trajectoire vers la **guérison s'accélérera**. Et pour ceux qui ne sont pas dans un processus médical, **réagissez**! Ne laissez pas cela arriver.

La vie est faite pour bouger. S'il n'est pas utilisé, le muscle s'atrophiera. Nous plaçant dans une urne, cela ne nous renforcera pas, cela nous achèvera. C'est la **logique vitale**.

Bien sûr, il y a de nombreux ennemis qui souhaitent envahir notre organisme. Nous vivons à une époque où nous avons éradiqué plusieurs maladies traditionnelles, mais d'autres ont été créées par l'être humain. Nous sommes entourés par d'innombrables agents chimiques desquels notre organisme doit se défendre: les pesticides, les préservatifs... Les toxines présentes dans les vêtements que nous portons, dans les maisons que nous habitons, dans la nourriture que nous mangeons...

Nous déversons les déchets dans les mers dans lesquelles nous nageons, dans les champs dans lesquels nous marchons, dans le ciel duquel la pluie tombe... Alors, ne vous cachez pas derrière un mur fait de papier de riz, ne vous tenez pas sous un bouclier fragile, en attendant que toutes les maladies tombent sur vous, comme une latrine installée dans votre grenier.

DONNEZ-VOUS DES OUTILS. Entraînez votre mouvement vital. **Suivez l'intuition vitale des virus et des bactéries; plus ils attaquent, plus ils deviennent résistants.** Ils sont des êtres vivants comme vous. Pourquoi réussissent-ils et pas vous?

Devenez résistants. Devenez vitalement tenaces.

Mesdames et messieurs, nous traversons actuellement une zone de turbulence. Dans un train? Quelques exemples de TPE : l'origine et les particularités de certains maux, certaines maladies et de troubles courants autant physiques que psychologiques.

À propos de s'affaiblir:

Nous voulons éliminer les maladies. Mais si nous ne nous concentrons que sur les guérir, inévitablement, de nouvelles apparaîtront. Cette attitude nous affaiblit. Autrefois, nous avions peur de la tuberculose, maintenant, du cancer... La névrose se répand toujours plus... Chaque maladie qui disparaît est remplacée par une autre. Des milliers d'années passeront et la souffrance de l'humanité, causée par les maladies, loin de diminuer, augmentera et c'est quelque chose qui nous rendra inférieurs, vitalement, au reste du royaume animal. Si nous persistons à vivre comme nous le faisons présentement, nous avançons vers une régression.

Haruchika Noguchi

Ce chapitre pourrait me conduire à écrire un autre livre en entier, mais je dois synthétiser. Sur mes chaînes YouTube, mes blogues, etc., je développerai et actualiserai l'information.

Le Seitai est infini et je ne peux qu'en couvrir une partie. Ces pages **ne sont que le commencement**. C'est comme dans Casablanca avec Rick Blaine: « *Louis, je pense que c'est le début d'une merveilleuse amitié.* »

Je sens que le Seitai, vous et moi sommes au commencement d'une merveilleuse amitié. Et exactement comme Don Quichotte, vous serez vraiment **heureux** lorsque vous découvrirez que ces bras redoutables ne sont que les pales de moulins à vent. *Mon Dieu, ce ne sont pas des géants, ce sont des moulins à vent!*

Quand l'association naturelle entre la tension et la relaxation est perdue, la TPE ne peut pas se dissoudre, alors, elle coagule. Lorsqu'elle coagule, elle nous envoie des signaux de fumée, comme le faisaient les Amérindiens.

Ils sont des ressources naturelles afin que le **passage** ne s'installe pas, en devenant **définitif. Toute expression possède sa signification.**

Je décrirai, de façon générale, les **5 principaux types de tension partielle excessive qui existent**, même si plus tard, j'entrerai dans les détails à propos de certaines manifestations précises.

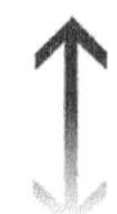

La TPE verticale est celle qui cause des **doutes et des délibérations** constantes pour aucune raison évidente.

Lorsque l'esprit analytique devient surexcité, il est forcé d'analyser plusieurs choses; les nécessaires et celles qui ne le sont pas. La névrose, l'hystérie... Plusieurs maladies psychologiques sont reliées à ce type de tension partielle excessive, bien que chaque TPE possède sa propre psyché surexcitée.

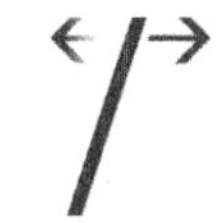

La TPE frontale crée une difficulté respiratoire accompagnée par un sentiment de **fébrilité**. Les épaules ne peuvent s'abaisser et la personne semble toujours aller quelque part pour faire quelque chose, même lorsque cela est totalement injustifié. Sa **psyché** sera exagérément **pragmatique**.

Ce type de tension partielle excessive fait preuve d'un aspect **accéléré** injustifié.

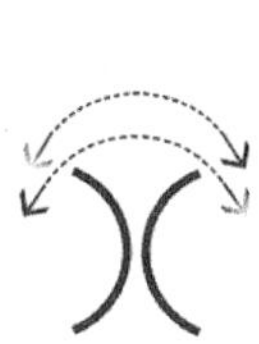

La TPE latérale fait sentir la poitrine très présente. Aucune détresse respiratoire n'est perçue, comme dans le cas précédent, mais plutôt des **palpitations**, des **tachycardies**, des **arythmies**... Les **troubles alimentaires**, tels que l'anorexie ou la boulimie, peuvent également survenir. Le **diabète**, les **ulcères d'estomac**, les **problèmes circulatoires**, au **foie**, au pancréas, etc. sont souvent reliés à un excès de ce genre.

L'état de sa psyché est souvent changeant. La personne change facilement d'humeur, riant à un moment, puis pleurant... D'intenses **réactions émotionnelles** sont présentes en tout temps, accompagnées de j'aime et je déteste très prononcés. Elle dégage un sentiment enfantin.

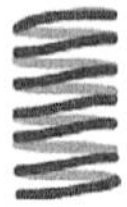

La TPE rotative provoque des changements de pressions similaires à lorsqu'on voyage en avion et que celle-ci chute soudainement. La pression atmosphérique est clairement perçue pour aucune raison apparente. Il est également normal que la personne accumule une **grande pression dans sa psyché.**

En général, ce n'est pas dû à l'insatisfaction, comme pour le latéral, mais plutôt, à l'exaspération de la personne à propos de tout et n'importe quoi autour d'elle. Un rien la met de mauvaise humeur et elle sortira facilement de ses gonds. Des **altérations dans ses fonctions de sudation et/ou dans ses urines** sont communes. On retrouve aussi des **problèmes de reins et de vessie. L'ouïe et la surdité** sont également reliées à ce genre de tension partielle excessive. Parfois, quand la personne parle, elle crache.

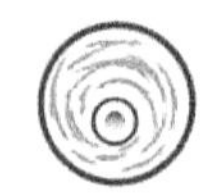

La TPE de fermeture génère de la **méfiance.** La personne se sent menacée au point de sentir une désintégration possible d'elle-même. Par conséquent, la personne **rétrécie.** Peu à peu, sans aucune raison, elle souffre d'un **complexe d'infériorité** compliqué et se sent de plus en plus petite. Cette surexcitation du centre peut également se manifester à travers la claustrophobie en la faisant se sentir comme si l'espace environnant se refermait sur elle.

La TPE de l'ouverture entraîne un **manque de concentration et une considérable dispersion.** La personne n'arrive pas à se concentrer sur quoi que ce soit, mais si elle n'a rien à faire, elle se sent inutile.

En général, la tension excessive partielle du **central peut conduire à des maladies dégénératives, au cancer** (particulièrement si elle est mélangée à la TPE **latérale), aux troubles des glandes endocrines, aux anormalités de la peau, aux problèmes reliés aux organes sexuels, au manque ou à l'excès de libido, etc., lesquels se manifestent autant mentalement que physiquement.**

Tout ceci représente une **synthèse** qui sert de référence. Bien entendu, tout ça est de loin plus complexe. Chaque individu requiert une observation personnelle, puisqu'il y a de multiples variantes, quelle que soit la tendance particulière de nos gènes.

Au début, il est intéressant d'observer ce qui se **démarque**, notamment parce que c'est fortement **représentatif** et habituellement **infaillible**: une partie du dos qui fait saillie, des vertèbres qui semblent fusionner ensemble, la chair flasque, des doigts tordus... Tout cela parle de nous et nous pouvons comprendre l'**origine de plusieurs troubles** et maladies, autant physiques que psychologiques, que nous ne comprenions pas auparavant. Il est positif de saisir que la vie, qui a toujours été à notre service, semble être bloquée sur un unique objectif: celui de **souffrir.**

Nous nous sentons accablés et notre façon de nous comporter **fait demi-tour**.

Face à la peur, nous sommes désarmés, même les êtres intelligents ayant dédié leur vie à la pratique du Katsugen et du Yuki et ceux qui ont travaillé dans le domaine de la santé...Quand la peur nous pénètre, elle achève toutes nos idées préconçues.

Le pire ennemi de l'objectivité vitale est la peur. L'obsession paralyse. La **paralysie** est réductrice. **L'arbre de la vie est transformé en un bonsaï.**

Je ferai une brève révision grâce à un exemple, certaines manifestations sont considérées comme des maladies, mais du point de vue du Seitai, elles sont perçues comme **le langage avec lequel la tension partielle excessive est exprimée, TPE.**

Il y en a plusieurs autres et faute d'espace, je les publierai sur mon site web, sur mon blogue, ou sur ma chaîne YouTube consacrée à l'intelligence vitale. Pour l'instant, je souhaite uniquement refléter et souligner **comment la densité de la vie est transformée** en ce que nous avons convenu d'appeler la **maladie**.

Inconfort général du dos

Qui ne souffre pas d'un quelconque mal de dos à l'occasion?

Il y a ceux qui vivent en douleur constante. En considérant le poids de notre être entier, la **douleur** apparaît à cause du **besoin** de certains tissus tendus de **retrouver leur va-et-vient**. En plus de la douleur, nous sommes **empêchés de respirer normalement**. Nous sommes déjà conscients que **nous respirons à travers tout** incluant notre **colonne vertébrale** et que c'est une chose qui n'est pas réservée à notre nez et nos poumons.

Nous pouvons sentir plusieurs choses dans notre dos. À certaines occasions, la douleur se trouvera dans la zone centrale, à d'autres, elle se présentera sous la forme d'une sciatalgie, d'un torticolis... Tout cela provient habituellement d'un **déplacement** de l'une ou de plusieurs vertèbres et nous cause de grandes souffrances, parce qu'il ne s'agit pas simplement d'une douleur physique, mais c'est aussi souvent relié à une **douleur de notre « âme »**.

Les **vertèbres** sont rattachées à de nombreux **nerfs** et c'est ce qui constitue le **système nerveux central**. Par conséquent, les vertèbres et le **cerveau**, les vertèbres et l'**expression de l'esprit** sont souvent étroitement reliés.

Et notre psyché n'est pas que le SNC, elle est également le **système neurovégétatif** central composé du **système parasympathique** relié au SNC et au **système sympathique** et totalement indépendant du SNC, mais tout aussi important.

De nos jours, plusieurs avancées médicales reconnaissent l'existence d'un second cerveau dans l'estomac, un cerveau plus émotionnel et intuitif, pour lequel le SNC n'a absolument aucune importance.

D'innombrables nerfs découlent de nos vertèbres et leur déréglage transforme notre esprit coordonné et ingénieux en un **esprit agité et désordonné**. Il serait bon de ne pas perdre de vue ce point de référence.

Problèmes organiques généraux

Les **problèmes organiques** sont aussi **reliés au durcissement des tissus** et des vertèbres peuvent être impliquées, mais la relation avec vos os n'est plus aussi directe que dans le cas d'un inconfort au dos. Néanmoins, il est toujours sage de prendre les deux en considération.

Pour les organes internes, il est préférable de prendre pour références les **trois régions et les cinq systèmes organiques principaux**.

Les régions, que vous connaissez déjà et qui représentent la synthèse de ce que Noguchi a découvert sont très révélatrices. Vous vous souvenez? **Les extrémités, la zone centrale et la zone intermédiaire** située dans la pénultième région. **Cinq systèmes organiques principaux**. C'est une pure réalité et non une invention du Seitai.

D'une manière générique, nous pouvons les diviser ainsi; la **cavité crânienne: le cerveau. La cavité pectorale: les poumons. La cavité digestive: l'estomac. La cavité urinaire: les reins et la vessie. La cavité pelvienne: le système reproducteur**.

Les régions ont été **organisées** afin que tout **fonctionne** pour nous. Par conséquent, s'il y a un problème au niveau d'un **rein**, nous pouvons chercher une réponse à la vertèbre T10. Pour la **vessie**, il est bon d'observer la L3.

Maintenant, s'il s'agit d'un problème **digestif**, il est sage de commencer par la T6, T7, T8, T9 et L2.

En ce qui concerne **les poumons et les bronches**, nous nous concentrons habituellement sur la T3 et la T4.

Si l'enjeu est relié à un problème **génital**, tel que les irrégularités menstruelles ou les douleurs, etc., L4 ou T11. **Endocrinien**, C6. C'est une idée approximative, puisqu'il y aura assez certainement d'autres manifestations concrètes ailleurs. Ce n'est qu'une référence pour commencer.

L'inconfort général dans les membres supérieurs

Il est fréquent de ressentir **un engourdissement, des fourmillements, de la douleur,** etc. Dans de tels cas, il s'avère une bonne idée d'observer les vertèbres situées entre la C4 et la T2: (C4, C5, C6, C7, T1 et T2).

L'inconfort général dans les membres inférieurs

Nous pouvons sentir un inconfort dans nos genoux, nos chevilles, nos talons et nos orteils. En pareil cas, il est préférable de regarder les **vertèbres lombaires.** Il est fort probable qu'il y ait une hernie discale.

Les quintes de toux et les crises d'éternuements

La **toux** agit comme un moyen de **défense naturel** pour expulser quelque chose d'inapproprié qui est entré dans notre conduit respiratoire. Les éternuements font la même chose en protégeant les voies respiratoires des envahisseurs. C'est clairement une bonne idée d'éternuer si du poivre vous monte au nez.

La toux et les éternuements sont deux actions exécutées par l'organisme et commandées par les régions en **f-e**, en utilisant le **mouvement vers l'avant.** Personne ne tousse comme le grand monstre brun des *Muppets*. La **toux** est généralement **pectorale et musculaire**, alors que les **éternuements** sont davantage reliés à la **sensibilité olfactive et respiratoire**.

Cependant, parfois, pour aucune raison externe apparente, vous pouvez être pris d'une **crise de toux incontrôlable.** C'est parce que les **tissus pectoraux** sont **durcis**, ils ne respirent pas adéquatement et la toux les secoue pour les régénérer. **La TPE** (n'importe quelle TPE), lorsqu'elle stagne, cherche à provoquer une **contraction encore plus forte** et ainsi, elle entraîne une **relaxation subséquente.**

Au départ, la toux peut être désagréable, mais peu à peu, cette action détendra la TPE de surface, qui s'accumule sur une base quotidienne, et ensuite, elle rejoindra graduellement les régions intercostales, se localisant avec de plus en plus de précision à l'endroit exacte où la tension partielle excessive s'est installée. C'est à ce moment que la toux sèche devient humide. Ce qui signifie que la toux **a commencé à créer du flegme** et ce n'est plus si désagréable de tousser. Que s'est-il produit? La **contraction excessive** cause un impact qui **permet à la région de se détendre. L'intelligence vitale**.

La même chose arrive quand la partie **nasale qui se trouve près des sourcils** est **tendue**. Ça signifie que le nerf olfactif est engourdi. Vous êtes pris d'une **crise incontrôlable d'éternuements et vos yeux se mettent à larmoyer**.

Souvent, les allergies sont blâmées pour ces symptômes. Il est vrai que certaines sont reliées aux difficultés respiratoires, mais quoi qu'il en soit, grâce au Katsugen et à son **mouvement frontal** naturel, une vie normale peut être retrouvée.

Que le Katsugen soit pratiqué ou non, il serait judicieux de permettre à ces manifestations de suivre leur cours naturellement jusqu'à ce qu'elles cessent.

Les **éternuements** sont également un mécanisme extraordinaire qui facilite la **récupération de la fluidité à l'arrière de votre nuque**. Savez-vous que les personnes atteintes de la maladie d'Alzheimer ont un important blocage dans cette zone? J'ignore si les recherches médicales l'ont découvert également, mais le Seitai l'a fait. Alors, lorsque vous êtes aux prises avec l'une de ces attaques, vous devriez être très reconnaissants. Elles sont vos sauveuses.

Et vous saviez que... assez curieusement, la plupart des problèmes de notre **système respiratoire** se reflètent également dans la partie inférieure du dos et des cavités du CVP? C'est bien ça. L'être humain qui appartient aux sociétés trop civilisées surcharge tellement la partie supérieure qu'il oublie que le sud existe également. La toux nous dit de regarder vers le bas et que les **vertèbres lombaires se rigidifient** et ont besoin de danser le mambo.

Parfois, c'est un **enfant** qui tousse sans raison apparente et cela cause de grandes inquiétudes pour les parents. Mais s'ils possédaient d'autres références, je suis certaine qu'ils verraient que leur enfant a été forcé de rester immobile davantage qu'il ne le devrait.

Immobile à l'école, immobile à la maison, immobile dans ses activités parascolaires. L'enfant se sent emprisonné et il tousse de suffocation. Laissez-le courir pendant un moment, librement, au grand air, en fatiguant ses jambes. Cela peut accomplir des miracles. Ce ne serait pas une mauvaise idée d'essayer ces choses avant de vous lancer dans les inhalateurs et les pilules, etc.

Les gens qui, constitutionnellement, ont de fortes régions en **f-e** ne souffriront pas beaucoup de ces problèmes. Toutefois, ceux qui ont une grande **tendance bilatérale** ont des régions en f-e plus fragiles et sont enclins à souffrir de **rhinites et d'allergies**.

Certaines fois, ce type d'altérations n'est pas généré dans le système respiratoire. Ce sont des **toux** qui sont **originaires du pelvis**. Quand le pelvis se referme, cela entraîne la fermeture de la poitrine également. Traiter ces manifestations avec des respirateurs ou du Ventolin, non seulement, ne s'attaquera pas directement au problème, mais **freinera la merveilleuse habileté naturelle du corps pour la respiration thoracique-abdominale**. Ce type de **toux cause beaucoup de souffrances**, parce que son origine est dans les **tissus conjonctifs**. Ici, il ne servira à rien d'aller courir. Il est de beaucoup préférable de faire des activités qui requièrent de la concentration et de l'intimité, comme jouer aux échecs, peindre, méditer, tirer à l'arc... Tout ce qui nous demandera d'entrer en contact avec notre partie la plus profonde. La profondeur et bien sûr, beaucoup de Katsugen. Naturellement!

Pour résumer, autant les **éternuements** que la **toux** surviennent non seulement comme moyen de défense naturel, qui empêche les particules adverses d'entrer dans notre corps, mais aussi pour **détendre notre TPE**.

Essoufflements

Parfois, vous avez une longue exhalation et néanmoins, la **phase d'inhalation** est très **rapide** et **abrupte**, modifiant ainsi le rythme des **battements de votre coeur**.

C'est parce qu'un certain seuil de tolérance a été atteint.

La nature a prévu que d'être essoufflé est une ressource défensive face à une situation accablante ou qui nous cause une grande peur. Cela se produit également dans des situations qui résultent de la surexcitation.

Une fois que ces actions cessent, nous retrouvons notre respiration naturelle. Mais il arrive qu'un manque de souffle apparaisse sans que nous fassions une activité extrême et pour aucune raison particulière. D'ailleurs, cela peut arriver quand nous nous sentons plutôt détendus.

Pourquoi? À moins que nous ne soyons atteints d'une maladie grave, auquel cas une attention médicale s'avère nécessaire, ce qui se produit est que **la poitrine est trop contractée en raison de la tension partielle excessive** pendant le **repos** et la relaxation générale, quand le besoin de la **rouvrir** arrive, nous pouvons récupérer notre respiration thoracique et abdominale. Pendant que nous étions actifs, nous ne réalisions pas ce besoin ni que la TPE s'accumulait. C'est uniquement en relaxant que **notre organisme se permet d'agir** et de saisir le moment pour commencer sa guérison.

L'asthme est étroitement lié à ce type de **TPE** et habituellement relatif à **l'enfance** et à de trop nombreux membres de famille surprotecteurs et contrôlants. Si le manque de souffle n'est pas causé par cette pression qui affecte les **tissus conjonctifs**, vous en aurez suffisamment pour aller faire une promenade et même courir. Il y a une **astuce** que vous n'auriez jamais imaginée.

Vous pouvez l'essayer. Quand on se sent essoufflé, le message que notre esprit habillé nous envoie est d'essayer d'inspirer en oubliant la phase d'expiration. Mais essayez de **retenir votre souffle et d'expirer**, en combinant les deux: retenez, expirez... Vous pensez probablement que je suis folle. Expirer quand ce qui pose problème est que vous n'arrivez pas à inspirer? Essayez-le et voyez par vous-mêmes. Faites confiance à votre instinct. Si vous soumettez votre corps à l'expulsion de l'air, le moment viendra où votre propre poitrine et votre ventre auront besoin de recueillir de l'air. En laissant cela se produire **une seule fois**, ce moment difficile prendra fin et votre respiration reviendra à la normale.

Mais ce n'est qu'un tour de passe-passe. Ce sont les pratiques quotidiennes de Yuki et de Katsugen qui développeront **la pleine amplitude de la respiration thoracique-abdominale** qui normaliseront naturellement votre respiration. Oui, c'est la véritable clé.

L'éructation

Si nous avalons de l'air, nous éructons. Dans les pays arabes, les rots sont les bienvenus à table, parce qu'ils sont considérés comme un geste de gratitude envers les hôtes. Toutefois, à certains moments, ils peuvent survenir sans raison. Votre TPE tente de vous dire que votre respiration est devenue **restreinte** et que **vous accumulez du vent**.

Ceux qui ont tendance à accumuler de la TPE dans les **nerfs pneumogastrique et vague** n'ont habituellement pas une **haleine** douce et trouvent que l'éructation est une énorme libération pendant les pratiques de Katsugen Undo. Certaines personnes n'en ont jamais pris conscience avant de commencer à pratiquer. Dans certains cas, une centaine de rots se sont présentés. Vous ne pouvez imaginer comment les individus se sentent une fois que ce processus peu appétissant, mais **vitalement intelligent**, est terminé. Il n'y a aucun massage ni croisière dans les îles grecques qui puissent nous laisser avec un sentiment de bien-être comparable, quand ce phénomène se produit spontanément et naturellement. Il n'est pas recommandé de vous en acquitter devant votre dernier prétendant.

Les vomissements

Leur fonction naturelle est de rejeter la nourriture qui est périmée. C'est un privilège de posséder un mécanisme bien huilé qui nous permet d'expulser ce qui nous fera du mal.

Maintenant, si les vomissements sont causés par la TPE, ce sera parce que **le diaphragme ne fonctionne pas adéquatement et l'estomac ne se contracte pas convenablement**. Les vomissements qui ne sont pas reliés à la nourriture que nous avons mangée **représentent de grands rénovateurs et permettent à cette zone de récupérer sa flexibilité**. Il s'agit d'un phénomène qui survient chez plusieurs adolescents, particulièrement des filles. Pour aucune raison apparente, elles vomissent. Ne paniquez pas. Elles détendent leur diaphragme. Je ne parle pas de boulimie, d'accord? Les vomissements naturels spontanés.

Le hoquet

Lorsque nous sursautons de **peur**, le diaphragme se tend et le hoquet est notre ressource naturelle pour nous défendre. Mais quand il n'y a aucune frayeur, il y a de la TPE. **Le nerf phrénique ou diaphragmatique essaie de se détendre**. Il y aura presque assurément une stagnation reliée à la C4 qui est bilatérale et grâce au **hoquet dans la direction de la f-e, le creux de votre estomac se détend en retrouvant son centre**. Puis, le hoquet disparaît.

La crampe musculaire

Elle arrive souvent pendant la nuit. Il n'existe aucune façon plus abrupte et violente de se faire réveiller.

La crampe est l'un des mots les plus forts du langage de la TPE. Ce que le corps fait est qu'il **se contracte encore plus intensément que la TPE elle-même, dans le but de régénérer la zone concernée.** Cette intensité recherche à attirer toute votre attention à un endroit donné.

L'esprit, qui vagabondait très loin, se concentre et coordonne tout notre organisme. La contraction peut durer quelques secondes, quelques minutes et occasionnellement, quelques heures. La même chose s'applique aux **flatulences** et aux **élancements.** L'intensité exerce une si grande tension dans cette zone, que lorsque vous vous abandonnez, **tout se détend**, y compris vous qui vous tordiez de douleur.

Les engourdissements et les fourmillements

Il s'agit d'un moyen de relâcher une pression accumulée et **d'améliorer la circulation sanguine** généralement dans nos membres et une fois de plus, cela se produit habituellement quand **vous vous reposez ou lorsque vous dormez**. Même si ça semble être l'inverse, cela signifie que votre circulation sanguine se rétablit.

Il suffit simplement de bouger un peu. Certaines personnes sont effrayées par des choses qui une fois comprises, deviennent simples.

La douleur

Je souhaite m'attarder quelque peu sur ce sujet, parce que cela en vaut la peine. Si la douleur est issue d'un accident de voiture, par exemple, l'intervention est primordiale et notre survie en dépend. Mais si la douleur est naturelle, il s'agit d'une souffrance amicale. Et non, je ne suis pas une sadique avec des bottes de cuir et un fouet. Je sais que vous n'aimez pas la douleur du tout. Vous la considérez inutile et n'ayant aucun autre but que de vous torturer.

L'autre jour, le fils de douze ans d'une de mes amies m'a demandé pourquoi il devrait avoir à supporter un mal de tête alors qu'on peut trouver une aussi grande variété d'antidouleurs sur le marché. Personne ne lui avait dit ceci...

... La douleur **nous protège**.

Elle **nous évite** de nous brûler, de frapper notre pouce avec un marteau à plus d'une reprise... Grâce à la douleur, nous apprenons à **rester éloignés du danger**. Un lépreux ne ressent aucune douleur. Pas même lorsque son corps entier se décompose. Un homme mort non plus.

La douleur est vivante, elle est une ressource naturelle dotée d'une fonction protectrice vitale. Et elle possède toujours une origine précise, que vous la connaissiez ou non. Dans les situations que je viens de mentionner, sa provenance est claire. Mais la douleur que vous ne pouvez comprendre a aussi une **origine: la TPE** et nous avons deux choix: l'ignorer, en étant aux prises avec l'huile brûlante de notre panique, ou **l'observer**.

Vous vous rappelez *Le Sixième Sens*, ce film dans lequel Bruce Willis joue un pédopsychiatre traitant un enfant qui voit des êtres décédés qui lui parlent? Il y a une scène révélatrice dans laquelle le petit garçon cesse de fuir les fantômes et leur fait face. Cette décision trace un avant et un après. Ce qui jusque-là apparaissait comme de monstrueuses apparitions devient des rencontres d'êtres dociles qui errent en quête d'une personne qui pourrait les aider à couper les liens avec ce monde, afin d'entamer leur voyage vers l'au-delà.

Faire face à nos souffrances nous procure de l'information, nous libère et nous confère une perspective. Nous connaissons déjà le **besoin qu'a la TPE de se tendre pour ensuite relaxer la zone où elle s'est accumulée**. Alors, nous **utilisons la douleur** comme un indicateur pour **localiser la TPE**.

Peut-être que la zone douloureuse n'est pas exacte, mais il y aura quelque chose à cet endroit. Et vous savez pourquoi cet acte de tension et de relâchement produit parfois de la douleur? Eh bien, c'est parce que **votre TPE n'a pas toujours les ressources nécessaires pour s'en occuper toute seule** et elle a absolument besoin que votre **tête** devienne **impliquée** dans le processus. La TPE requiert que vous participiez et que vous fassiez quelque chose.

Le moyen le plus simple que je connaisse est de pratiquer le Katsugen Undo.

La **douleur** nous **dit toujours quelque chose de très pertinent** à propos de notre être. **Essayez d'impliquer votre esprit** dans cette activité intense que vous produisez sous la forme d'une douleur et **vivez-la**. Vivez la rapidité, l'intensité. Remarquez comme le niveau d'intensité et la **perception** de la douleur change graduellement. Vous pourriez décider de ne pas prendre d'antidouleurs.

En sachant comment interpréter la douleur, vos perceptions se transforment. Si par exemple, vous pouvez supporter un peu cette douleur dans votre jambe, elle se transformera, elle disparaîtra et reviendra après un moment... Ça ne coûte rien d'essayer, n'est-ce pas?

Tout est relatif, vous ne croyez pas?

L'inflammation

Cet engouement pour les médicaments anti-inflammatoires me contrarie. Pourquoi l'inflammation apparaît-elle?

Nous nous cognons la tête. Nous avons une protubérance. Très bien! Qu'y a-t-il de mal à cela? Le coup a produit une contraction très rapide et l'organisme a réagi en faisant l'opposé avec une intensité égale.

Cette enflure instantanée représente l'antidote. La relaxation requiert une urgence et une rapidité équivalente à celle qui a créé l'impact. Logique, n'est-ce pas? Et qu'arrive-t-il si la protubérance n'apparaît pas? La stagnation est **catastrophique**; elle reflète un manque préoccupant d'**intelligence vitale**, ce qui est un très mauvais signe.

La science sait parfaitement bien qu'à ce moment, **l'organisme sécrète, via les glandes surrénales, une substance anti-inflammatoire prestigieuse, appelée cortisone**. Tout à fait naturellement, la bosse diminuera et la zone d'inflammation retrouvera son aspect premier.

Commencez-vous à avoir pitié de la **pauvre douleur incomprise qui se fait malmener par toutes sortes de substances chimiques**? Une bosse fait souffrir parce qu'elle représente un acte de dilatation ultrarapide; la protubérance envahit l'espace d'autres cellules. Encore une fois, ce que votre odieuse douleur recherche, c'est de faire retrouver son état naturel à votre région affectée. L'équilibre.

Le Seitai: un corps réglé et ordonné.

L'organisme est sage, il ne veut pas que vous souffriez d'éléphantiasis inflammatoire et grâce à son **puissant système endocrinien, il fera cesser cette enflure** en se servant de son immense **force hormonale**, responsable de **tonifier** toutes les **activités internes.**

L'action de superhéros à la rescousse est habituellement suffisamment **efficace** pour qu'il n'y ait aucun besoin d'y appliquer quoi que ce soit. Une autre croyance très répandue est celle qu'il faut appliquer de la glace. C'est compréhensible dans le cas d'un athlète en compétition pour la coupe du monde, comme solution temporaire, juste pour pouvoir continuer. Mais dans la vie de tous les jours, il est préférable de s'abstenir.

Quoi de plus... maintenant vous mettrez vos mains sur votre tête. Pour le coup reçu sur votre genou, si vous me donnez le choix, la chaleur serait mieux. À son retour à l'hôtel, le meilleur athlète ne prendra pas un bain de glace. Il aura besoin de se détendre, pas de se **contracter**. Si la partie de notre corps qui a reçu un coup ne devient pas chaude et nous procure une sensation de froideur, nous devons être en état d'alerte.

La **douleur régénérée** parce qu'elle possède un fort indice d'intelligence vitale. C'est à vous de choisir comment vous gérez cette douleur et la façon dont vous modifiez votre approche envers elle.

Les démangeaisons, les plaques, les furoncles, l'eczéma, etc.

Pour une raison que j'ignore, une branche du **système nerveux central** ne complète pas sa collaboration avec les cellules innervées situées, pour la plupart, à la surface de la peau. Par conséquent, par l'action du **grattement,** la zone reçoit la tension ou l'**activation** dont elle a besoin.

Souvent, une blessure qui affecte plusieurs couches de la peau incluant les couches internes, remplace la **douleur par les démangeaisons**, lorsqu'elle finalise sa guérison. Une chose comme celle-ci se produit au cours du processus de certaines modifications de la peau, comme les **taches** et les **furoncles**. L'organisme détient ses portes de sortie naturelles vers l'extérieur, comme nos narines, nos oreilles, notre anus, etc.

À travers ces sorties, nous évacuons nos déchets internes.

D'autres résidus sont **éliminés à travers les pores** de notre peau et quand il y en a trop et qu'ils ne peuvent être éliminés de cette façon, ils **déchirent la peau.** Ce moment de rupture où nous expulsons le pus est souvent très douloureux. Quand la peau commence à retrouver sa structure d'origine, la douleur devient une démangeaison.

Très souvent, quand nous apercevons un **furoncle**, nous nous rendons chez un médecin et il décide, en général, d'intervenir en l'ouvrant. Ceci place la vie dans une situation délicate.

L'**intelligence vitale** a mis beaucoup d'effort à ouvrir cette porte, pas seulement pour faire sortir les déchets à ce moment précis, mais aussi dans le futur. Toutefois, la coupure du scalpel a scellé ce lieu vital avec une **cicatrice**. Maintenant, c'est une **voie sans issue**. Les futurs déchets devront **errer à travers le corps** à la recherche de moyens d'être évacués. Le pus d'un furoncle contient habituellement des **déchets tumoraux** qui peuvent être soit bénins ou malins. Peut-être que le déchet trouvera un moyen de se dissoudre, mais sinon, il traversera les tissus conjonctifs en répandant cette substance d'une manière potentiellement dangereuse. La saleté s'accumulera comme les vestiges emportés par un tsunami et sera transformée, par exemple, en une **thrombose**... Je ne poursuivrai pas avec la séquence d'événements corrélatifs qui peuvent survenir, parce que je ne souhaite pas vous effrayer, mais vous devriez être conscients de l'influence que ces actions du passé pourraient avoir sur votre organisme dans le futur.

En revenant aux démangeaisons, plusieurs choses peuvent en être responsables: l'**eczéma**, une **piqûre d'insecte**... Ce ne sera pas la première fois que vous aurez une plaque et que vous la pressez fermement jusqu'à ce que vous sentiez la douleur. Cette **concentration mentale**, qui entraîne la douleur, procure habituellement une sensation très agréable. Étrange. À nouveau, nous constatons comment la nature obtient des résultats en **augmentant l'intensité de la tension jusqu'à son apogée**, puis en relâchant. Notre psyché fonctionne ainsi. Nous valorisons ce que nous perdons. Nous ressentons du plaisir dans le contraste.

Nous n'aimons pas la monotonie, même si c'est pour manger du caviar sept jours sur sept. Nous avons besoin de va-et-vient.

La pression artérielle

La pression artérielle augmente à cause d'un besoin organique vital.

Cela se produit principalement chez les personnes plus âgées, parce qu'en vieillissant, les voies par lesquels le sang circule, comme les **veines**, les artères, etc., se **contractent et rétrécissent**.

Pour **réactiver la circulation** et pour passer à travers les couloirs endurcis, l'**intelligence vitale accroît la vigueur du pompage**, afin que le sang réussisse à distribuer l'oxygène et les nutriments, aussi bien qu'à **déloger le gras** qui s'accumule dans les conduits.

Cette ressource vitale **sauve la vie** de nombreuses personnes plus âgées.

Lorsque l'énergie supplémentaire alimentée par l'élévation de la tension est avortée en la faisant baisser artificiellement, vous pouvez réajuster les paramètres optimums. Mais le sang n'aura plus suffisamment de vigueur pour **dissoudre** les caillots sur sa route. Ce qui signifie qu'il y a un risque d'accident vasculaire cérébral. Cela arrive tellement souvent! *Vous voyez, telle chose n'allait pas chez lui et pourtant, il est mort d'une autre chose...* Personne n'associe deux affections apparemment non reliées, mais le savoir vital issu d'une vision d'ensemble le fait.

De nos jours, nous sommes obsédés par l'idée de maintenir nos **fonctions vitales** à l'intérieur des **paramètres acceptables**, sans tenir compte qu'à chaque âge, nous avons des besoins organiques particuliers et qu'on ne peut utiliser le même critère pour une personne de 20 ans que pour une de 75 ans.

Nous combattons la pression sanguine modifiée au lieu de viser un équilibre organique. Les personnes plus âgées, comme les enfants, sont devenues des cibles du marketing. Elles sont simplement les victimes d'une stratégie commerciale de plus qui les transforment en un genre de pharmacie ambulante.

Plusieurs domaines exigent des recherches, mais ils ne sont pas rentables. Une substance qui élimine la cellulite occidentale est plus lucrative qu'un vaccin qui soigne la malaria. Voir les personnes âgées se faire encourager à prendre autant de médicaments est comparable à voir une oie se faire gaver de force pour donner du foie gras. S'ils sont prescrits sans discernement ni contrôle, ils peuvent causer de **sérieuses conséquences** à notre organisme. Le sang de ceux qui prennent ces médicaments perd la vigueur qui provoquait l'augmentation de la pression exigeant, dès lors, la prise d'une médication pour le diluer. À partir de ce moment, ils vivent dans la peur constante d'une coupure, hantés par un risque nouveau d'hémorragie. Les nouveaux dangers requièrent davantage de soins, ce qui signifie plus de pilules et ainsi de suite.

Bien entendu, dans des cas exceptionnels, ces mesures pourraient être nécessaires, mais j'ai mes doutes en ce qui concerne leur utilisation aveugle à si grande échelle. Ça ressemble plutôt à de la **fiction médicale**, parce que peu à peu, l'**activité naturelle et vitale s'endort**. En étant remplacées par l'action d'une énorme quantité de substances chimiques, les fonctions vitales, qui nous gardent en vie, **cessent de faire leur travail**.

Et je parle par expérience. C'est arrivé à **mon père** récemment. Il a souffert d'une **surdose de médicaments**. Lui qui est né en santé, a vécu en santé et n'a jamais eu un seul problème de santé a commencé à être **traité comme une personne malade**.

Être vieux n'est pas synonyme avec être malade, mais les personnes plus vieilles sont souvent traitées de la sorte. Lorsqu'il a pris sa retraite, il s'est mis à avoir des bilans de santé périodiques et à partir de ce moment, mon père toujours joyeux est devenu un vieil homme décrépit et drogué, se traînant les pieds, fixant tristement le sol et n'arrivant plus à mettre la clé dans la serrure.

Il se traînait en haut de l'escalier et vivait dans un monde onirique et vide, habité uniquement par des ombres, du chagrin et des fantômes. Il voyait ma mère qui ne vivait plus et parlait aux plantes...

Il arrêta de cuisiner. Il ne mangeait plus. Quand il mangeait, il prenait tout ce qui se trouvait à portée de main et le vomissait rapidement. Il était atteint d'un genre d'anorexie et **son monde réel disparaissait**.

Un **évanouissement a sauvé sa vie**. Un jour, son intelligent corps n'arrivant plus à le supporter, il le laissa à son destin.

Je suis arrivée à l'hôpital où il avait été emmené d'urgence et après plusieurs heures d'attente, ils m'ont laissée le voir. Il était là, totalement perdu. À côté de lui se trouvait une femme médecin qui me regardait avec désapprobation, m'accusant silencieusement d'être une mauvaise fille, de laisser un pauvre vieil homme décrépit à son destin.

Mon père me regardait aussi, mais ses yeux étaient différents. Il semblait honteux. Son récent penchant à être un patient externe et à subir de perpétuels tests sanguins et bilans de santé avait été une source de conflit entre nous. En multidrogué, il ne voulait rien entendre à propos d'abandonner certaines de ces substances qui le faisaient planer, même si elles le plongeaient également dans les profondeurs les plus douloureuses de son être. Et nous étions là: cette praticienne « compétente» qui me condamnait et qui aurait pu être plus critique avec le système auquel elle participait elle-même. Mais non. J'étais celle qui était à blâmer.

Maintenant, je regrette de ne pas avoir enregistré ce qui est arrivé ces jours-là, parce que j'aurais entre les mains aujourd'hui, un excellent documentaire. Chacun des médecins, indépendamment et sans coordination entre eux, lui avait prescrit des médicaments. En luttant et luttant contre des symptômes, mon père pénétra dans une spirale vers le bas qui le conduisit à avaler 18 sortes de médicaments quotidiennement.

Il fut libéré. Une fois dans sa maison, j'ai fait des recherches. Dans une grande commode, j'ai découvert plusieurs tiroirs pleins à craquer de médicaments. Je les ai sortis. Plusieurs avaient été dupliqués, d'autres étaient périmés. J'étais intéressée de savoir ce qu'ils étaient. Les brochures, que manifestement, personne ne lui avait lues, contenaient la liste interminable des effets secondaires qui me firent dresser les cheveux sur la tête. Elles décrivaient comme possibles tous les effets secondaires négatifs dont mon père souffrait.

Voyez-vous, il est plutôt difficile qu'un organisme puisse se retrouver avec tous ces malaises, mais dans le cas de mon père, c'est arrivé. Maintenant, je comprends pourquoi ils ont nommé cela un cas clinique.

Ce cocktail chimique était la somme de 18 drogues, incluant des antipsychotiques, qui cohabitaient dans le pauvre organisme de Gonzalito. Assez curieusement, les médecins sont souvent amenés en cour pour ne pas en avoir fait suffisamment, mais je ne connais aucun cas d'accusations pour en avoir trop fait... Mon père a été absorbé par un système protecteur qui l'examinait jour après jour... **SANS RIEN VOIR DE SA VIE**.

Une fois à la maison, je lui ai parlé. Même s'il me comprenait à peine, je lui ai dit qu'il devait se faire désintoxiquer et je présume que par nécessité fondamentale, son **intelligence vitale** a refait surface et est entrée en fonction.

Il arrêta de parler de tous ces médicaments. Il commença à faire du Katsugen, à marcher, à lire à nouveau, il cessa de regarder la télévision comme activité principale et il revint à la vie. À l'intérieur de deux mois, il redevint autosuffisant.

Le mouvement vital. Cela fait deux ans.

À l'âge mûr de 82 ans, il vit toujours seul. Il cuisine, il rit, il a pris des cours d'Italien, il perfectionne son anglais et son français et il est le vice-président du comité des résidents. La logique officielle dirait que plus vieux vous êtes, plus vieux vous devenez. Mais non. Je suis émerveillée par les capacités de récupération de notre corps. Et si le corps d'un vieil homme réagit de cette manière, qu'est-ce que celui d'une jeune personne ne peut accomplir? Mon père s'est abandonné à son existence avec courage, il a eu confiance, il a surmonté sa peur et le voici. Il me remercie souvent, mais je n'ai aucun mérite. **Il a pris la décision**. Le Zensei, **la pleine vie**.

Apprendre à reconnaître les manifestations variées de tous les jours et les vivre comme des aides et non comme des maladies peut faire faire un 180 degrés à n'importe quelle vie humaine.

Et ce langage de la **TPE n'est pas uniquement physique**, il s'exprime parfois dans la psyché ou sur un plan mental.

Je vais vous donner quelques exemples vraiment concrets. Si vous souhaitez aller plus en profondeur, je vous recommande d'avoir à l'oeil mes chaînes internet, où tout ceci sera abordé plus en détail.

L'étourdissement

L'étourdissement **est une trêve** qui signifie que notre corps a besoin de **repos**, de réinitialisation. Les **vertèbres cervicales supérieures** sont tendues et il y a un déséquilibre entre un côté et l'autre. Si cela se produit chez une personne qui possède un osei fermé, il serait bon de faire du Yuki sur le côté le plus tendu, jusqu'à ce qu'une **inhalation profonde** survienne. Quand la personne affligée commence à expirer, nous retirons nos mains doucement. À ce stade, l'étourdissement disparaîtra.

Elle est souvent reliée à l'anémie, autrement dit, un manque de cellules rouges dans le sang. Mais il y a des individus pour qui ce type de déséquilibre est normal, particulièrement ceux qui ont un **oséi taiheki latéral** – il est également naturel pour eux de faire de l'**arythmie**, parce qu'ils n'ont pas les **quatre battements** qui accompagnent la **respiration normale**, surtout quand ces personnes deviennent nerveuses.

Le vertige

Il a à voir avec nos **oreilles.** S'il exerce une **fonction stabilisatrice,** il est relié au **mouvement central** et au **cervelet.** S'il régule une quelconque fonction **auditive,** il est relié au **mouvement rotatif**. Ce vertige est habituellement relié à la zone **pénultième du crâne** et il apparaît lorsqu'il y a un laps de temps entre une activité interne et une activité externe. Vous pouvez aider l'autre personne en **couvrant ses deux oreilles avec vos mains et en leur donnant du Yuki**. Ceci restaurera généralement la **communication** entre les deux orifices et si leurs oreilles débloquent, le vertige disparaît. Il est préférable pour ces personnes de pratiquer le Katsugen par eux-mêmes pour **relâcher la tension au niveau de leur nuque**, en détordant la rotation qui se produit dans les **vertèbres cervicales 3 et 5**.

Même s'il ne s'agit pas d'un enjeu relié à la TPE, parfois, de l'**eau peut s'infiltrer dans nos oreilles** et cela peut être résolu en appliquant une pierre chaude afin de créer une sorte de vacuum.

L'anxiété

L'anxiété a une mauvaise réputation attribuée à la tension, mais elle représente une ressource de l'esprit pour **anticiper** quand nous avons hâte que quelque chose se produise.

Nous **souhaitons** que les vacances arrivent, qu'un être cher nous appelle... À l'**adolescence, l'anxiété** est fréquente et représente une très bonne chose. C'est **l'intelligence vitale** qui guide les jeunes pour mettre en place ce que sera leur vie future. Un adolescent apathique, sans aucun rêve à réaliser ni impulsion, ne fera pas bouger les choses dans sa vie et trouvera réellement difficile de quitter le nid familial.

Dans d'autres situations, ce merveilleux mécanisme devient **surexcité**, sans une cause externe objective. Pourquoi?

Nous pouvons être assez certains qu'il existe une **tension frontale**, située principalement **dans les vertèbres thoraciques 3 et 4**. Celle-ci **poussera nos épaules vers le haut**. Lorsque ces personnes commencent à pratiquer le Katsugen et le Yuki, elles arrivent à les baisser naturellement et l'**anxiété diminue.**

Une fois de plus, l'esprit habillé, lorsqu'il entre en coordination avec l'esprit spontané, nous permet de libérer notre tension.

L'anxiété coïncide généralement avec une **poitrine contractée**, impliquant les côtes, les muscles intercostaux, tous les muscles frontaux, tels que les muscles pectoraux majeur et mineur, les rhomboïdes, etc., ainsi que le diaphragme qui affecte notre **respiration**. Comme tout est relié au **système musculaire**, il est conseillé d'**activer le système moteur** en marchant et en **fatiguant nos jambes**. Ceci fera en sorte que notre tête surexcitée entrera en coordination avec nos côtes et les autres muscles mentionnés. Le dialogue fait **diminuer** ces **niveaux insupportables d'anxiété** qui vous ont donné l'impression de ne plus savoir quoi faire de vous-même.

Il y a ceux qui se fient davantage aux **tranquillisants** qu'à la pratique du Katsugen. Sauf pour des cas très graves, où leur utilisation est fortement recommandée, ils produisent de la rigidité plutôt que de la fluidité.

Il s'avère très difficile de communiquer par le Yuki avec les gens qui en prennent. Parce qu'ils ont tellement perdu le contact avec leur coordination **organique que leur merveilleux esprit spontané est entièrement dominé par leur esprit habillé**. En général, leur **cou** est particulièrement **rigide**. Nous avons déjà discuté de comment ces drogues, en cherchant à **éviter la souffrance psychique**, finissent par empêcher la tête de ressentir des émotions.

En pareil cas, les émotions peuvent se transformer en réflexions ou en illusions.

Si l'anxiété provient de la **TPE centrale**, la principale caractéristique est qu'il y a une défaillance respiratoire, ou encore, il y a un sifflement dans nos poumons. Dans ce cas, gardez à l'esprit qu'il ne sert à rien de marcher et qu'il s'agit du type d'anxiété qui requiert de la **tranquillité** pour qu'un changement de la respiration puisse se produire en prenant naissance dans l'abdomen inférieur.

L'angoisse

Il s'agit d'une manifestation de **défense** vitale reliée à **l'intimité**.

Tant qu'il y a une cause externe, l'angoisse représente une ressource précieuse nous permettant d'**éviter le danger**. Elle nous fait garder nos distances avec les gens, les animaux et les choses qui nous font ressentir de la répulsion. Mais si l'angoisse est éprouvée pour aucune raison particulière, il n'est plus question de **TPE frontale**, comme c'était le cas pour l'anxiété, cependant, **d'autres oseis sont impliqués**, tel **le latéral**, **le rotatif** et en particulier, le central. Il serait bon de pratiquer un mouvement pour ouvrir nos hanches, à travers le Katsugen. Cela peut être induit en **faisant l'amour**. Allez, vous, les petits diables! Je peux imaginer que cette solution a été très bien accueillie. Quelle façon sympathique de regagner de la coordination et de la fluidité vitale! Si vous n'avez personne avec qui le pratiquer, vous pouvez essayer de pratiquer ce que nous appelons le **mouvement papillon**. Cette pratique **relie les muscles internes de vos cuisses avec votre tête**. Vous vous étendez et ouvrez vos jambes, en pliant vos genoux vers l'extérieur et en joignant les plantes de vos pieds. Cela implique de bouger votre CVP de bas en haut, tout en battant des jambes de l'extérieur vers l'intérieur.

La position appropriée se retrouve sur ma chaîne You Tube. Ne vous inquiétez pas si vous trouvez cela un peu ardu. Poursuivez jusqu'à ce que vous entriez dans un genre de mouvement automatique. Si vous pouvez sentir l'intérieur de vos cuisses, c'est encore mieux, parce que vous êtes en train de renforcer les muscles reliés à votre pelvis et il sera plus facile de dire adieu à votre angoisse. C'est aussi efficace pour régulariser tout ce qui est de **nature sexuelle**, autant organique que psychologique, comme dans le cas de la **claustrophobie.**

Les complexes

Le complexe, lorsqu'il a une cause objective, nous aide à **envisager nos limitations**. Toutefois, il arrive que nous avions un **complexe** sans cause particulière, possiblement parce qu'il provient de la **jeune enfance** et est relié à la famille. Un complexe est un sujet compliqué pour lequel **tous les oseis** peuvent intervenir, donc, chacun d'eux nécessitera un type différent d'attention. S'il est relié au **latéral**, le complexe sera **émotionnel**. Par exemple, la personne se sent laide et aura recours à n'importe quoi pour se sentir belle: en accordant beaucoup d'attention aux vêtements qu'elle choisira de porter, en prenant soin de ses cheveux, etc. Lorsque l'**osei frontal** est impliqué, le complexe est de type **pratique**, la personne ne se sent pas **utile**. Cependant, si le complexe prend naissance de l'**osei rotatif**, elle se sentira **inférieure** à un membre de sa famille ou un ami, parce que la maison de son rival est plus grande que la sienne, par exemple. Elle ne dira rien, mais s'il y a une recrudescence de cambriolages dans les vastes demeures, elle se sentira secrètement contente de vivre dans un petit appartement. **À travers ce sentiment intime, elle relaxe et libère sa TPE**. Si le complexe implique l'**osei vertical**, la personne se sent inquiète de n'être pas suffisamment intelligente.

Mais le **complexe le plus difficile** à éliminer est celui qui provient d'une surexcitation de l'**osei central**. Le central possède un **esprit absolu**. Quand un esprit aussi catégorique entre en jeu, cela peut même conduire au **suicide**. Il y a des gens qui ne peuvent supporter que leurs êtres les plus intimes et les plus chers aient du succès ou soient beaux, athlétiques, intelligents... Ce type d'osei est fréquent chez les enfants dont les parents sont couronnés de succès ou sont très importants. Ils se sentent petits et insignifiants et ont l'impression qu'il leur sera très difficile de se rapprocher des mérites de leurs géniteurs.

Comme nous l'avons vu, tout le monde peut être affecté par un complexe, parce que **tous les oseis sont concernés**, mais si la personne a l'**osei central pour taiheki**, le remède le plus efficace sera de récupérer le **va-et-vient** dans les différentes sphères qui correspondent à l'**osei central** tout au long du CVP, particulièrement dans la C6, mais sans oublier la T11 et la L4. La vertèbre **cervicale 6** est souvent **enfoncée** chez ces personnes, les faisant ressembler à des tortues cachant leur tête, comme si leur crâne penchait vers l'arrière et leur cou se retirait vers le bas.

Quand il est provoqué par une tension partielle **centrale** excessive, traiter le complexe d'un point de vue **psychologique ne sera pas suffisant.** Le moyen le plus efficace pour le combattre est de pratiquer le Katsugen.

Je parie que vous vous doutiez que je dirais cela...

La claustrophobie

Lorsqu'elle survient naturellement, **elle est très utile**. Elle nous indique que nous **courons le risque d'être enfermé quelque part** sans avoir la chance de nous échapper.

Il s'agit également d'une ressource naturelle nous permettant de **percevoir les pressions atmosphérique et aquatique**. Lorsque cette pression s'élève, nous sentons que le réglage de notre intérieur avec l'extérieur ne se produit pas, alors nous devons retourner à un endroit où ces niveaux sont satisfaisants pour notre santé. Claustrophobie bénie!

Toutefois, il y a des moments où **le danger n'est pas réel**. Même si nous nous trouvons dans un lieu suffisamment spacieux, nous sentons que **l'espace se referme** sur nous et conséquemment, **nous ne pouvons respirer.**

C'est parce que l'osei **central** est **surexcité**. Certaines personnes ressentent le besoin de toujours garder les fenêtres ouvertes, même s'il fait froid. Presque toujours, derrière cette nécessité, il y a une **répression sexuelle**.

Vous vous souvenez de la pratique du **papillon**?

La dépression

C'est un mot fréquemment utilisé pour nommer les **états de tristesse**, qu'il s'agisse ou non de réelle dépression. Elle est temporaire et peut être considérée comme normale. Elle fait partie des marées (hautes et basses) que nous traversons dans la vie. Nous ne pouvons toujours avoir le moral et être sur la crête de la vague.

Toutefois, si cette TPE augmente, elle peut devenir un grave problème. **La tristesse** est souvent **combinée** aux périodes d'**euphorie.** Ceci s'appelle la **maniaco-dépression ou le syndrome bipolaire.**

En Seitai, nous l'associons à une surexcitation interne typique du **latéral + ou -.**

La personne possédant cet osei peut facilement se déplacer d'un côté à l'autre, en alternant sans aucune difficulté entre se sentir vraiment déprimée et se sentir euphorique.

La dépression n'est pas uniquement présente dans sa psyché, mais elle se ressent également physiquement dans sa **poitrine**, telle une sorte de **présence** informe. Ceux qui en souffrent placent fréquemment leurs mains à cet endroit.

Chez les gens déprimés, les **vertèbres thoraciques 6, 7, 8 et 9** ont tendance **à saillir** en causant un genre de **monticule** à cet endroit. Si vous y placez vos mains, ils ressentent habituellement une **agréable sensation.**

Ce qui peut également arriver est qu'ils se mettent soudainement **à pleurer ou à rire. Les deux actions rafraîchissent leur TPE.** Les pleurs et le rire sont interreliés avec les différentes **phases de la respiration**. Pleurer et rire sont deux besoins qui règlent à perfection l'inhalation et l'expiration.

En général, si la dépression est reliée au **latéral**, elle sera plus ou moins facile à résoudre. Les choses se compliquent quand le **pelvis est fermé** parce que l'**osei central** entre en action. Ceci signifie que la **dépression** est très **profonde.** La personne peut abandonner son existence quotidienne et tomber dans la solitude et l'**isolement** pouvant durer des mois ou même des années. La meilleure chose pour ces individus souffrant d'une dépression provenant de l'osei **central** est de chercher des **activités qui requièrent** une grande **concentration.**

En Orient, on retrouve de nombreuses activités qui requièrent une **densité mentale et vibratoire,** tels le Kyudo, la cérémonie du thé, l'art floral de l'Ikebana... L'Occident offre également des activités de ce type, comme les échecs. Le fait est que la personne qui traverse un processus dépressif qui n'est pas **latéral,** apaisé par le rire, les pleurs ou la conversation, mais qui est plutôt introspectif et très profond, trouve une **porte pour exprimer** cette profondeur de sentiments dans ce genre d'activités.

Dans des cas extrêmes, les **antidépresseurs** jouent un rôle vital, mais en général, il serait préférable de les éviter ou de ne pas en abuser.

Presque toujours, les gens de l'entourage, animés des meilleures intentions, ne souhaitant pas voir souffrir leurs êtres chers, leur recommandent de prendre les médicaments. Mais avant de le faire, il est nécessaire de savoir qu'il est très difficile d'arrêter de prendre ces drogues et qu'il est toujours préférable d'essayer de **reconnecter toutes les couches de l'esprit**, autant positives que négatives, afin qu'elles puissent se **coordonner entre elles**.

Donc, la dépression est principalement un cas d'oseis **latéral** et **central**. Ceux qui possèdent un **osei taiheki vertical** ne passeront très probablement pas à travers ce genre d'état.

Jusqu'à présent, j'ai mentionné des **symptômes** et aussi des **réactions mentales** pour décrire la TPE.

À partir de maintenant, je parlerai de **pathologies organiques**.

En Seitai, le mot maladie n'existe pas.

Le Seitai approfondit la **perte de coordination organique** qui cause la **tension partielle excessive par laquelle un mouvement est bloqué, en altérant notre respiration naturelle**. Le Seitai n'essaie pas de supplanter le majestueux travail que fait la médecine, mais il offre de nouveaux points de repère et de nouvelles approches.

De savoir simplement que la **TPE existe et peut être dissoute en pratiquant le Katsugen Unod et le Yuki** n'enlèvera jamais rien à votre vie et sera plutôt un atout dans votre existence. Mais vous résidez dans la république indépendante de votre organisme et vous pouvez décider quoi faire à chaque moment.

La néphrite

C'est un **phénomène infectieux** produit par l'**irritation des tissus rénaux** contrôlés par la **T10**. Par conséquent, lorsque cela arrive, c'est parce qu'il y a une fatigue ou un durcissement dans cette vertèbre.

L'hépatite

Comme mentionné plus haut, mais cette fois, c'est relié au **côté droit de la T9**. Il serait bon d'observer cette zone et d'appliquer le Yuki sur elle. Lors des pratiques de Katsugen, il est conseillé de garder cette région en tête comme point de référence.

L'otite (mal d'oreille)

Ça a à voir avec le **durcissement de la C3**. Le Katsugen aidera à mobiliser cette vertèbre cervicale et à retrouver graduellement de la flexibilité dans cette zone.

L'infarctus

Les problèmes cardiovasculaires sont la première **cause de mort** dans le monde. En fait, chacun meurt quand son coeur et sa respiration cessent. Vous vous rappelez ces cellules fabuleuses qui ne se reposent jamais et qui sont originaires du cordon ombilical?

L'infarctus est étroitement relié au **durcissement des tissus du muscle cardiaque.** Qu'il s'agisse d'une angine de poitrine ou d'une autre manifestation, il serait sage de vérifier l'état des **vertèbres thoraciques 4, 5 et 6** en relation avec la **T7.** Il arrive que le coeur soit traité comme l'organe malade quand en fait, il est vigoureux.

De nombreux problèmes cardiaques sont causés par une **mauvaise respiration qui tend le diaphragme et envahit l'espace occupé par le coeur,** en l'obligeant à faire un travail supplémentaire avant qu'il ne s'effondre. En fait, **le coeur n'était pas malade,** il ne faisait que défendre son territoire. Quand la mécanique ne fonctionne plus, elle tombe en panne et demande notre attention. Par conséquent, aussi longtemps que la source du problème, la respiration, n'est pas résolue, nous ne ferons que le rafistoler.

Je pourrais consacrer un chapitre entier au coeur, parce que tous les oseils y sont présents, sauf pour le **vertical** qui est strictement relié au système nerveux central, mais dans l'intention de ne pas rendre ce livre trop lourd, tout ceci devra être approfondi sur mes chaînes internet.

Disons seulement que **le coeur est d'une grande importance, mais la respiration l'est encore davantage. Le coeur ne contrôle pas la respiration, mais la respiration contrôle les battements du coeur.**

Une pleine **respiration** normale dure **4 battements cardiaques.** Pouvez-vous imaginer ce qui arrive à votre pauvre coeur brisé lorsque vous le soumettez à une respiration accélérée ou obstruée?

Je ne prétends pas que tout ce qui est relié au coeur est causé par ceci, mais c'est quelque chose que vous devriez garder à l'esprit.

Vous ne pouvez imaginer combien de problèmes cardiaques seraient évités en pratiquant le Katsugen Undo.

L'insuffisance rénale

Il s'agit d'un durcissement définitif de la **T10** et la **L2.**

Cela peut se produire d'un seul côté ou des deux. Prenez note; faites du Yuki dans cette région et pratiquez le Katsugen et vous pouvez changer cet état.

Le Parkinson et la sclérose

Nous avons déjà mentionné que **l'Alzheimer** était un **durcissement définitif** dans une région particulière de la nuque. La même chose est vraie pour la sclérose et le Parkinson. Il s'agit d'une paralysie évidente de cette partie vitale, où le crâne communique avec le reste du CVP.

Une fois que ces maladies apparaissent, il est très difficile de les enrayer. **Il est préférable qu'elles ne surviennent pas.** C'est pourquoi la pratique quotidienne du Katsugen est si importante.

Quoiqu'il en soit et malgré qu'elles soient irréversibles, le **Yuki sur la nuque** pourra toujours venir en aide aux personnes qui en sont atteintes.

Le cancer

L'augmentation **alarmante** de cette maladie a provoqué toutes sortes de démarches. La lutte contre le cancer est présente chaque jour, dans tous les médias.

Pourquoi affecte-t-il de plus en plus de gens à un âge de plus en plus jeune? Peut-il être évité?

Nous sommes ce que nous sommes parce que nos cellules possèdent une grande intelligence. Elles ont travaillé en équipe, nous ont créés, nous ont formés et nous gardent en vie. Alors, **pourquoi deviennent-elles soudainement folles** et cessent-elles d'agir ensemble? Quand cette dissociation survient-elle?

Le cancer est attribué à **différents motifs et diverses causes**: vos gènes, votre style de vie (fumeur ou non-fumeur, alimentation, exercices), l'environnement... Mais il n'existe aucune corrélation claire de cause à effet. Par exemple, pourquoi des gens exposés au même environnement pollué réagissent-ils différemment? La grande question est: pourquoi, à un certain moment, les cellules perdent-elles leur **sagesse naturelle** et comment-elles à agir sans respecter l'**ordre hiérarchique**?

Je ne peux cesser d'essayer de comprendre et pourtant, je n'y arrive toujours pas vraiment. Pour une cellule, se déchaîner ainsi, c'est **perdre son essence**, c'est comme de renoncer à sa raison d'être.

Du point de vue du **Seitai**, cette anormalité reliée aux cellules et à leur reproduction est, logiquement, étroitement reliée à **l'osei central**, responsable du **système conjonctif reproducteur, régénérateur et sous-jacent**. La psyché de cet osei est absolue et affective. Comme le Seitai observe le mouvement de la vie, il comprend que le cancer a produit un **blocage interne**. Et voici la surprise.

Ce blocage n'est pas né de l'apathie et de l'abandon vital, mais d'**un immense désir de vivre**.

Face à la perte d'un être en qui vous aviez une confiance totale, quand une personne de votre entourage vous déçoit, quand un complexe très profond ne peut être résolu, quand votre pulsion sexuelle stagne... **La vie qui veut vivre en vous cesse de circuler et elle coagule**. Lorsqu'une si puissante **inhibition** apparaît dans **l'osei central**, ou en d'autres mots, dans la **conscience affective profonde**, le doute existentiel commence à naître... pourquoi vivre? Cette idée s'installe en nous sans que nous le remarquions.

L'esprit habillé donne un millier d'explications et il est convaincu que tout va bien, mais à l'intérieur, une partie de vous a commencé à douter. Je ne dis pas qu'il n'y a aucun autre facteur, comme c'est le cas pour les enfants qui sont nés avec ce problème, mais une partie de ce que j'ai mentionné se produit.

Bien sûr, tout comme chaque être humain est unique, chaque maladie est particulière. Dépendamment de la partie de vous qui est affectée, il y aura une stagnation et une tension partielle excessive située dans l'un ou l'autre des oseis.

Cela dit, il y a habituellement certaines caractéristiques générales communes à tous, comme un **cou rétréci et enfoncé**, augmentant grandement la lordose cervicale du rachis. Cela découle de la **C6**. La **C1** et la **C7** peuvent également être impliquées. Les tensions **verticales** et **centrales** de la moelle épinière peuvent être combinées, **emprisonnant le cou**. En général, toute cellule peut faire l'objet d'une tumeur maligne. Mais il existe une **exception**: les **cellules musculaires**. Étrange, n'est-ce pas? Justement les cellules qui sont soumises de façon permanente au mouvement de relaxation et de tension!

Une tumeur ne peut être produite ni croître dans ces conditions. Je pense que ce phénomène mérite une réflexion. **Le mouvement vital. Le mouvement. Voici la clé.**

La science prend-elle ce fait en considération?

Je suis pleinement convaincue que la pratique du Katsugen peut grandement aider les personnes qui traversent ces situations douloureuses. Le Katsugen est mouvement, pas le type de mouvement que nous faisons au gym, mais plutôt, le **mouvement vital**.

Le rétablissement de la **circulation dans nos tissus** et la récupération de notre respiration naturelle seront nos meilleurs alliés pour accompagner un processus de ce genre. Il n'y a rien à perdre et beaucoup à gagner.

Laissez le mouvement ouvrir les écluses pour faire sortir ce qui n'est pas nécessaire et la vie recommencera à circuler!

La fibromyalgie, la fatigue chronique, le sida, etc.

Comme ce sont des maladies qui sont apparues **après la mort de Noguchi**, le Seitai n'a pas encore développé de connaissances étendues à leur sujet. Mais sûrement que lorsque toutes ces maladies seront analysées selon le point de vue du mouvement vital et de la TPE, des solutions seront trouvées.

Et c'est tout ce que nous avions au menu, pour l'instant. Ce ne sont pas tous les types de TPE qui existent. Il ne s'agit pas de donner des recettes, seulement d'offrir des points de référence pour connaître l'immense monde de la TPE et savoir comment, d'une manière extrêmement simple, en pratiquant, de nombreux problèmes et maladies peuvent être éradiqués et prévenus. La médecine n'est pas inconsciente du fait que la **tension, ou le stress soient reliés à la maladie**, mais pas de la façon que le Seitai le conçoit; comme une **stagnation localisée qui désorganise l'organisme dans son ensemble**.

Le Seitai pourrait être très **utile pour le système de santé publique**. Il offre des **connaissances** qui sont encore **à explorer** et également, il possède des pratiques simples qui peuvent agir à titre **préventif, soulageant le stress de notre système de santé et le faisant économiser**.

Pouvez-vous imaginer une population ne souffrant presque pas de maux de dos?

Ou imaginer une population qui **adopte le rhume** et apprend comment l'utiliser à son propre profit. TOUT LE MONDE en bénéficierait. La profitabilité, qui a si lourdement influencé la façon de traiter les patients, a été basée presque exclusivement sur les substances chimiques.

Ignorer l'excellence du mouvement vital, c'est aussi ignorer la stagnation de la vie. Comment est-ce possible que quelque chose de si important soit ignoré? Il y a tellement de personnes dans le besoin! Vous avez beaucoup de chance parce que quelque chose en vous **a commencé à s'éloigner d'un lieu de peur** en le remplaçant par l'amour. L'amour de la vie. **Le secret est de ne pas avoir peur de la vie**, mais de l'aimer et de l'admirer. Pourquoi ne pas incorporer ce miracle à notre expérience de tous les jours?

La vie perpétue des miracles à chaque moment de chaque jour et c'est tout à votre avantage. Ne l'oubliez jamais.

Soirée de célébrations, à votre santé! Un verre d'Osei, gloup, gloup.

Le lieu approprié pour le chapitre sur l'**Osei**, aurait été au moment je vous ai parlé de la **structure** et de la **division vertébrales**, mais j'avais un peu peur que vous soyez effrayés par autant d'informations.

Pour vous donner une idée, même les personnes ayant étudié le Seitai pendant 20 ans ne savent pas tout à propos de l'Osei. N'ayez crainte, je traiterai ce sujet d'une façon ludique, simplement pour vous en donner un avant-goût.

Si vous souhaitez réellement approfondir davantage, je vous recommanderai à la seule personne qui s'est véritablement immergée dans ce monde et c'est K. Mamine. C'est très, très intéressant et de plus, si vous arrivez à l'imaginer comme une bande dessinée, c'est très, très amusant.

J'ai deux nouvelles pour vous: une bonne et une mauvaise. La bonne d'abord? Pour connaître les subtilités de l'Osei, adoptez une **vision aux rayons X**. Un dossier complet peut être recueilli sur chaque individu.

Vous voyez-vous dans un costume de super héros? C'est du délire! Eh bien, allez l'enlever.

La mauvaise nouvelle est que ce sujet est tellement complexe que seules quelques personnes, connaissant très bien la matière, sont capables de « lire » chaque individu unique de cette manière. Le reste d'entre nous, mortels, doit se résoudre à essayer de l'appliquer à lui-même d'une façon plutôt élémentaire et pour obtenir un aperçu minimum de notre environnement. ***Je sais seulement que je ne sais rien.***

Nous agirons aussi sagement que possible et reconnaîtrons que nous savons uniquement que nous ne savons rien.

L'origine du mot Osei provient du fondateur du Seitai, Haruchika Noguchi. mais comme il s'agissait d'un concept très compliqué, il le présenta en une très longue phrase: *Shigueki hanosei wa go hoko ni ugoku. Heiko yokyu no ni hoko*. Voici le titre de Noguchi pour l'un des rares livres qu'il a écrits à la main. La quasi-totalité de ses écrits est en fait des transcriptions de ses conférences et de ses cours et non des livres écrits de sa main.

La phrase en question, traduite, signifie quelque chose comme ceci: **cinq dimensions**, en deux réalités + **et** - qui se déplacent pour donner la capacité à la vie de **réagir au stimulus** et aux événements de l'existence. **Noguchi** voulait exprimer beaucoup de choses. C'est pourquoi il en est arrivé à cette phrase très longue et compliquée. **Il a créé le concept**, mais pas le terme qui a simplifié ce qu'il souhaitait faire comprendre. Ce qui Mamine a accompli fut d'extraire un mot de ce titre ordonné et de le synthétiser en: **schéma Osei** ou **structure Osei**.

Et qu'est-ce que l'**Osei**?

La particulière et unique habileté de la vie d'un individu à réagir. Pas l'individu lui-même, d'accord? Mais plutôt, la vie de cet individu. C'est différent. **Sei** est la **capacité ou la qualité**. O signifie **réagir**. Ces mots réunis veulent dire la capacité que la vie possède de réagir.

Par conséquent, nous parlerons **d'osei cellulaire vertical, d'osei cellulaire frontal, d'osei cellulaire latéral, d'osei cellulaire rotatif et d'osei cellulaire central**. Et ici, entre en jeu l'**importance décisive de la découverte de Noguchi sur la structure du mouvement spontané** ou ce que nous en sommes venus à exprimer à travers le nom des régions: **les extrémités, la zone centrale et les zones intermédiaires**.

S'ils sont **spontanés** et proviennent du CVP, **les mouvements impliquent tout votre être**.

Pour Noguchi, la chose la plus importante était l'unicité des individus. Il était très conscient que chaque personne est inimitable et que tout en elle est unique: son visage, ses empreintes digitales, sa tête... Il n'y a pas, pas plus qu'il n'y a jamais eu, ou qu'il n'y aura jamais, deux individus exactement pareils. À partir de cette réalité, une **expression unique** est réunie en chaque personne lui fournissant sa **propre habilité exclusive de vivre**.

Dans la vie «civilisée», on nous enseigne comment nous comporter en tout temps, en fonction de chaque société, chaque maison, chaque moment historique... On nous enseigne à réagir aux **stimulus sociaux** de la même façon: en classe, vous devez être silencieux, à la table, vous devez manger la bouche fermée, etc.

Mais la **vie spontanée** qui réside en chacun de nous **réagit d'une façon très particulière aux stimulus**. Ce mode spontané qu'on a **souvent dissimulé et rendu uniforme** dans notre vie sociale structurée ressort dans un coup de gueule étrange et dans le déclenchement de quelques remarques cinglantes.

Le véritable Soi sort nu, sans censure, en situation d'urgence. C'est dans ces moments que nous enlevons notre maquillage et montrons nos vrais visages. **Nous nous révélons comme nous sommes vraiment**. Sans aller aussi loin que d'expérimenter un naufrage en haute mer, dans la vie de tous les jours, le Soi spontané et le Soi habillé dialoguent continuellement, comme nous en avons parlé précédemment.

Prenons maintenant une situation courante pour décrire **comment les différents oseis sont activés**. Nous sommes en présence d'une personne d'autorité parlant à une audience attentive qui écoute en se tenant debout. Si nous observons, la majorité des gens seront très droits, écoutant et pensant à ce qui est dit: l'**Osei vertical**. Certains regarderont vers le **haut**. Ils pensent. Après un certain temps, toutes ces personnes attentives et polies veulent bouger. Elles aimeraient activer leur **Osei frontal** et s'enfuir de là, mais comme elles ne le peuvent pas, elles commencent à **se pencher sur un côté**, pour regarder autour. Les mots du président se fondent en arrière-plan et elles se divertissent en observant les vêtements de l'un et de l'autre, s'ils sont séduisants ou un désastre total...

L'Osei latéral s'est mis en action. C'est ainsi qu'il aide à passer le temps, jusqu'à ce que la personne commence à se sentir ennuyée.

L'orateur continue et continue. À part le fait qu'il en a ras le bol, l'auditeur devient fatigué, il place un pied devant lui, **tord sa taille, se croisant les bras** et il s'accroche.

L'**Osei rotatif** se consume.

L'orateur se tait. Il boit de l'eau. Oh non! Il ne s'agissait que d'une trêve temporaire. Maintenant, un autre orateur est présenté. Vous devez supporter cela, parce que si vous ne le faites pas, vous recevrez une lettre de congédiement demain. L'organisme se prépare ensuite à endurer le discours.

Le **pelvis** cherche son centre de **gravité** pour endurer de **l'intérieur**. L'**osei central**, qui condense tout, intervient.

C'est un exemple typique d'osei et de comment ces oseis **alternent**. Quand l'un devient fatigué, l'autre entre en action. Vous voyez? Osei, un mot qui semble chinois... Ou plutôt, japonais; voici ce qui **définit votre vie quotidienne intime. Votre spontanéité est manifestée** à tout moment à **travers l'osei** et vous, vous n'en aviez aucune idée.

Observer les manifestations de l'osei, constater **comment les mouvements s'associent et s'expriment** à travers nos cellules, nos organes, nos altérations quotidiennes, nos manifestations psychologiques variées, représentent une **source de connaissance de soi inépuisable**. Ne tentez pas d'interpréter toutes les composantes de l'osei, cependant. Vous deviendriez fous. Commencez par observer où vous placez votre énergie, où votre époux la place... votre enseignant... le balayeur de rues...

Qu'est-ce qui prédomine dans leurs différentes composantes? Sans doute est-ce leur tête, leurs épaules... peut-être que l'individu se balance d'un côté puis de l'autre et que malgré ses 60 ans, il a une allure bon enfant et intrépide... Peut-être que la personne tord sa taille à la John Wayne... Ou qui sait? Possiblement que son énergie se trouve clairement dans ses fesses fermes et qu'elle bouge son derrière comme les Antillais et... Et quoi d'autre? Se déplace-t-elle comme une poule, avec ses pieds vers l'extérieur, ses hanches grandes ouvertes, maternant quiconque s'approche d'elle?

La vie parle à travers le mouvement et l'osei est le traducteur de ce langage, lui-même composé de **nombreux dialectes**.

Chacun d'eux possède son mode particulier d'expression et quand ils sont combinés, il en résulte un **langage unique. L'osei est le langage commun** et le langage particulier parlé par chaque individu est **l'osei de Taiheki**.

Il est votre code génétique. Il est **votre langage exclusif**.

Au Japon, l'étude du Taiheki fut largement répandue. Elle est vraiment intéressante, pourtant, certaines personnes, qui ne sont pas familières avec la complexité du savoir du Seitai, ont considéré que le Taiheki réduisait les êtres uniques à l'un des **douze types**.

D'autres demandent de quel type ils sont, comme s'ils consultaient leur signe astrologique.

Mais ce n'est pas comme cela. Le Taiheki est très **complexe** et certainement pas le moindrement frivole.

Noguchi parlait toujours de l'individu comme étant vraiment UNIQUE. C'est la raison pour laquelle je crois que le concept de l'osei offre un **portrait plus complet des connaissances de la vie spontanée**. L'osei global combine tellement de choses! Il tient compte de l'osei de Taiheki, bien sûr, mais aussi de la combinaison, tour à tour avec l'osei du pays, l'osei de la famille, de la religion, l'osei du statut social... etc.

Souvenez-vous que Noguchi a décrit le **Taiheki comme un corps, ou un organisme et sa tendance naturelle**. Mais l'**osei** témoigne de la **capacité de réagir**, alors l'expression osei de Taiheki est beaucoup plus complète. Elle évoque **comment les différents mouvements se manifestent et s'associent pour donner des réactions vitales**.

Comme je ne souhaite pas trop compliquer les choses, ce que je vous expliquerai ensuite est une forme simplifiée de l'osei. L'osei pur, comme s'il n'existait aucun autre amalgame. Je vous le présenterai comme une courgette, un poivron, une tomate... Je vous donne les ingrédients et la vie cuisinera la ratatouille. Je vous dirai comment **chaque osei active la TA**. Vous vous rappelez, n'est-ce pas?

La TA est le bon cholestérol des tensions. Elle est cette tension dont la vie a besoin pour vivre à chaque instant afin de **combler ses désirs vitaux**. C'est merveilleux de voir comment **chaque mouvement possède une fonction claire et une tâche concrète à l'intérieur de l'organisme**. Le mouvement et l'action biologique partagent une relation indivisible.

Dans chaque osei, il y a un système organique, physiologique, cellulaire, énergétique, psychologique, etc.

Tout cela configure l'**IV. La vie vit intelligemment**. Alors, je vous donnerai des exemples de ce qu'est la TA, la tension autonome, et de son comportement dans chacun des oseis.

Le prochain sujet est réellement intéressant.

Maintenant que tous les passagers ont eu l'occasion de se connaître, le plaisir commence. Le père Noël mystère. Comment chacun des cinq Oseis réagit à la TA?

La TA, **tension autonome**, est n'importe quelle **activation** de notre être qui naît spontanément de l'intérieur. Elle suppose toujours un certain besoin ou un désir vital.

Cette TA n'est pas quelque chose d'exclusivement humain. Elle existe chez tous les animaux. Quand la TA est activée, l'individu est forcé de réagir, tant intérieurement qu'extérieurement. Je vais vous donner un exemple: vous êtes une antilope se reposant dans la prairie. Au loin, vous apercevez un lion qui s'avance vers vous la bouche grande ouverte. Sauf si vous êtes une antilope faite de pierre, votre TA sera immédiatement activée et votre corps entier aura besoin de fournir une réaction instantanée à la situation. Choisissez celle que vous considérez appropriée:

a. Vous demeurez immobile pour observer son approche.
b. Vous pensez que le lion fait une blague et que tout cela est un jeu.
c. Vous êtes en danger et peut-être, qui sait, devriez-vous déguerpir.

Ceci est un exemple. La TA a été activée. Vous devez réagir. Prenez-vous le temps de vous demander quoi faire?

Au diable la réaction a, b ou c! La réponse est que votre spontanéité se réveille et que vous commencez à courir aussi vite que vous le pouvez. Maintenant, examen surprise. Quel osei a été activé? Très bien... L'**osei frontal**... galopant à vive allure... mais le lion vous attrape presque... Quel osei est maintenant activé? Avec quel autre osei combinerez-vous l'**osei frontal**? Oui, monsieur! Vous, en tant qu'antilope, commencez à courir en zigzag, en tordant votre corps entier et en exposant vos dents dans une tentative de repousser la bête qui vous chasse. L'**osei rotatif**.

Chaque situation requiert un osei. Cette activation n'est pas seulement une manifestation, mais ce sont aussi les **vertèbres** appartenant à la région qui activent cet osei, les **organes** particuliers de cet osei, ses **cellules** concrètes, la **psyché** lui appartenant; exactement le bon osei requis à cet instant, l'**énergie** que le moment exige...

Pouvez-vous imaginer dans la nature, n'importe quelle mère dont l'**osei vertical** est activé, entourée de ses petits, qui consulterait un livre pour savoir comment agir? Cela n'arrive que chez les êtres humains. Je ne crois pas qu'aucun chiot, ou chaton se sentirait très bien soigné par une telle mère. De quoi ont-ils besoin? Oui, bien sûr! De quelques bons coups de langue sur leurs joues, attirant votre **osei latéral**. Mais si quelqu'un menace ces magnifiques chatons ou chiots, la maman déploiera son **osei central** avec ferveur. Et si les choses se compliquent, ses griffes sortiront, activées par l'**osei rotatif**. Détournez votre visage, parce que si elle le peut, elle vous arrachera un oeil. Bien entendu, si elle n'arrive pas à vous atteindre et que vous vous rebellez, elle chargera tous ses bébés dans sa gueule et les transportera ailleurs grâce à l'activation de son **osei frontal**.

Chaque besoin vital requiert une **réaction**.

Et **si** le désir, ou **cette activation** que la vie a besoin d'exprimer s'amenuisent?

Eh bien, l'immense force de vie est bloquée et cela crée un **problème majeur**. Ce problème majeur est appelé inhibition. Cette **inhibition** devient un **caillot vital**. Ce caillot vital dans la **TPE**. Et qu'est-ce que la TPE? Exactement, c'est ce que la médecine appelle la **maladie**. Additionnez et poursuivez. Tout a une cause et une conséquence. Maintenant, nous avons des outils pour l'observer. L'**IV**. Ci-dessous, j'expliquerai **comment les différents oseis de la vie réagissent**. Je le ferai d'une façon simple, en vous offrant les ingrédients.

Mais comme vous le savez, la haute cuisine appartient à la vie. Elle crée ses propres plats.

L'activation de la TA dans l'osei vertical

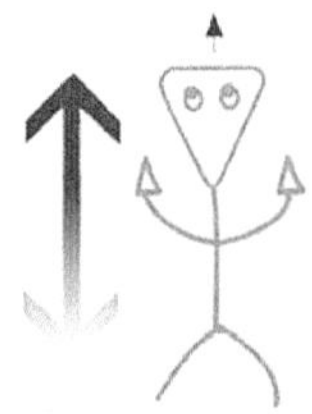

La TA de l'**osei vertical I** (+) et de l'**osei vertical II** (-) provient des neurones. Notamment, la région **f-e de la colonne vertébrale** est impliquée. Dans les deux cas, le mouvement va **vers le haut** et se détend vers le **bas. Tout le CVP est droit et s'élève** en activant aussi le bout des doigts. Et qu'arrive-t-il lorsque nous activons cet osei? Eh bien, ce que nous avons **envie de faire est de penser et de réfléchir**.

Vous vous rappelez combien de questions vous sont venues à l'esprit pendant ce voyage?

Quand une personne est née avec cet **osei**, c'est-à-dire qu'elle l'a pour **Taiheki**, elle a tendance à être mince, ou même filiforme.

Elle nous donne l'impression que toute son **énergie se déplace vers le haut**.

En regardant son corps, sa **tête** se démarquera irrémédiablement. Elle ressemble un peu aux images de ces saints dans les peintures baroques. Le **vertical** se tient dans une position très droite naturellement, absolument sans effort. Il a l'élégance d'un danseur, comme si, sur la pointe de ses orteils, il atteignait toujours le ciel. **Audrey Hepburn** serait un très bon exemple de cette tendance.

De retour aux termes généraux, l'habileté de se déplacer vers le haut nous donne à tous la chance de **contempler les choses en prenant une certaine distance et avec objectivité**.

Quand elle se fait à partir de l'osei vertical, l'activation de la **tension autonome (TA)** recueille de l'information soit par la presse, l'internet, la télévision... Plus d'informations il y aura, mieux ce sera. Par conséquent, quand l'**osei vertical** est activé à l'intérieur de vous, vous avez envie de vous isoler de votre environnement rapproché et de vous projeter vers un **monde intellectuel et objectif**.

Vous voulez être **tranquille**, afin de pouvoir **penser** et **méditer**. Lorsque vous vous retrouvez spontanément dans cet état, vous ne pouvez supporter les bruits ambiants, parce que quand vous êtes réellement concentrés sur la tâche de penser, d'élaborer, etc., ces **bruits** sont accablants et distrayants. Une autre chose qui se produit lorsque le vertical a été activé est que vous avez **besoin de dormir** de nombreuses heures.

Se réveiller est quelque peu traumatisant, parce que le cerveau a ralenti et qu'il prendra un certain temps à recommencer à fonctionner.

En vertical, l'**importance de la hiérarchie** est présente. Je suis un professeur. Je suis un étudiant. Je suis le président. Haut-bas. Tout ceci peut être observé dans la vie de tous les jours, pas seulement dans les gens.

Cela se produit également chez les animaux. Dans cet osei, la **notion de hiérarchie** est essentielle pour la survie et l'affrontement. Lorsque le victorieux a été reconnu dans une bataille, il lève symboliquement la tête et le perdant s'en va, la tête basse. S'ils sont des animaux sociaux, comme les lions, les singes, etc., le chef se promène habituellement la tête haute. La **hiérarchie sociale**. Tout contempler **de loin et analyser** la situation. C'est comme un quartier général de l'armée, mais sans les fusils, possédant uniquement une **stratégie objective**. C'est comme l'officier de l'armée qui prend du recul et devient officier de bureau pour concevoir le prochain plan d'action sur le champ de bataille. Ensuite, il donne des ordres sur la défense et la stratégie d'attaque.

Le vertical est aussi le mouvement qui nous donne un **intérêt dans le savoir**. Par savoir, je veux dire l'histoire, la biologie, la sociologie, la géographie.

L'habileté de regarder vers le haut et au-delà est ce qui a créé la cartographie. Le vertical ne fait pas qu'**étudier, il déduit** également.

Parmi les animaux, le chef est celui qui se bat, mais aussi celui qui observe d'en haut. C'est l'habileté de diriger le groupe. Pensez aux immenses gratte-ciels de Manhattan. Les gestionnaires, qui organisent tout, occupent toujours les étages du haut.

Si nous pratiquons l'observation comme sport favori, nous verrons qu'il en est ainsi.

Alors que l'osei vertical est très efficace intellectuellement, **il n'est pas très compétent dans les relations humaines**; en fait, il est plutôt maladroit. Comme il regarde au loin, il ne capte pas ce qui l'entoure. La différence entre le vertical + et le vertical - est que le + active le muscle du **trapèze** et le - active le **sterno-cléido-mastoïdien**.

Quand vous avez beaucoup de vertical + de Taiheki ou que vous êtes dans une période où votre vertical + est activé, certaines choses arrivent, comme: Il y a une forte détonation au loin. La personne lève calmement la tête et demande imperturbablement, que se passe-t-il? Si elle se rend compte que ça ne l'affecte pas, elle l'ignore et retourne à ce qu'elle faisait. Cette action a été accompagnée par le muscle du trapèze. La tête s'est levée et s'est penchée légèrement vers l'avant.

Maintenant, si le même bruit l'a effrayée, c'est le sterno-cléido-mastoïdien qui s'est durci et avec lui, l'individu en entier se tend vers le haut. Donc, à l'intérieur des choses que les verticaux ont en commun, il existe certaines différences entre le + et le -.

L'**osei vertical I+** nous donne l'habileté d'activer la **pensée intellectuelle contemplative**; objective, positive, active et créative.

L'**osei vertical II-**, toutefois, est l'activation de la zone de la pensée qui **pense d'abord au côté négatif des choses**. Son travail est d'améliorer, de perfectionner, de soulever des doutes à propos de ce qui existe et est pris pour acquis, mais qui peut être modifié et développé.

L'activation de la TA dans l'osei frontal

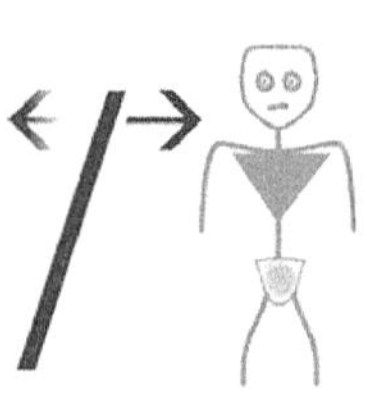

La TA de l'**osei frontal V** (+) et de l'**osei frontal V** (-) provient des **cellules musculaires** impliquant directement la **région f-e**. Dans les deux cas, le **mouvement se dirige vers l'avant**. Le CVP entier penche vers l'avant, en activant le **muscle et le système de combustion moteur**. Ce mouvement se **repose en se penchant vers l'arrière** pour retrouver son axe. Et qu'arrive-t-il lorsque nous activons ces deux oseis? Eh bien, **nous avons envie de bouger et d'agir**.

Vous souvenez-vous du bon temps que vous avez eu en participant aux activités et aux excursions lors d'un voyage?

Lorsqu'elle est faite à partir de l'**osei frontal**, l'activation de la tension autonome éveille le désir de courir et d'agir en utilisant nos muscles. Les enfants confinés dans un petit appartement deviennent agités parce qu'ils ne peuvent pas circuler librement. Quand ce mouvement est activé, ils inventent des jeux de courses, etc. Être en compétition est secondaire. Tout ce qu'ils veulent, c'est **courir.**

Nous ne parlons pas actuellement de problèmes de surexcitation, mais de TA, l'**activation naturelle** qui nous pousse à agir d'une manière ou d'une autre. **Frontal** signifie **se rendre à destination aussi vite que possible. En ligne droite.**

La route la plus courte entre deux points. Inventer de nouveaux chemins. Parfois, pour atteindre une destination, vous devez créer un pont afin de ne pas faire un grand détour. Le frontal est pur **pragmatisme.** Il développe des ponts, des roues, des voitures, des avions...

La **technologie** est étroitement reliée à cet osei. Les ingénieurs tendent à avoir un osei vertical, mais les **ingénieurs techniques** ont une qualité frontale.

Le frontal projette toujours le meilleur pour un **futur rapproché.**

L'**osei frontal** nous permet de **ne pas nous inquiéter sur-le-champ**, ou à propos d'un futur éloigné. Il se soucie de ce qui arrivera dans une semaine ou dans un an, etc.

Comme il se projette toujours vers l'avant, il est libre. Le frontal est **indépendant.**

Le plus important est le **but**. Ce qui se trouve de chaque côté est sans importance.

Si quelque chose va mal, ce n'est pas grave.

Il continuera et **improvisera** en cours de route. Il aime **agir seul.**

En équipe, il travaille avec chaque personne qui possède une idée claire de ce qu'est son rôle, chaque individu étant responsable de sa propre contribution.

Ils ne travaillent pas avec les autres... **ils font plutôt leurs propres affaires.**

Alors qu'ils avancent, vous pouvez les voir briller. S'**ils n'arrivent pas à progresse**r, ils stagnent et deviennent apathiques, et nonchalants.

L'osei frontal trouve difficile de travailler à l'ordinateur. Il est paralysé à l'idée de planifier ce qu'il va écrire.

Il obtient des résultats grâce à l'action plutôt que la planification. Il travaille en mouvement et aime l'action. Il n'a absolument aucun intérêt pour les potins ou les divertissements. La communication n'est pas son truc.

Les **épaules** sont ce qui prédomine dans l'aspect physique du frontal. Il possède habituellement des extrémités dynamiques, c'est-à-dire des **articulations bien formées.** Ces mâchoires carrées d'acteurs d'Hollywood, à la Rock Hudson... Toutes ces caractéristiques sont partagées par les + et les -.

Mais des différences existent.

L'**osei frontal V+** est **actif** et extraverti. Son moteur est ses épaules. Il se tend vers l'arrière et se déplace vers l'avant, toujours en train de faire quelque chose.

L'osei frontal VI- est **passif.** Les muscles pectoraux mineurs sont très présents et il a tendance à **lever les épaules** en creusant sa poitrine.

Le **frontal passif** avance **timidement** et sa volonté ne lui facilite pas la tâche pour faire les choses de la même façon que le +. Il **doit déterminer une destination à l'avance**, se projeter vers elle, au cas où et étudier tous les aspects négatifs afin que rien ne se passe mal.

Il est toujours en quête de succès et il a besoin d'être reconnu par les autres.

L'activation de la TA dans l'osei latéral

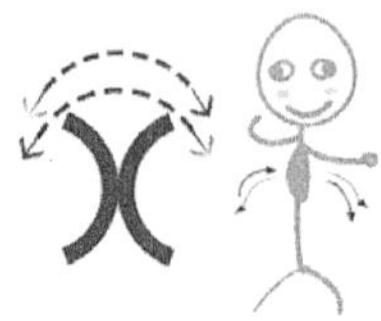

La TA de l'**osei latéral III** (+) et l'**osei latéral IV** (-) est intimement reliée aux **systèmes digestif et circulatoire,** autrement dit, elle appartient à la **région bilatérale.** Dans les **deux cas**, le **mouvement est latéral** et va **de gauche à droite**. Tout le CVP penche d'un côté ou de l'autre, en activant la région bilatérale. Et que se passe-t-il? Eh bien, quand le latéral est activé, nous **avons envie de communiquer et de partager.**

Pensez aux si bons moments que vous avez passés lors de soirées de fête, à quel point vous avez été heureux de converser avec les autres voyageurs, aux amis que vous vous êtes faits...

Lorsqu'elle est faite à partir de l'**osei latéral** et particulièrement si elle prédomine dans le Taiheki, l'activation de la tension autonome donne envie à tout le monde d'être **satisfait.**

Il s'agit d'un osei plutôt **gourmand.** Il aime manger et lorsqu'il finit, il pense déjà au prochain repas. Entre les repas, il prendra toujours des collations et quand il ne pense pas à la nourriture, il pense à un régime.

L'**osei III+** pensera à la nourriture qu'il fera pour ce régime. Cependant, l'**osei IV**- étant négatif, il se sentira coupable. Même s'il aime manger autant que le III, il pense toujours à ce qu'il devrait manger, à ce qu'est un régime équilibré et ce qui ne l'est pas, aux nutriments, aux calories. **Il mange en se sentant coupable.**

Le désir du latéral ne concerne pas uniquement la nourriture. Il concerne la recherche du **plaisir dans la vie,** les rires, l'**effervescence,** la beauté, comment rendre les gens encore plus magnifiques. C'est comme l'oeuf qui choisit le spermatozoïde le plus séduisant. Le latéral se soucie de l'apparence.

Le **mouvement latéral** est ce qui crée cette sensibilité ou cette réaction mentale. Le latéral aime décorer.

Une table sans un vase rempli de fleurs n'est pas la même. La sensibilité des frontaux voit cela comme un cauchemar, parce que la table a une fonction concrète: manger, étudier... Toutefois pour la sensibilité des latéraux, c'est la chose la plus importante dans leur vie. Ils aiment **bavarder, communiquer, rire, pleurer, se faire dorloter, aller sur les médias sociaux, clavarder en ligne...**

L'**osei latéral III+ est actif.** Si quelques jours passent sans qu'il rit, l'étincelle de vie en lui s'éteint. Simplement en riant une seule fois, elle se rallume et alors, son existence retrouve son sens. Ses yeux scintillent, son visage rayonne, mais si ça ne se produit pas, il devient morne.

Il est réellement **bruyant** lorsqu'il travaille. Il parle en travaillant. Mais si le patron vient lui dire de se taire, soudainement le travail qu'il accomplissait gaiement se changera en véritable corvée. Il remonte toujours le moral de tout le monde: *Bonjour, quelle belle journée, aujourd'hui! Comment allez-vous?*

Dans l'osei +, on retrouve une **différence considérable entre les deux côtés du corps.** Leur **tête** et leur **visage** sont très petits et ronds. C'est l'impression qu'ils donnent parce qu'ils ont généralement d'extrêmement proéminentes **joues** rondes. Cependant, leurs **épaules** sont inconsistantes et affaissées. Si vous voyez une personne dont le sac à main glisse toujours sur son épaule, vous pouvez être assurés qu'elle a une latéralité très prononcée. Dépourvus des épaules vigoureuses des frontaux qu'ils envient tellement, ils ont décidé d'inventer les épaulettes.

Généralement, les latéraux arborent une importante **courbure dans le dos.** Leur **nombril** est de forme **arrondie** et leur corps est bien galbé. Ils sont habituellement ronds et leur ventre a tendance à se démarquer du reste.

L'**osei latéral IV- est passif.** Il aime manger, il a toujours faim, mais souvent, la nourriture qu'ils ingèrent ne lui convient pas. En général, il souffre de nombreux **problèmes digestifs.** Il devient végétarien, végétalien... décortiquant sa nourriture... peu importe, pourvu qu'il puisse continuer à manger sans être torturé par son processus digestif. Il **manque** souvent de **plaquettes.** Quand la TA latérale - coagule et devient la TPE, la **leucémie** peut se développer.

Les problèmes de **foie**, l'**anémie**, etc. sont également typiques. Le latéral - aime autant parler que le +, mais il attend jusqu'à ce qu'on le lui demande. Puis, il répond piteusement. Plutôt que de donner de l'**affection**, il espère en **recevoir.** En étant passif, il n'a pas la visibilité du III. Le latéral - semble avoir des épaules, mais il n'a aucune force musculaire. Cette apparence décevante est due au fait que ses **clavicules** ont la forme d'un **support** à vêtements.

Si vous avez l'**osei du Taiheki IV**, il est probable que vous **réprimiez constamment vos émotions.**

L'activation de l'AT dans l'osei de la rotation

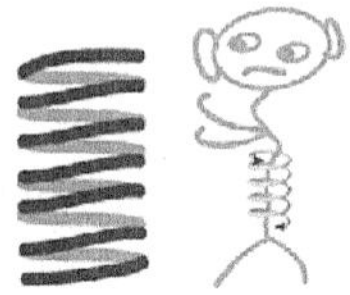

La TA de l'**osei rotatif VII** (+) et de l'**osei rotatif VIII** (-) est étroitement reliée au **système excréteur, ou conclusif, de la région intermédiaire dynamique**. Dans les deux cas, le **mouvement est rotationnel**. Tout le **CVP se tord et tourne** comme un tire-bouchon, puisqu'il active le **système urinaire.**

Et que se produit-il? Eh bien, lorsque ceci est activé, nous sommes désireux de **nous défendre** et de **défendre ce qui nous appartient.**

Repensez à comment vous avez défendu votre siège pendant tout le voyage... Pourquoi est-ce que tout le monde voulait le voler? Ce n'est pas le meilleur siège de tout le train, mais c'est le vôtre.

C'est l'habileté de définir ce qui est nôtre. Manchester versus Chelsea. Mon clan contre les autres clans. Mes enfants. Ma maison. Mes possessions. Mon argent. Moi et le mien sont très liés à l'acte d'**uriner**. Les animaux marquent leur territoire en urinant pour le délimiter.

Uriner dans les coins obéit à une intelligence cellulaire et ancestrale. C'est la raison pour laquelle vous avez décidé de faire castrer votre joli chaton. En passant, si pour une quelconque raison, vous devez confronter quelqu'un, essayez de le faire avec une **vessie pleine**. Quand nous avons envie d'uriner, nous devenons tous **tendus et impatients**. Avec cette activation, nous voulons **défendre ce qui nous appartient** et nous aspirons à obtenir une sécurité concrète: posséder une grande maison, avoir une importante compagnie, être un patron... C'est le père qui insiste pour que ses enfants reprennent l'entreprise familiale. C'est un comportement très typique de l'**osei rotatif +. Dominateur et autoritaire.** Cet osei a également beaucoup à voir avec la **transpiration.**

Il y a des gens qui ne transpirent jamais et d'autres qui transpirent à profusion. Vous trouverez certainement de la TPE dans l'osei rotatif. Si pendant la pratique du Katsugen, leur corps se tord au niveau de la taille, une partie de cette tension se régulera par elle-même. Une autre caractéristique du **rotatif** est qu'il n'est pas du tout intéressé à regarder les choses qui se trouvent à distance et à contempler, comme l'osei **vertical** le fait. *C'est loin? Ça ne me regarde pas. Si ça ne m'appartient pas, je ne suis pas le moindrement intéressé.* ***C'est près...*** *Ça m'intéresse...* Tout ce qui est à lui et tout/tous ce/ceux qui se trouvent dans son entourage immédiat, dans un **périmètre de 360 degrés.** Le rotatif a l'habileté de voir **ce qui est derrière nous.** La tension de la rotation est toujours prête à **couvrir les arrières.** Préservant la sécurité de l'immédiat et **anticipant toute éventualité.**

Le rotatif possède les compétences pour tout gérer à proximité, en s'assurant qu'il ne manque de rien; de nourriture, d'argent...

Le rotatif a besoin d'avoir ce dont il a besoin pour aujourd'hui, autant pour lui que pour ses enfants et même pour le voisin, s'il le considère comme faisant partie de sa tribu. **Il aime être puissant**, posséder sa propre brigade. Tout posséder! Les femmes, les palais, les îles...

VIII est comme ça également, mais au **sens négatif**. Plus que d'obtenir des choses, il ne veut rien perdre.

Il est plus défensif qu'offensif. Il est toujours conscient de toute force externe qu'il considère pouvoir représenter une menace.

Dans l'ensemble, les partisans qui crient le plus fort dans une partie entre Manchester et Liverpool ont tendance à être **rotatifs -**.

Une autre de ses qualités est qu'il **nécessite beaucoup d'attention**, alors il **tend à exagérer** les choses. S'il a pêché un poisson de 30 centimètres, au récit de l'anecdote, le trophée aura un mètre de longueur. Il aime aussi **contester les choses. Il se sent renforcé en faisant des rotations dans l'opposition.**

Autant le **VII** que le **VIII, aime sentir les choses en les touchant**. L'évier est bloqué et nous recevons un plombier déformé à la voix rauque. Il s'accroupit, dévisse les tuyaux, regarde, enfonce ses doigts à l'intérieur et fait ressortir la saleté. Lorsqu'il a terminé, il les replace ensemble, les revissant vigoureusement et les laisse en parfait état de fonctionnement. Si au lieu d'être rotatif, le plombier était frontal, gare à vous! Il y passera moins de temps, facturera plus et sera beaucoup moins efficace. Initialement, vous pourriez avoir tendance à lui faire davantage confiance; puisqu'il vous dira qu'il aurait pu le faire les yeux fermés. Mais peu de temps après qu'il ait terminé, vous vous rendrez compte que les tuyaux coulent. Le rotatif ne peut pas faire ça. Il terminera bien son travail, le vérifiera et **revissera le tout** si fort qu'après, il sera pratiquement impossible pour le prochain plombier de le dévisser à nouveau. Le rotatif, autant actif que passif, **veille sur son entourage**.

La différence est que, dans le cas du VIII, il doit y avoir un **compétiteur**, alors que pour le VII, ça n'a pas d'importance qu'il y ait un opposant ou non. **Il fait ses propres choses.**

L'activation de la TA dans l'osei central

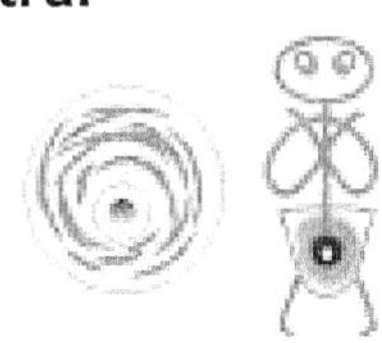

La **TA** de l'**osei central IX** (+) et de l'**osei central X** (-) est intimement reliée au **système conjonctif, reproducteur et régénérateur** de la région intermédiaire statique. Pour les deux, le **mouvement** est central.

Le CVP entier possède l'habileté de comprimer et d'ouvrir. Et qu'arrive-t-il? Eh bien, nous nous intéressons au **sexe et aux choses profondes de la vie.**

Repensez aux sensations internes intenses que chaque paysage qui défile, chaque expression de la nature a éveillées en vous... Vous êtes-vous délectés de tomber en amour pendant le voyage? Combien de temps s'est-il passé depuis que vous avez eu du plaisir à faire l'amour, à recevoir des caresses?

Dans cet osei, **si le sexe est inhibé, la vie est bloquée**.

Nous ne dirons pas que dans cet osei, tout est une question de sexe, mais disons que c'est très important, particulièrement si la personne a un **osei central + pour Taiheki**.

L'**osei central** est celui qui pose les **questions métaphysiques**, pas celles provenant de l'intellect du **vertical**, mais celles venant de la profondeur. *Pourquoi y a-t-il des différences entre les femmes et les hommes? Pourquoi existons-nous?* Ces questions sont vitales et complexes et bien que l'on puisse facilement les poser, elles émergent tout droit de l'enfance.

Cet osei joue un rôle pendant la puberté. Nous sommes éveillés au **désir de faire l'amour**. C'est la **qualité principale de cet osei. Il veut être vivant**. Sentir la vie. Sentir profondément la vie. **Ressentir la communication profonde**.

Pour le **latéral**, la communication est ressentie dans la relation avec les amis. Les amis, les amis et encore plus d'amis. Pour le **central**, c'est différent... Il n'y a pas suffisamment de profondeur dans l'amitié. Pas plus qu'il ne se soucie beaucoup de la nourriture.

Le **sexe est son truc**. S'il n'y a pas de sexe, s'il n'y a pas un sentiment profond de relation humaine, même si ce n'est qu'avec une seule personne, il va dépérir. Il n'a pas besoin de milliers d'amis.

Il n'a pas besoin de parler. Il n'a pas besoin de s'amuser, ou de danser, ou de rire pendant le repas avec ses collègues de travail, comme le latéral.

Avoir simplement **une personne spéciale**, à qui il fait confiance et de qui il se sent vraiment proche, est suffisant. Alors, **sa vie rayonne**.

S'il a plusieurs amis dans son entourage, mais qu'**il n'a pas la personne spéciale qui est primordiale** dans sa vie, il **s'effondre**. Son **esprit** est **absolu**. Tout ou rien. Tout ce qui le fait **ressentir profondément** lui est important: la musique, la peinture, l'expression, la poésie, la littérature...

Laisser la vie s'exprimer et la laisser transmettre quelque chose de profond. **Communiquer avec l'éternel.** Avec **l'infini**. Tout ce qui tend à être associé avec le concept de **l'âme**.

Dans le **central**, il y a un désir naturel de **vivre avec son âme**, autant dans le + que dans le -.

Le + est introverti, tourné vers l'intérieur et actif.

Le - est extraverti, expansif et passif.

La vie se manifeste et c'est ce que le central souhaite. C'est le **désir profond de procréation**, de donner une **continuité aux espèces** et avec elles, à la vie elle-même.

Comme le **+ est introverti,** la tension et l'activité centrale est aussi intense qu'un **trou noir**. Un trou noir possède le maximum de gravité et quand cette gravité maximale est concentrée intérieurement, l'extérieur disparaît.

Le **central ressent la vie, l'éternité, dans le ici et maintenant**. Le + et le - aiment la vie, les enfants, le sexe, la famille... Que tout soit une **unité**. Il se soucie de l'union de tous. **Les liens de sang.**

La différence est que le + **est porté vers l'intérieur et il tient à son entourage très rapproché.**

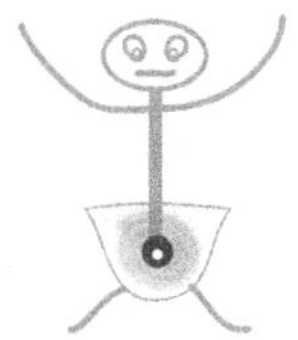

L'**ouvert**, c'est-à-dire le -, à cause de son **pelvis en ouverture**, possède une excellente **capacité à donner** et prend soin de tous les chats de gouttière et les chiens qui passent près de lui. **Ils le concernent tous.** Quelle générosité, n'est-ce pas? Eh bien, pas autant que ça en a l'air. En **prenant soin** et en donnant en apparence, **il reçoit.**

Instinctivement, il donne pour recevoir, parce que de cette façon, il **recharge son énergie.**

L'exemple le plus primitif et fascinant est une femme enceinte.

Son **pelvis** s'ouvre graduellement et à l'ouverture maximale, elle donne naissance, entraînant un **dévouement instinctif** et inconditionnel **envers le nouveau-né.**

Présence, soins, don...

Mais en même temps, à travers les soins offerts au bébé, elle reçoit l'énergie dont **ses hanches ont besoin pour revenir à leur état antérieur.**

L'ouverture possède l'**habileté de s'occuper de tout**. C'est la **dispersion** personnifiée.

Est-ce qu'une personne à la stature généreuse, avec un postérieur plat, un pelvis ouvert et des pieds tournés vers l'extérieur vous vient à l'esprit? Une authentique *mamma*. Dévouée aux autres, elle se sent vivante.

Les sujets intellectuels importent peu. **S'il n'y a personne de qui s'occuper, la vie, le désir de l'osei X sont éteints.**

Pour l'osei IX, la même situation se produit, mais sans dispersion. C'est le **IX** qui a le plus **besoin** de cette **personne spéciale** avec qui communiquer en profondeur.

Et voilà, un bref aperçu des oseis. Que pensez-vous de tout ce que **Noguchi a découvert**? Son savoir et sa contribution sont immenses et exigent encore de l'exploration. Généralement, en chaque individu et dans sa complexité, il y a toujours un certain osei en + qui prédomine et un autre en -.

Tout ceci nous aide à **nous connaître**. Nous voulons tous être entendus et compris. Lorsque cela n'arrive pas, nous nous sentons frustrés. Toutefois, c'est normal, parce que nous sommes tous différents et nous vibrons différemment.

La connaissance de l'osei nous offre cette **dimension**. En reconnaissant et en acceptant ces différences, nous pouvons observer où vont tous ces **désirs vitaux, à travers lesquels chaque individu expérimente la vie**.

Ce que nous ressentons n'a pas à être partagé. Nous percevons et sans aucun effort, nous apprenons à apprécier les autres. Si cela se produit, la communication sera déclenchée. **Toucher l'âme des autres uniquement à travers les mots, en faisant appel à leur esprit objectif, s'avère impossible**.

Je sais que vous êtes désormais très familier avec l'intelligence vitale... Vous l'avez toujours été... Mais il est bon de connaître comment elle travaille organiquement.

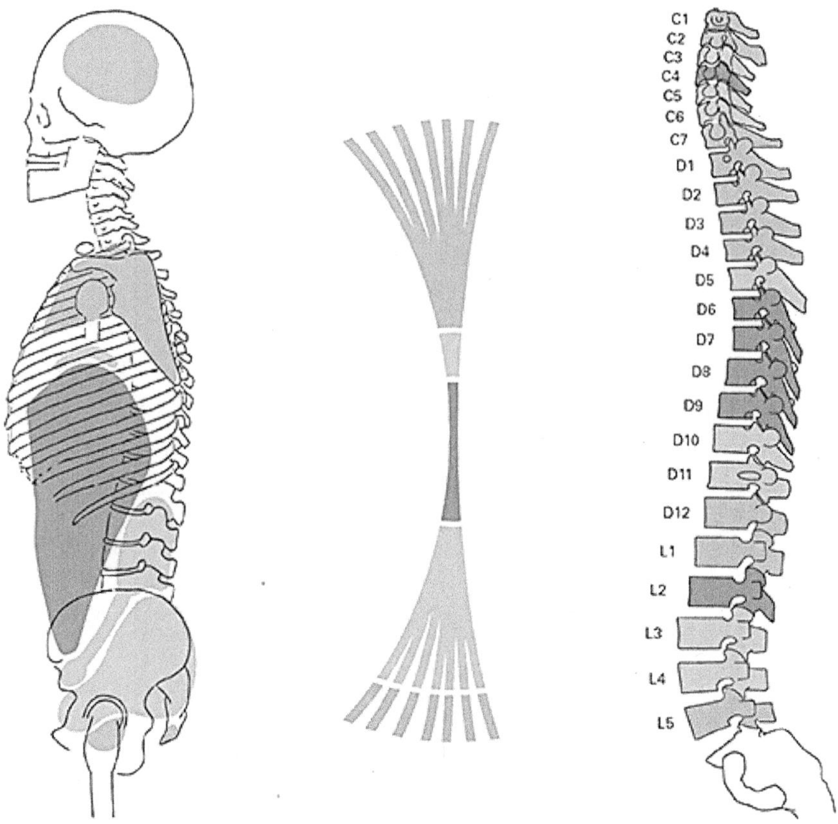
C1
C2
C3
C4
C5
C6
C7
D1
D2
D3
D4
D5
D6
D7
D8
D9
D10
D11
D12
L1
L2
L3
L4
L5

Chapitre 7

Épilogue

Ding, dong, ding, dong! Vous avez atteint votre destination. N'oubliez pas de prendre vos effets personnels avec vous.

En créant, vous cessez d'être vous-mêmes et vous mettez votre corps, vos doigts qui tapent sur le clavier de l'ordinateur, votre énergie vitale, au service de Dieu sait quoi.

Lorsque j'écris, je suis une autre personne. Je sens que je deviens intelligente à travers l'écriture. **Les écrivains sont des médiums qui utilisent la force créatrice pour s'exprimer**. Ceux qui vivent auprès d'une personne possédée par l'écriture deviennent absorbés en observant cet ensemble de cellules qui sont là, mais à la fois, qui n'y sont pas. La personne possédée habite un monde intérieur. Ses yeux vous regardent, mais elle ne vous voit pas. Sa bouche vous parle, mais ses mots sont automatiques. Ses oreilles reçoivent vos commentaires, mais elles ne les assimilent pas.

Je dis maintenant au revoir à ce qui m'a possédée pendant cette tâche. En quelque sorte, je retrouve ma vie de tous les jours. J'espère sincèrement que ce livre vous offre une grande révolution vitale. Que ces pages cessent d'être des mots et deviennent des expériences. Je ne voulais pas vous le dire au commencement, mais ce voyage que vous avez débuté à la page 1 n'a pas de fin... mais une destinée. Votre destinée commence maintenant.

Les services offerts par cette agence de voyages se terminent ici. Le forfait incluait des outils, un savoir-faire et un cadeau que vous pouvez déballer. Ce sont des ailes faites sur mesure.

Où sont les instructions? Ne craignez rien! Elles sont incrustées en vous. À l'intérieur de vous, vous avez installé la **micropuce vitale qui allume la vie. Le coffre vital d'outils de développement pour l'intelligence vitale est maintenant vôtre. La vie est parfaite et vous le savez déjà. Vous allez prendre votre envol**. Il est si bon de sentir des papillons dans votre estomac à nouveau!

Toutefois, souvenez-vous que voler requiert de garder votre **cordon ombilical** attaché à sa base.

Vous connaissez déjà le secret: la COORDINATION.

L'air perd de sa magie s'il ne peut toucher la Terre. Le plaisir de planer au-dessus des champs, par-dessus les sommets des plus inaccessibles montagnes, au-delà des profondeurs bleues de l'océan, perd de sa grâce s'il nous conduit au douloureux exil de ne plus jamais pouvoir toucher la terre à nouveau.

Retrouver nos racines, nous retrouver nous-mêmes... Décoller en sachant que nous aurons toujours une place pour atterrir.

Un arbre **a l'ordre suprême de vivre**. La vigueur n'est pas dans sa taille, mais dans le Ki qu'il est capable d'accumuler à l'intérieur. Le Ki... Ce Ki est celui qui défait les câbles qui retiennent ses branches... La respiration... L'observation.

Le véritable pouvoir ne se retrouve pas dans les objets inanimés. Tout ce que nous construisons à des fins de sécurité peut se désintégrer à tout moment. Rien ne reste... tout passe et nous passons... Nous sommes des navires qui passent dans la nuit.

Les décisions importantes ne proviennent pas de notre planification, mais de la force décisive de notre vertèbre lombaire 4. De là découlent les révélations les plus instinctives qui transforment notre existence. Les choses arrivent pour une raison... mais c'est aussi pour une raison que certaines d'entre elles n'arrivent pas...

Le petit prince s'est battu pour préserver sa planète des racines de baobabs. Le secret n'est pas de lutter contre, mais pour quelque chose. Lutter contre la guerre ou être en faveur de la paix? Pester contre notre société ou transformer notre environnement?

Avec son regard enfantin, le petit prince voyait les choses très différemment de la façon que les adultes les voient, mais quelle perception est la vraie? Nous apprenons... Plutôt, on nous enseigne à regarder notre réalité, depuis que nous sommes tout petits, et ce que nous voyons réellement n'est qu'une minuscule partie de ce qui englobe vraiment la vie. Platon l'a très bien décrit avec sa fameuse *Caverne*.

Le **Seitai** contient davantage qu'une simple perception. Il renferme une **sagesse et des points de référence**. Il nous donne des **outils** qui nous permettent de conquérir l'espace. Un être flétri se saisit de peu de choses. Garder nos yeux rivés au sol et nos bouches closes nous rend contrôlables.

Pour moi, le Seitai est le plus grand cadeau que j'aie reçu. Le boulanger qui me vendait du pain tous les jours m'en a d'abord parlé et je lui en serai éternellement reconnaissante. Maintenant, je vous en fais cadeau. Avez-vous déjà déballé vos ailes? Nous avons atteint notre destination. Je vous dis au revoir et bonne chance. Je n'aime pas les au revoir. Je suis certaine que nous nous rencontrerons encore quelque part. Peut-être nous rencontrerons-nous en personne à l'une des conférences que je donnerai, dans certains des ateliers expérimentaux que j'offrirai, dans certaines des présentations que je ferai pour ce livre qui n'est plus le mien, mais le vôtre. À travers ce voyage, nous sommes devenus épris l'un de l'autre et je suis certaine que ce lien ne se brisera jamais, mais nous gardera unis et nous aidera dans notre lutte dans laquelle l'**intelligence vitale** prévaut.

Le Seitai ne prêche jamais. Le savoir et les pratiques sont un trésor, mais ce n'est pas tout le monde qui sera en mesure de percevoir la vaste dimension qu'ils renferment. Parlez-en aux autres, si vous en avez envie et s'ils ne veulent pas vous écouter, ça va. Il est difficile pour les humains de briser les structures et d'incorporer de réelles innovations. Nous préférons nous fondre... Une période difficile pour le lyrisme... Mais tout ce qui en vaut la peine trouve éventuellement son époque et sa place. Si vous pratiquez, les autres remarqueront les changements en vous. Ce sont des transformations intangibles, mais pour être honnête, l'intangible est la chose la plus réelle. Nous sommes entourés de biens matériels, d'objets, mais l'intangible, **ce qui ne peut être mesuré**, est ce qui nous offre réellement les magnifiques expériences de la vie. À ma connaissance, personne n'a encore été capable de prendre les mesures de l'amour ni de l'excitation de voir un amandier fleurir pendant un printemps gris ni du sentiment inexplicable de recevoir la nouvelle d'une naissance, aussi ancienne que soit cette coutume, elle ne cesse de nous ravir...

Qui oserait quantifier la valeur d'une conversation autour d'un bon feu, en profitant d'un verre de vin, assis tout près de votre bien- aimé.

L'intelligence vitale ne peut être **mesurée** par personne. Cependant, elle peut être **vécue** par tout le monde.

Les bons moments de nos vies ne peuvent être quantifiés. **Je suis une adepte de l'intangible**, de ce qui ne peut être touché ou vu, mais qui, en même temps, est présent dans tous les aspects de nos vies. Nous sommes des guerriers sacrés de l'intangible. Et quand nous le réalisons, le tangible s'entrelace avec l'intangible et la vie atteint une dimension dans laquelle nous pouvons possiblement être dignes, enfin, du titre d'ÊTRE HUMAIN... avec des lettres majuscules.

J'écris cet épilogue sur le train, en direction de Barcelone, en écoutant une splendide musique. J'ignore si vous la connaissez. C'est *l'Adagio pour cordes, op.11, de Samuel Barber.*

Je ne peux l'entendre sans me sentir profondément émue. Habituellement, je pleure. Quelle sensibilité sommeille à l'intérieur d'une personne pour qu'elle arrive à créer quelque chose de semblable? Et que dire de ce merveilleux poème, cette réflexion, vous pouvez l'appeler comme vous le souhaitez, de Borges?

Si je pouvais de nouveau vivre ma vie.
La prochaine fois, je tâcherais de **commettre plus d'erreurs**.
Je ne chercherais pas à être aussi parfait, je me détendrais davantage.
Je serais plus **bête** que je ne l'ai été.
Je prendrais moins de choses au sérieux.
Je serais moins pointilleux.
J'accepterais de prendre plus de risques, je voyagerais davantage.
Je contemplerais plus de crépuscules.
Je gravirais plus de montagnes et je nagerais dans plus de rivières...
J'irais à plus d'endroits où je ne suis pas allé.
Je mangerais plus de crème glacée et moins de fèves.
J'aurais plus de véritables problèmes et moins de problèmes imaginaires.
J'étais l'un de ceux qui vivaient raisonnablement
et méticuleusement chaque minute de leur vie.
Bien sûr, j'ai eu des moments de bonheur.
Mais si je pouvais remonter le temps, j'essaierais
de n'avoir que des moments heureux
et de ne pas perdre de temps précieux.
J'étais une personne qui n'allait
jamais nulle part sans un thermomètre,
une bouillotte, un parapluie
et un parachute. Si je pouvais vivre à nouveau,
Je **voyagerais** plus **frivolement**.
Si je pouvais de nouveau vivre, je commencerais
à marcher pieds nus au début du printemps
et je continuerais de le faire jusqu'à la fin de l'automne.
Je ferais plus de tours de manège,
je contemplerais davantage les nuits
et je jouerais plus avec les enfants.
Si je pouvais avoir une autre vie devant moi.
Mais j'ai 85 ans, vous voyez, et je sais que **je vais mourir**.

Je demeure sans mots devant la création humaine, mais tout ce que nous avons créé n'est rien en comparaison à la création de la vie. L'intelligence est de vivre sans faire de surdose. Vivre sans autant de contrôle **donne du pouvoir**. En ne sachant rien... Le cercle n'a ni début ni fin.

Noguchi terminait toujours ses conférences de la même façon.

Mamine avait adopté la même formule...

Et je ferai de même...

À suivre...

Ce livre est un hommage
à ***Haruchika Noguchi.***
Avec lui, je commémore le quarantième anniversaire de son décès, le même nombre d'années que son élève, Karsumi Mamine, a consacré à approfondir et à développer son legs. Mon infinie gratitude va à tous les deux.

Laura Lopez Coto

Le Seitai en images

Seitai

Zéro est la plus grande métaphore.
L'infini, la plus grande analogie.
L'existence, le plus grand symbole.

Fernando Pessoa

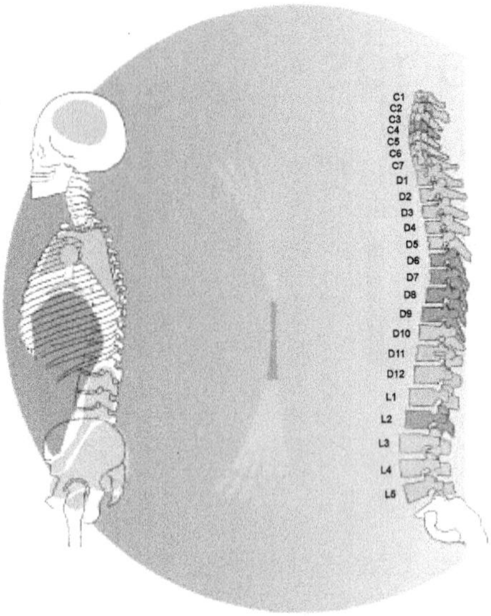

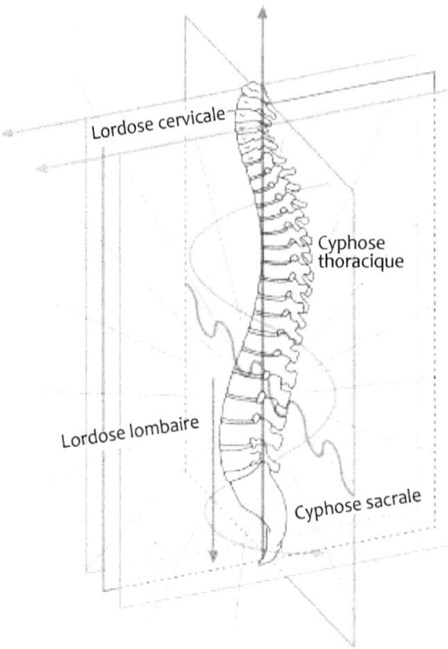

Photos numéro 1 et 2: Les régions du CVP et de la colonne vertébrale tridimensionnelle

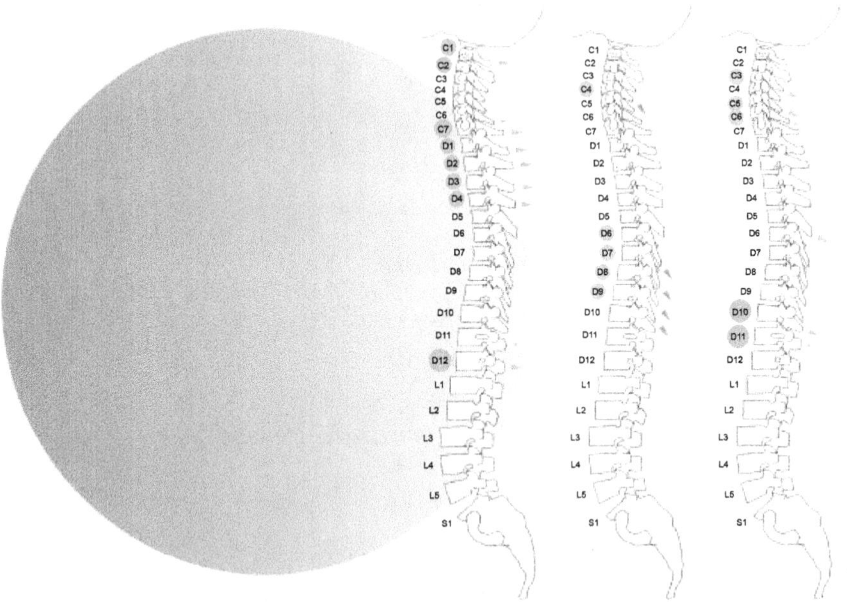

Photo numéro 3: La colonne vertébrale et les vertèbres selon les régions

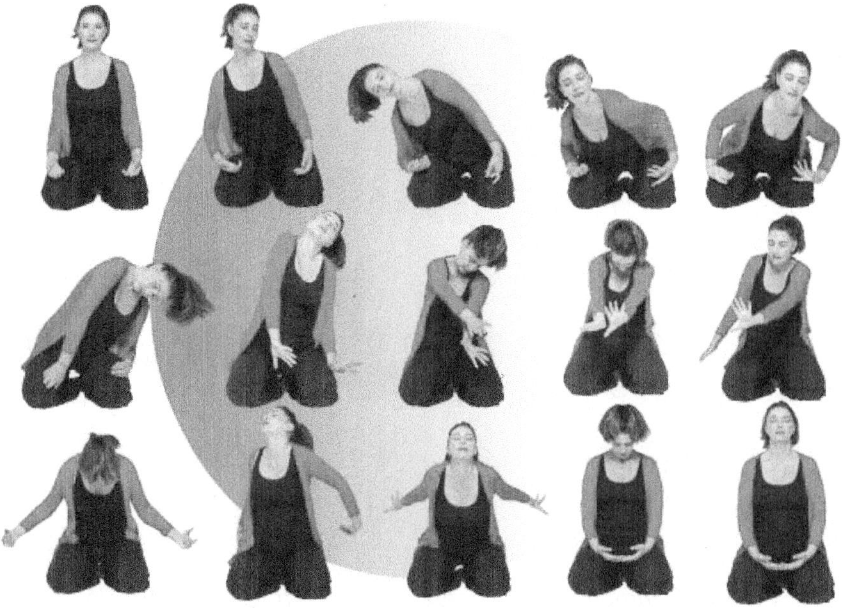

Photo numéro 4: La pratique du Katsugen Undo

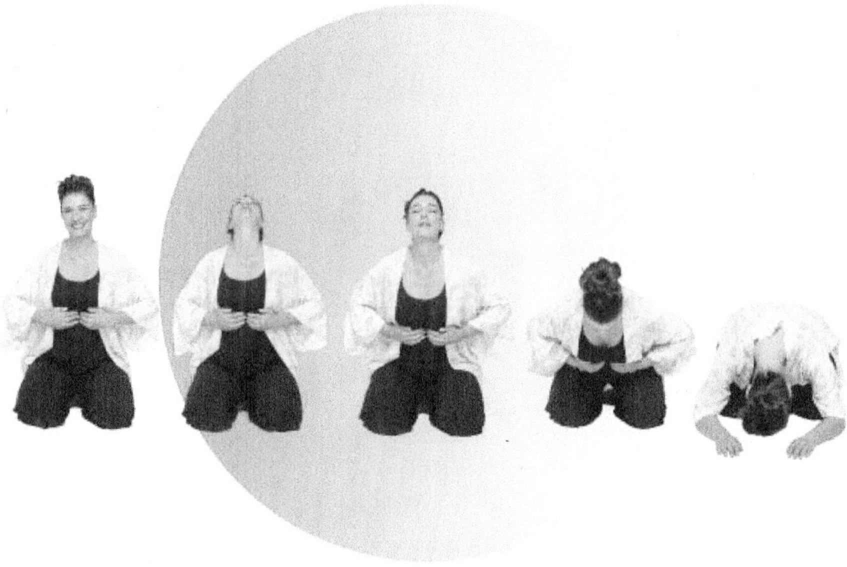

Photo numéro 5; Exercice 1: Évacuer le Ki.

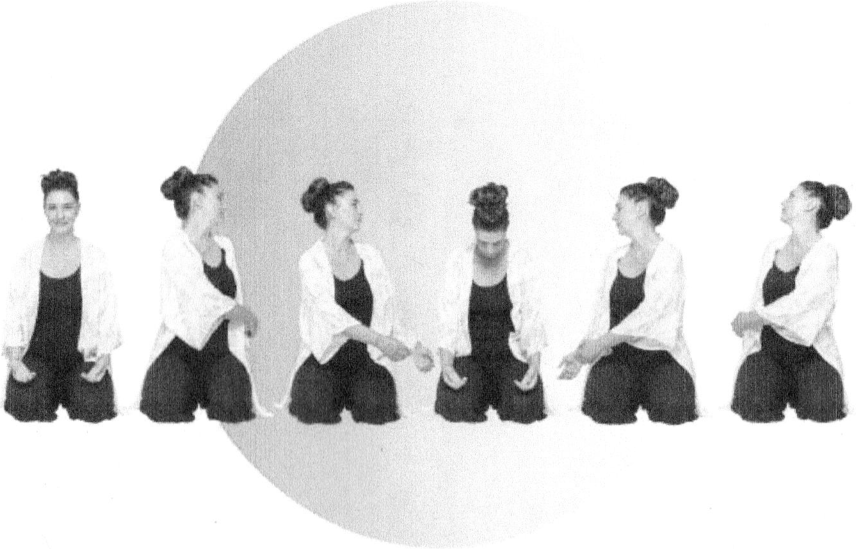

Photo numéro 6; Exercice 2: Faire une torsion de la taille.

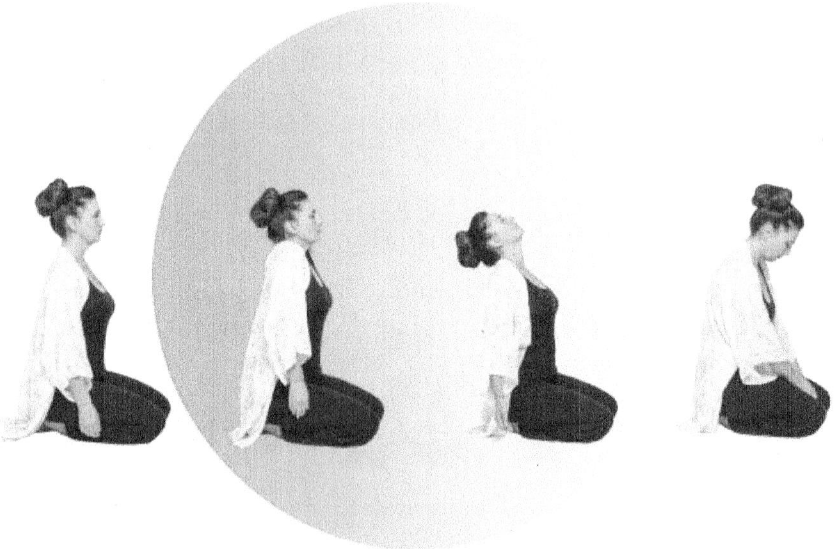

Photo numéro 7; Exercice 3: Les épaules

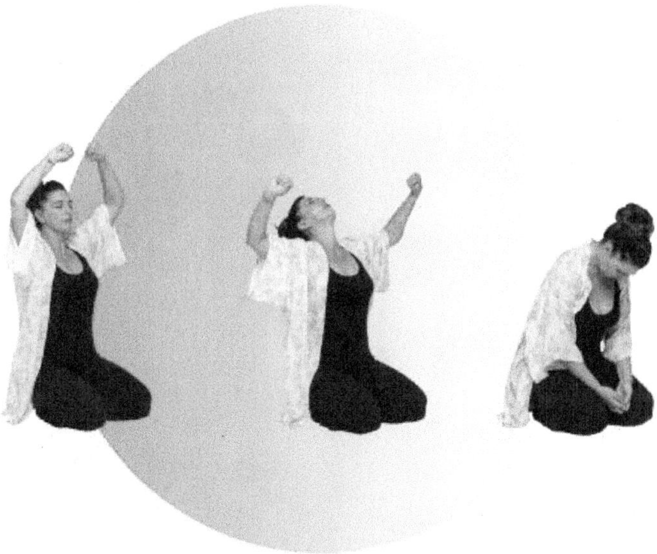

Photo numéro 8; Exercice 4: Activer le bulbe rachidien.

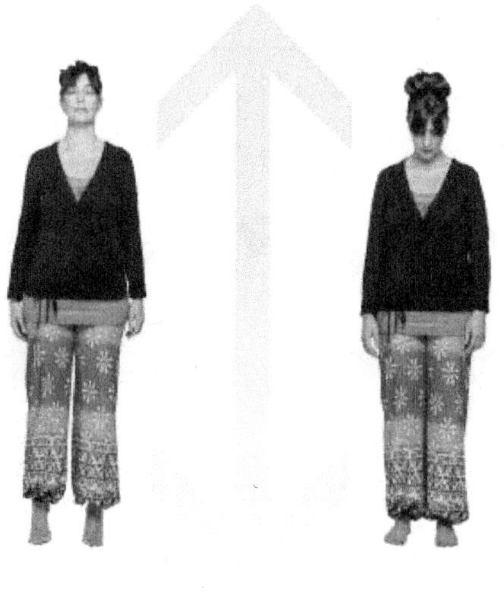

Photo numéro 9: Le va-et-vient vertical

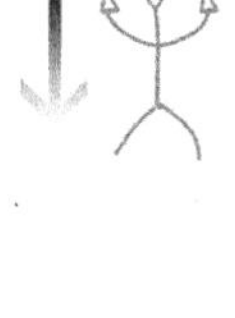

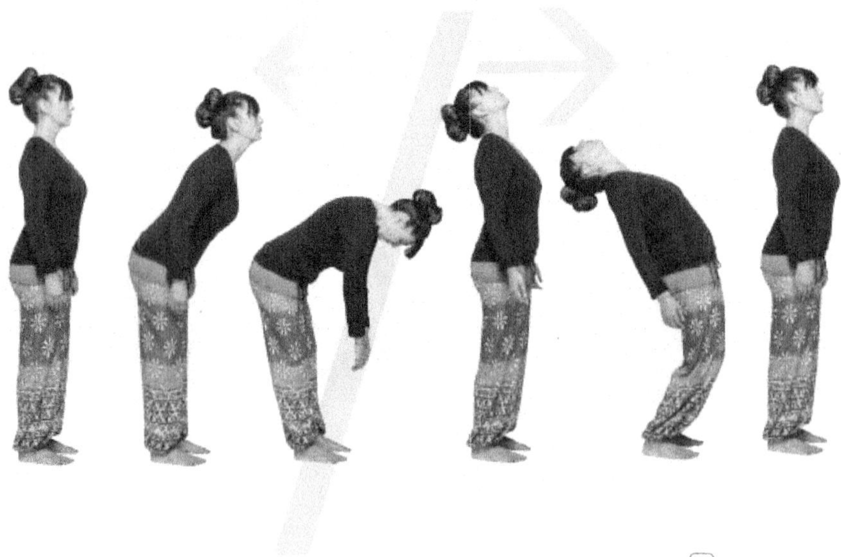

Photo numéro 10: Le va-et-vient frontal 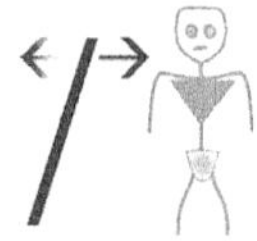

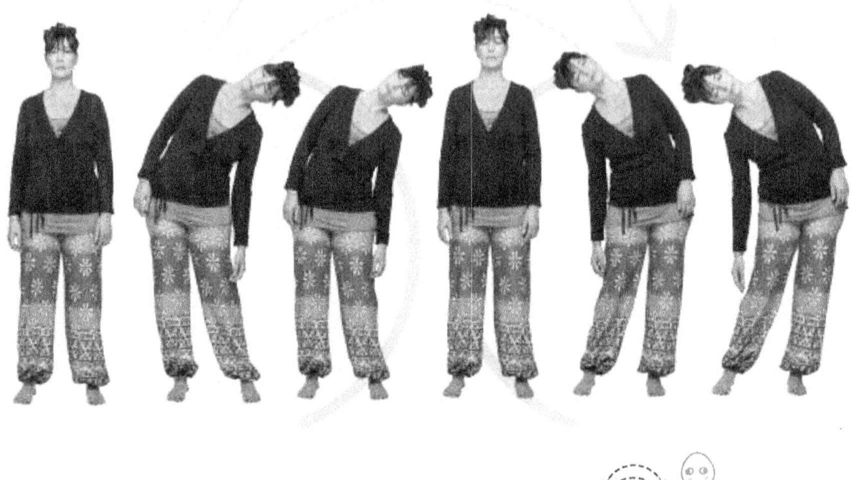

Photo numéro 11: Le va-et-vient latéral 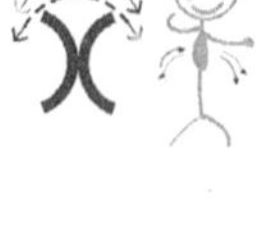

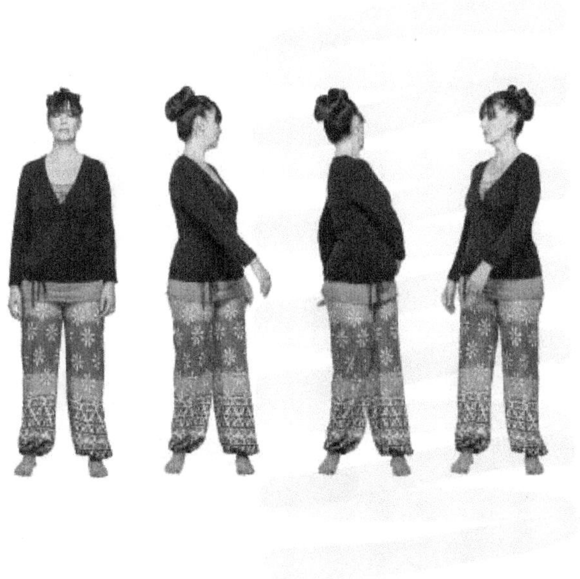

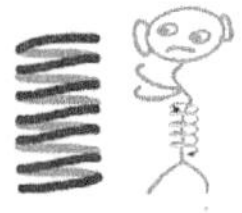

Photo numéro 12: Le va-et-vient rotatif

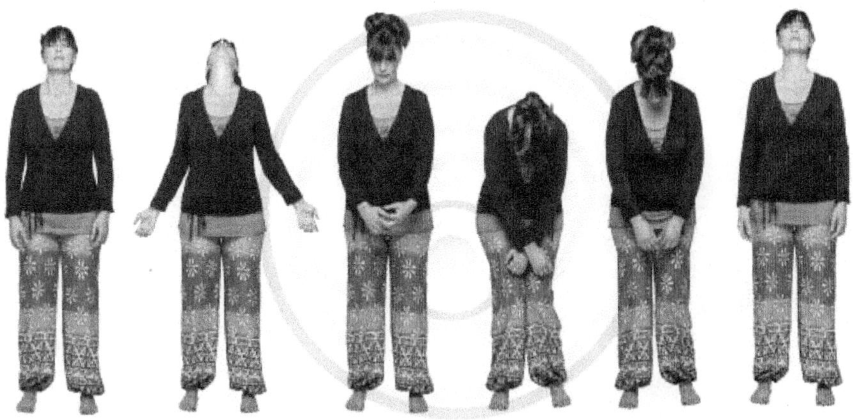

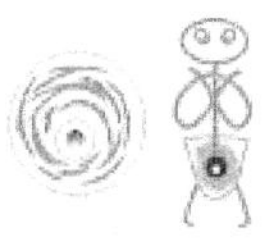

Photo numéro 13: Le va-et-vient central

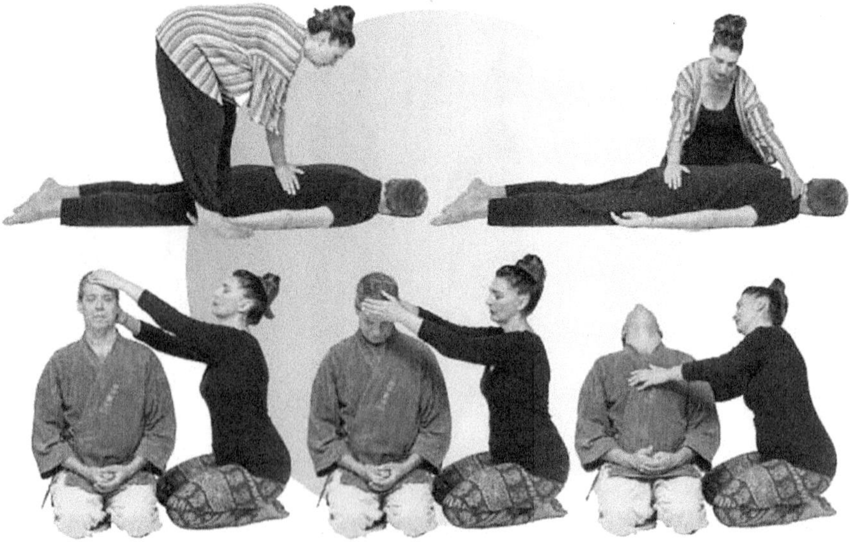

Photo numéro 14: La pratique du Yuki

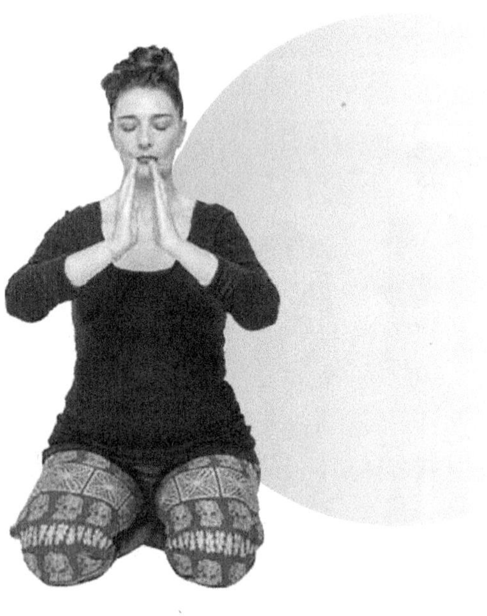

Photo numéro 15: La pratique du Gyoki

Si vous n'agissez pas avec toute votre vigueur, si vous manquez de connaissances pour faire naître la vie à travers la mort, un état de santé ne peut être atteint. Il est possible de croire que l'être humain est vivant grâce à sa propre volonté, mais ce n'est pas le cas. Un être humain vit simplement; c'est tout. Le désir spontané de vivre ne provient pas de l'individu, mais d'un désir de la nature elle-même.

Haruchika Noguchi (1911-1976)
Fondateur de la culture Seitai.

Je suis convaincue que le Seitai, le legs du Maître Noguchi, est la culture spirituelle la plus innovatrice et significative que l'humanité a reçue au cours de ce siècle.

Narciso Yepes (1927-1997)
Guitariste et adepte du Seitai.

Oh! Quelle surprise! Tous les enfants japonais parlent japonais. Aucune raison de vous inquiéter! En plantant les semences de l'habilité avec patience et répétition, les semences fleurissent.

Sinichi Suzuki (1898-1998)
Créateur de la méthode Suzuki pour comprendre
et apprendre la musique,
philosophe et adepte du Seitai.

Je sais où je suis maintenant. Mais si je n'avais pas fait la connaissance du Seitai, il y a dix ans, je ne sais pas où je serais. Peut-être que je ne serais pas ici.

Ricardo Sanz (1968)
Journaliste, adepte du Seitai.

L'auteure

Laura López Coto est née à Madrid, en 1965. En plus de promouvoir la culture Seitai, elle est journaliste, scripte pour twitter et femme d'affaires. Elle a collaboré à l'écriture de *El Movimiento Vital* (Le Mouvement vital), de Katsumi Mamine Miwa et est l'autrice de *Seitai : L'intelligence vitale*.

Elle dédie actuellement ses efforts à aider à diffuser les découvertes transcendantales faites par Haruchika Noguchi, au cours du 20e siècle, au Japon. Ce fut un processus ardu de trouver le langage et les formulations appropriés pour transmettre ce savoir révolutionnaire, ce qui explique pourquoi le Seitai a à peine été connu avant aujourd'hui.

Comme journaliste, elle a travaillé dans l'équipe des nouvelles, sur la chaîne 3, qui couvrait les affaires juridiques, sociales, les actualités culturelles et les reportages spéciaux. Elle a également travaillé au théâtre comme fondatrice et directrice de la compagnie *El Público*.

Elle est la directrice au contenu pour le producteur de télévision, *Canal Abierto Producciones*, pour qui elle a réalisé des reportages et des documentaires, principalement pour Mediaset.

Actuellement, elle se dédie surtout à offrir des ateliers pratiques de Seitai basés sur son expérience. Elle donne aussi des conférences pour présenter son roman, de nouveaux éclairages de la culture Seitai transposables au monde de la science, du sport dans toutes ses sphères, des affaires, des arts et de la création.

Pour en savoir plus :

Web : http: / / **www.seitaiinteligenciavital.com**

Courriel: **laura.seitai@gmail.com**
seitai@seitaiinteligenciavital.com

Youtube : http: / / www.youtube.com/ c/ SeitaiInteligenciaVital

Facebook : https : / / www.facebook.com/ seitai.inteligenciavital
http: / / www.facebook.com/ seitailauralopezcoto

Twitter: http: / / twitter.com/ SeitaiVital

Spotifi: Vital Intelligence music lists for your practice sessions

MARQUIS

Québec, Canada

Imprimé sur Rolland Enviro.
Ce papier contient 100% de fibres postconsommation,
est fabriqué avec un procédé sans chlore
et à partir d'énergie biogaz.

100% PCF BIOGAZ ÉNERGIE PERMANENT